Anaesthesiology and Resuscitation

Anaesthesiologie und Wiederbelebung

Anesthésiologie et Réanimation

89

Editors

Prof. Dr. R. Frey, Mainz · Dr. F. Kern, St. Gallen
Prof. Dr. O. Mayrhofer, Wien

Managing Editor: Prof. Dr. H. Bergmann, Linz

Schädigungen des Anaesthesie-Personals durch Narkose-Gase und -Dämpfe

*Bericht über den Workshop am 26. und 27. April 1974
im Städtischen Krankenhaus München-Neuperlach*

Herausgegeben von

W. F. Henschel und Ch. Lehmann

Mit 74 Abbildungen

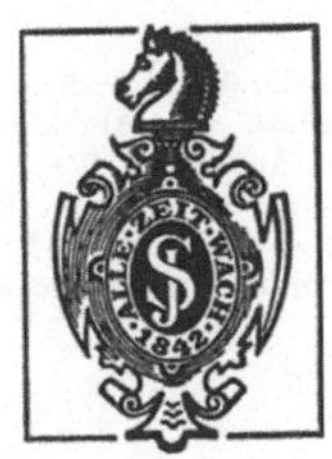

Springer-Verlag Berlin Heidelberg New York 1975

ISBN-13: 978-3-540-07510-3   e-ISBN-13: 978-3-642-66267-6
DOI: 10.1007/978-3-642-66267-6

Druck und Bindearbeiten: Meister Druck Kassel.

Die durch permanente Einwirkung von Narkose-Gasen und -Dämpfen
möglichen Schädigungen des Anaesthesiepersonals gaben hinreichend Veranlassung, sowohl Experten aller einschlägigen Fach-
richtungen, also Anaesthesisten, Arbeitsmediziner, Internisten,
Juristen, Pharmakologen, Physiologische Chemiker und Toxikologen, als auch Vertreter der Arzneimittel-Kommission, der
Berufsgenossenschaft für Gesundheitsdienst und Wohlfahrtspflege,
der Medizin-Technik und der Pharma-Industrie einzuladen, um
eine gemeinsame Lösung der bestehenden Probleme zu finden zu
versuchen.

Nachdem sich die Anwesenden über bisher erfolgte Untersuchungsergebnisse informiert hatten, berichtete CASCORBI über eine
umfassende amerikanische Studie, die Spontanaborte, angeborene
Mißbildungen, Leber- und Nierenschädigungen und die Entstehung
von Malignomen behandelt und zumindest in einem gewissen Um-
fange keine Zweifel an schädigenden Einflüssen einer chronischen
Exposition auf das Anaesthesiepersonal läßt. Diese Aussagen
wurden durch tierexperimentelle Studien anderer Autoren be-
kräftigt. Anschließend besprachen Anaesthesisten und Medizin-
Techniker Maßnahmen zur Verhinderung der permanenten Konfrontation mit Narkose-Gasen und -Dämpfen.

Den Referaten schloß sich eine interessante und instruktive
Diskussion an, die Möglichkeiten einer exakteren Messung der
Luftverunreinigung von Operationssälen zur Erstellung von MAK-
Werten volatiler Narkosemittel, arbeitsmedizinische, juristi-
sche, berufsgenossenschaftliche und technische Gesichtspunkte
erörterte und Veranlassung zu der inzwischen erarbeiteten und
dem Text angefügten Empfehlung der Deutschen Gesellschaft für
Anaesthesie und Wiederbelebung und des Berufsverbandes Deutscher Anaesthesisten gab.

Oktober 1975   WALTER F. HENSCHEL
                                            CHARLOTTE LEHMANN

INHALTSVERZEICHNIS

HAEHL, M.A., Dr., Anaesthesie-Abteilung der Chirurgischen Poliklinik der Universität München
HANF, D., Dr., Medizinische Hochschule Lübeck
HARDER, H.-J., Dr., Anaesthesie-Abteilung am Städtischen Krankenhaus München-Schwabing, München
HAUF, R., Prof. Dr., Gewerbeaufsichtsamt Freiburg, Institut für praktische Arbeitsmedizin, Freiburg i.Br.
HAUPT, J., Drägerwerk AG Lübeck
HEINRICH, G., Dr., Anaesthesie-Abteilung der Chirurgischen Poliklinik der Universität München
HENSCHEL, W.F., Dr., Allgemeine Anaesthesieabteilung der Kliniken der Freien Hansestadt Bremen, Zentralkrankenhaus St.-Jürgen-Straße, Bremen
HENSCHLER, D., Prof. Dr., Institut für Pharmakologie und Toxikologie der Universität Würzburg
HILLINGER, W., Dr., Abteilung für Experimentelle Zellforschung im Physiologisch-Chemischen Institut der Westfälischen Wilhelms-Universität Münster
HUTSCHENREUTER, K., Prof. Dr., Institut für Anaesthesie der Universität des Saarlandes, Homburg/Saar

KLAN, P., Dr., Anaesthesie-Abteilung am Allgemeinen Krankenhaus Altona, Hamburg
KRAUSE, U., Dr., Allgemeine Anaesthesieabteilung der Kliniken der Freien Hansestadt Bremen, Zentralkrankenhaus St.-Jürgen-Straße, Bremen

LEHMANN, CH., Dr., Anaesthesie-Abteilung und zentrale Intensivbehandlungseinheit am Städtischen Krankenhaus München-Neuperlach, München
LOHMANN, J., Dr., Abteilung für Experimentelle Zellforschung im Physiologisch-Chemischen Institut der Westfälischen Wilhelms-Universität Münster

OEHMIG, H., Prof. Dr., Krankenhauswissenschaftliches Institut Köln, Frechen-Marsdorf

PAUSCH, H., Dr., Anaesthesie-Abteilung der Chirurgischen Poliklinik der Universität München
PRIBILLA, O., Prof. Dr., Dipl.-Chem., Institut für Rechtsmedizin an der Medizinischen Hochschule Lübeck

RAUEN, H.M., Prof. Dr., Abteilung für Experimentelle Zellforschung im Physiologisch-Chemischen Institut der Westfälischen Wilhems-Universität Münster
RIETBROCK, I., Priv.-Doz. Dr., Abteilung für Anaesthesiologie der Universität Würzburg
RÜGHEIMER, E., Prof. Dr., Abteilung für Anaesthesiologie an der Chirurgischen Universitätsklinik Erlangen

SCHAUDE, G., Priv.-Doz. Dr., Pharmakologisches Institut der Universität Tübingen
SCHRIEWER, H., Priv.-Doz. Dr., Abteilung für Experimentelle Zellforschung im Physiologisch-Chemischen Institut der Westfälischen Wilhelms-Universität Münster
SPIERDIJK, J., Prof. Dr., Anaesthesiologie afd., Academisch Ziekenhuis, Leiden/Niederlande

STRECKER, H., Drägerwerk AG Lübeck
STRUNIN, L., Dr., Anaesthetic Department, King's College Hospital, London/Großbritannien

TOUW, PH.J., Dr., Anaesthesie-Abteilung des Ev. Krankenhauses "Bethesda", Mönchengladbach

WALTER, G., Dr., Anaesthesie-Abteilung der Chirurgischen Poliklinik der Universität München
WEISSAUER, W., 805 Freising, Eckerstr. 34
WILMS, H., Dipl.-Chem., Institut für anorganische Chemie der RWTH Aachen

A. In welchem Ausmass finden sich Narkose-Gase und -Dämpfe in
der Luft der Operationssäle? Welche Mengen werden vom
Anaesthesiepersonal aufgenommen?

1. NARKOSEGASKONZENTRATIONEN IN DER OPERATIONSSAALLUFT UNTER VERSCHIEDENEN BEDINGUNGEN

Von Ph.J. Touw, H. Wilms und O. Giebel

Vor mehr als 2 Jahren führte eine vom arbeitsmedizinischen Standpunkt geleitete Entscheidung des staatlichen Gewerbearztes für den Aufsichtsbereich Nordrhein, werdende Mütter nicht mehr in Anaesthesie-Abteilungen zu beschäftigen bzw. sofort nach Bekanntwerden ihrer Schwangerschaft in eine andere Abteilung zu versetzen (entsprechend eines Beschäftigungsverbots nach § 4 Abs. 1 Mu-SchG i.d.F. vom 18.4.1968 (BgBe. I S. 315), bei Beachtung der Entgeltregelung nach § 11 Mu-SchG), dazu, eigene gaschromatographische Untersuchungen über Halothan-Konzentrationen unter verschiedenen Arbeitsbedingungen in der Operationssaalluft durchzuführen.

Dazu wurde Operationssaalluft an 4 Stellen des Operationsraumes in evakuierten, über einen Hahn zu verschließenden und mit Gummimembranen abzudichtenden Glaskugelgefäßen gesammelt. Die Untersuchungen wurden in der Zeit von Februar bis September 1972 und von Juli bis November 1973 in je einem unserer 3 aseptischen Operationssäle mit einmal 160 und zweimal 138 m^3 Rauminhalt und je einem der 2 septischen Operationssäle mit 120 und 104 m^3 Rauminhalt durchgeführt. Zwischen dem Sammeln der Operationssaalluft und dem Messen der darin enthaltenen Halothankonzentration verstrichen meist nicht mehr als drei Tage. Die Probengefäße wurden im Dunkeln bei Zimmertemperatur gelagert. Voruntersuchungen im Rahmen der Eichung des Gaschromatographen zeigten auch nach dreiwöchiger Lagerung im Dunkeln bei Zimmertemperatur keine Änderung der Halothankonzentration.

Die gaschromatographische Bestimmung des Halothangehaltes entspricht im Prinzip der Darstellung von MAYR und WIDMANN (1). Die Gaschromatogramme wurden mit dem Gerät der Firma Bodenseewerke Perkin Elmer Fraktometer F6/2TF und mit Hilfe einer Siliconfettsäule (Siliconfett DC) von 2 m Länge und 3 mm Innendurchmesser bei einer Säulentemperatur von 50° C aufgenommen. Als Trägergas diente nachgereinigter Stickstoff unter einem Druck von 1 atü. Bei diesen Bedingungen betrug die Retentionszeit des Halothans ca. 2 Minuten. Die Identifizierung wurde mit Hilfe eines Flammenionisationsdetektors, verbunden mit einem Kompensationsschreiber durchgeführt. Die mit einer gasdichten Spritze aus den Glassammelgefäßen entnommenen 10 ml, später 5 ml Operationsraumluft wurden sofort in den Probeneinlaßteil des Gerätes gespritzt. Die Auswertung der so erhaltenen Chromatogramme erfolgte nach Peakhöhe mittels Eichkurven, aufgestellt nach Chromatogrammen von Luftproben mit bekanntem Halothangehalt über Verdünnungsreihen.

Die 4 Sammelstellen im Operationssaal sind in der Abb. 1 markiert:
1. Unmittelbar am Überdruckventil bzw. an der zentralen Öffnung der Lochplatte des Narkotikafilters 633 der Fa. Draeger

2. In Gesichtshöhe des stehenden Anaesthesisten sowie der Operateure
3. In der vom Anaesthesiegerät am weitesten entfernten Raumecke in Höhe der Steckdosen entsprechend 1,30 m und
4. Unmittelbar am Abzuggitter der Klimaanlage etwa 2 Meter hinter dem Narkosegerät 30 cm über dem Boden.

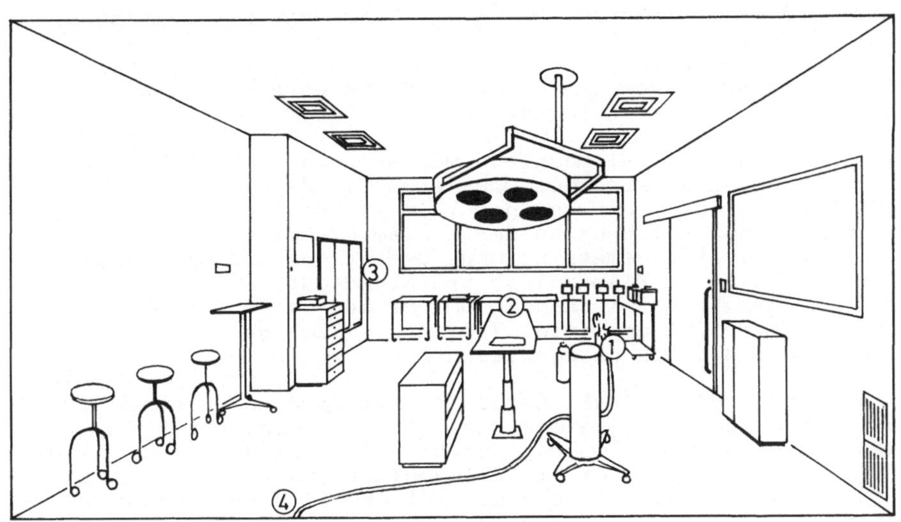

Abb. 1. Operationssaal mit Bezifferung der Gassammelstellen und der Darstellung der Zuluft aus der Operationsraumdecke und der Abluft in Höhe des Operationsraumbodens. (Zweiter Abluftschacht bei Ziffer 4 nicht sichtbar)

Die Operationsräume haben eine Höhe von 4,00 m. Die Klimaanlage liefert in den aseptischen Operationssälen 8.400 m^3 pro Stunde Zuluft und 7.200 m^3/Stunde Abluft, d.h., diese Räume stehen bei geschlossenen Türen und Fenstern unter einem geringen Überdruck. In den septischen Operationssälen werden ca. 4.000 m^3 Luft pro Stunde zu- und abgeführt. Dies bedeutet eine komplette Erneuerung der Operationssaalluft etwa alle 5-15 Minuten unter Berücksichtigung des Patientenwechsels mit geöffneten Türen.

Die Operationssaalluft wurde zwischen 10.00 Uhr und 13.00 Uhr zweimal gesammelt. An diesen Untersuchungstagen wurden von 8.00 Uhr bis etwa 14.00 Uhr lediglich Barbiturat-Halothan-Lachgas-Sauerstoff-Anaesthesien mit naso- oder orotrachealer Intubation im halbgeschlossenen System durchgeführt. Die mittlere, am Halothanvapor im Operationsraum eingestellte Konzentration betrug 0,5 Vol.-% (Minimum 0,3 und Maximum 0,7) bei einem Gasfluß von Litern im Verhältnis 2 l O$_2$/4 l N$_2$O. Konzentration von 1,0 bis 1,5 Vol.-% wurden nur für maximal 5 Minuten außerhalb der Operationsräume in den Narkosevorbereitungsräumen verwendet, so daß der Patient bereits im Toleranzstadium in den Operationsraum gefahren und dort an einen Draeger-Romulus mit Pulmonat bzw. Draeger-Assistor 645 angeschlossen wurde.

4

In den Operationsräumen herrschte bei eingeschalteter Klimaanlage eine Temperatur von 20° C und eine relative Luftfeuchtigkeit von 67 %. An den Untersuchungstagen mit ausgeschalteter Klimaanlage und abgedichteten Abluftschächten stieg die Temperatur zwischen 8.30 Uhr und 12 Uhr von 21° C auf 23° C und die relative Luftfeuchtigkeit auf 74 %. Diese Operationsraumbedingungen wurden mit einem kombinierten Thermo- und Hygrometer mit 24 Std.-Kymographion (Fa. Wilh. Lambrecht KG, Göttingen, Type 252 Ua Nr. 320445, Schreibstreifen Nr. 82 TH 35-0-45, 100-0, a) gemessen, das mit einem Lambrecht'schen Psychrometer und graphischer Psychrometertafel für bewegte Luft (Luftgeschwindigkeit = 2 m/sec) geeicht wurde.

Bei eingeschalteter Klimaanlage wurden unter den abgehandelten Bedingungen während des Operierens in der Zeit zwischen 10.00 Uhr und 10.35 Uhr bei n = 7 im Mittel $\bar{X}$ = 1227 ppm (min. 900, max. 1650) Halothan an der 1. Sammelstelle unmittelbar am Überdruckventil gemessen. Ohne Operationsraumlufterneuerung bei abgeschalteter Klimaanlage und abgedichtetem Abzugschacht wurden in der Zeit zwischen 10.00 Uhr und 11.55 Uhr bei n = 3 im Mittel $\bar{X}$ = 1200 ppm (min. 760, max. 1820) Halothan unter gleichen Bedingungen nachgewiesen.

Bei diesen in die Operationsraumluft strömenden Halothankonzentrationen wurden zum gleichen Zeitpunkt in Gesichtshöhe des Anaesthesisten und der Operateure bei n = 7 im Mittel $\bar{X}$ = 0,76 ppm (min. 0,6, max. 1,0) mit Klimaanlage und bei n = 3 im Mittel $\bar{X}$ = 7,47 ppm (min. 4,8 max. 9,0) ohne Lufterneuerung gemessen.

Sobald im halboffenen System unter sonst gleichen Bedingungen gearbeitet wird, können in Gesichtshöhe der Operateure und des Anästhesisten zwischen 25 und 90 ppm Halothan nachgewiesen werden.

An zwei aufeinanderfolgenden Tagen wurden an der Lochplatte eines Draeger-Narkotika-Filters 633 bei wie bisher halbgeschlossenem System insgesamt 12 Gassammlungen (um 10.00 h, 10.30 h, 11.00 h, 12.45 h, 12.55 h; am folgenden Tag um 8.25 h, 9.00 h, 9.30 h, 10.15 h, 10.45 h, 11.25 h und 11.40 h) durchgeführt, die ausnahmslos gaschromatographisch weniger als 0,1 ppm Halothan erfassen konnten. Der Filter war am ersten Untersuchungstag 5 Stunden und am folgenden 4 Stunden, unterbrochen nur durch das Hinaus- und Hereinfahren der auf Maquettischen gelagerten, anaesthesierten Patienten, in Betrieb.

Diese Ergebnisse veranlaßten uns, in den Operationssälen an den Kreissystemen über den Überdruckventilen sog. Gassammelgehäuse ("Claubergtülle") und wegen der dadurch verdeckten Skala Atemdruckmesser anzubringen und das am Gassammelgehäuse ausströmende Narkosegasgemisch durch weitlumige Acodurschläuche in die Abzugsschächte der Klimaanlage ins Freie zu leiten.

Nur in den Narkosevorbereitungsräumen unmittelbar vor den Operationssälen werden aus baulichen und technischen Gründen an den Wandnarkosegeräten Draeger-Narkotika-Filter 633 weiterverwendet. Daraus resultierte die Frage nach der Dauer der gefahrlosen Verwendung dieses Filtertyps bei einer intermit-

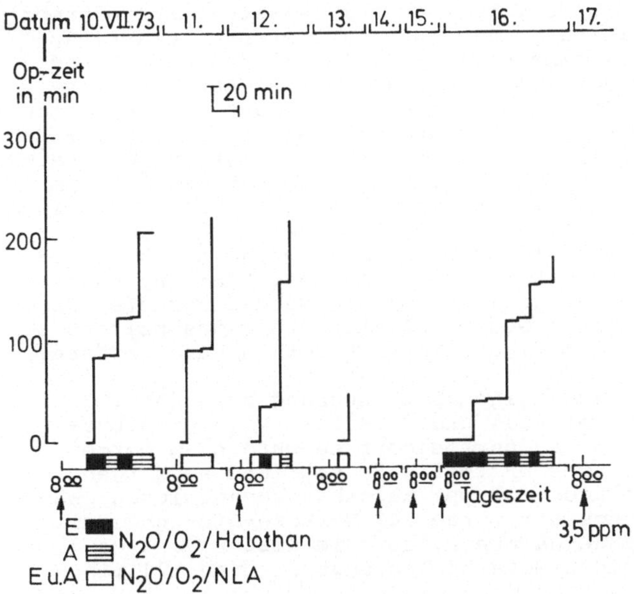

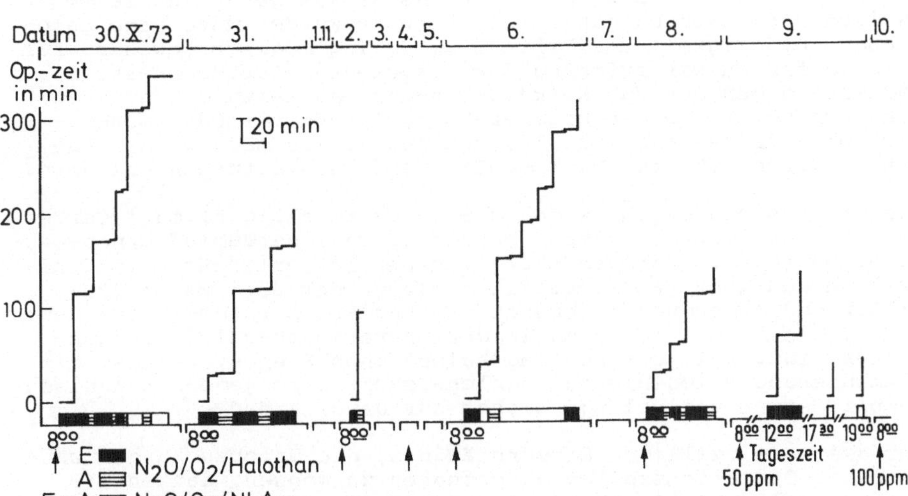

Abb. 2 und 3. Intermittierende Belastung der Draeger-Narkotika-Filter 633 bei Narkose-Ein- und -Ausleitungen mit Draeger-Wandnarkoseapparat im Vorbereitungsraum. (Anmerkung: Filter-Belastungszeit = parallel zur Abscisse, Operationsdauer = parallel zur Ordinate aufgetragen. (Gegen Ende der ersten Narkose erfolgte erst die Einleitung der nächsten Narkose, dann Patientenwechsel, dann Ausleitung der vorhergehenden Narkose. Die letzte Narkose wurde häufig im Operationssaal ausgeleitet.))

tierenden, im Mittel 15 Min. betragenden Belastung nur während
Narkose-Ein- und Ausleitung. Die intermittierende Belastungs-
dauer der Draeger-Narkotika-Filter 633 ist in den Abb. 2 und 3
dargestellt. Auf der Abscisse sind die Narkose-Ein- und Aus-
leitungszeiten, auf der Ordinate die Narkosedauer im Operationssaal nach Art eines Fahrplanes graphisch dargestellt. Bei einer
derartigen kurzfristigen, intermittierenden Belastung des Nar-
kotika-Filters wurde am 8. Tag erstmalig Halothan mit 3,3 ppm
nachgewiesen (Abb. 2). Diese Untersuchungsreihe begann an einem
Dienstagmorgen. Am Samstag und Sonntag wurde das Wandnarkose-
gerät nicht benutzt, am folgenden Dienstag wurde der Wert gemessen. Während dieser Zeit wurden 21 Narkose-Ein- und -Aus-
leitungen für kiefer- und gesichtschirurgische Eingriffe, davon
5 ohne Halothan, mit einer Gesamtbelastungzeit des Filters
von 202 Minuten, davon 48 Minuten ohne Halothan, durchgeführt.

In einem weiteren, gleichartigen Untersuchungsgang (Abb. 3)
mit einer durch einen Feiertag und 3 weitere Tage unterbro-
chenen Benutzung dieses Wandnarkosegerätes wurden am Morgen
des 11. Untersuchungstages erstmalig 50 ppm und am Morgen
des 12. Untersuchungstages 100 ppm Halothan nachgewiesen. Während dieser Beobachtungszeit wurden 41 Narkose-Ein- und -Aus-
leitungen, davon 10 ohne Halothan, für die Kiefer- und Ge-
sichtschirurgie mit einer Gesamtbelastungzeit von 374 min,
davon 102 min ohne Halothan, durchgeführt.

Unter Abzug der 4 Tage, an denen das Narkosegerät in diesem
zweiten Untersuchungsgang nicht benutzt wurde, wäre eine Halo-
thandurchlässigkeit des Filters am 7. Tag möglich gewesen. Zur
Zeit verfahren wir aufgrund der dargelegten Meßergebnisse so,
daß wir an den nur zur Narkose-Ein- und -Ausleitung benutzten
Wandnarkosegeräten die Draeger-Narkotika-Filter 633 wöchentlich bzw. frühestens nach 15, und spätestens nach 20 mit Halothan durchgeführten Narkose-Ein- und -Ausleitungen erneuern.

Zusammenfassend ergibt sich, daß bei sorgfältig klimatisierten
Operationsräumen mit ausreichender Operationsraumlufterneuerung bei gleichzeitiger Ableitung der Patienten-Exspirations-
luft in den Abzugkanal der Klimaanlage oder über Narkotika-
filter und Anwendung halbgeschlossener Kreissysteme keine nen-
nenswerten Mengen Halothan in der Operationssaalluft nachzuweisen sind. Beim offenen und halboffenen Kreissystem ist die
Eliminierung halogenierter Kohlenwasserstoffe jedoch technisch
komplizierter und gelingt bisher nur unvollständig.

Für das bereitwillige Einverständnis, die Untersuchungen während der Operationszeiten durchführen zu können, danken wir
den Leitenden Ärzten, Herrn Dr. ECKSTEIN (Kiefer- und Gesichts-
chirurg. Abt.), Herrn Dr. STÜRTZBECHER (Chirurg. Abt.) und Herrn
Prof. Dr. UHLMANN (Geburtshilfl.-gynäkolog. Abt.).

Zusammenfassung

Bei gaschromatographischen Untersuchungen von Halothankonzentrationen in der Operationssaalluft wurde festgestellt, daß
die im Merkblatt der Berufsgenossenschaft für Gesundheitsdienst
und Wohlfahrtspflege M 638 Stand 3.72 auf Seite 4 angeführten

Konzentrationen von Halothan in der Operationssaalluft auch in Operationssälen, in denen durch Klimaanlagen für ausreichende kontinuierliche Erneuerung der Operationssaalluft Sorge getragen wird, eine Realität sind.

Im halbgeschlossenen Narkosesystem mit einem Lachgas-Sauerstoff-Gemisch von 4 1/2 l/min und einer Halothan-Konzentration zwischen 0,5 und 1,5 Vol.-% wurden bei eingeschalteter Klimaanlage während des Operierens am Überdruckventil des Kreissystems Halothankonzentrationen von im Mittel 1227 ppm (min. 990, max. 1650) Halothan nachgewiesen. Unter gleichen Bedingungen und zum gleichen Zeitpunkt wurden in Gesichtshöhe des stehenden Anaesthesisten und der Operateure im Mittel 0,76 ppm (min. 0,6, max. 1,0), und bei abgeschalteter Klimaanlage an der gleichen Gassammelstelle ohne Lufterneuerung im Mittel 7,47 ppm (min. 4,8, max. 9,0) nachgewiesen. Im halboffenen System unter sonst gleichen Bedingungen wurden in Gesichtshöhe der Operateure und des Anaesthesisten zwischen 25 und 90 ppm Halothan nachgewiesen.

Ein an 2 aufeinanderfolgenden Tagen verwendeter Draeger-Narkotika-Filter 633 (Verwendungsdauer am 1. Untersuchungstag 5 Stunden, am folgenden 4 Stunden, unterbrochen nur durch das Hinaus- und Hereinfahren der anaesthesierten Patienten) wurde während dieser Zeit 12 mal untersucht. Es waren gaschromatographisch an der Lochplatte des Filters jedesmal weniger als 0,1 ppm Halothan nachzuweisen. Bei intermittierender, im Mittel nicht mehr als 15 Minuten beim Einzelfall dauernder Belastung des Draeger-Narkose-Filters 633 zur Ein- und Ausleitung von Narkosen wurde eine Halothan-Durchlässigkeit erst am 7. Tag beobachtet. Ein solcher Filter wird also frühestens nach 15, spätestens aber nach 20 mit Halothan durchgeführten Narkose-Ein- und Ausleitungen durchlässig und muß erneuert werden.

<u>Summary</u>

During a thirteen-month period halothane concentrations were measured in the operating room using gas-chromatography. Our studies confirmed the concentration of halothane in the operating room as stated in the memorandum of the "Berufsgenossenschaft für Gesundheitsdienst und Wohlfahrtspflege M638 Stand 3.72", page 4. The concentration of halothane was measured at the exhalation valve in an air-conditioned operating room during anesthesia with N_2O/O_2 (4:2 l) and halothane between 0.5 and 1.5 Vol.-% using a semi-closed system. Halothane concentrations at the exhalation valve were found to be between 900 and 1650 ppm (mean 1227 ppm). Halothane concentration measurements at the nose level of the standing anesthesiologist and surgeon under the above-mentioned conditions ranged from 0.6 to 1.0 ppm (mean 0.76). When the air-conditioning was turned off, the halothane concentration rose to between 4.8 and 9.0 (mean 7.47 ppm). Using a semi-open system the measured halothane at the nose level ranged between 25 and 90 ppm.

12 samples collected at the Draeger-anesthesia filter 633 during 9 hrs of anesthesia (interrupted only by a change of patients) showed a halothane concentration of less than 0.1 ppm.

If the Draeger anesthesia filter 633 was used only for induction
and emergence of anesthesia the filter could be used for 7 days
before halothane leaked through. Thus the filter can be used
between 15 and 20 times for induction and emergence anesthesia
before it needs to be exchanged.

Literatur

1. MAYR, J., WIDMANN, Th.: Die Gaschromatographie als anaesthe-
   siologisches Untersuchungsverfahren. Z. Prakt. Anästh. $\underline{7}$,
   290 (1972).

2. Messungen der Halothankonzentration am Arbeitsplatz des Anaesthesisten

Von U. Krause

Über die leberschädigende Wirkung des Halothans oder seiner
Metaboliten bei Patienten, besonders nach mehreren Halothan-
narkosen, wurde seit langem berichtet. Die postnarkotischen
Komplikationen reichen vom Ikterus mit Erhöhung der Trans-
aminasen bis zur akuten gelben Leberatrophie (2, 3, 4, 5, 7,
8, 12).

In den letzten Jahren wird jedoch auch auf die Schädlichkeit
von subnarkotischen Dosen hingewiesen, die von operativ Tätigen und Anaesthesisten täglich und jahrelang eingeatmet werden
(9, 13). Diese Personengruppe klagt über klinische Symptome
wie Kopfschmerzen, Müdigkeit, Abgeschlagenheit, Appetitlosig-
keit und psychische Labilität nach längerem Aufenthalt in
halothanhaltiger Operationssaalluft. Neben Leberschäden wird
eine erhöhte Abort- und Mißbildungsrate nicht nur bei Anaesthesistinnen und Schwestern, sondern auch bei den Ehefrauen
von Anaesthesisten beschrieben (1). Halothan wurde im Blut und
Urin von Anaesthesisten noch am nächsten Tag nachgewiesen.

Da die Unschädlichkeit von Halothan und seinen Stoffwechselprodukten experimentell nicht erwiesen ist, viele Beobachtungen sogar für eine schädigende Wirkung sprechen, muß die Halothankonzentration in der Operationssaalluft möglichst niedrig gehalten werden.

Wie hoch ist nun die Konzentration von Halothan in der Raumluft, der Anaesthesie- und Operationspersonal täglich ausgesetzt sind?

LINDE und BRUCE sowie SCHÖNTUBE und SCHULZE veröffentlichten
als erste gaschromatographische Messungen von Halothan (6, 10,
11).

SCHÖNTUBE und GNAUCK fanden in Operationssälen ohne Klimaanlage
Konzentrationen zwischen O und 59,7 ppm, die mit den Werten
von LINDE und BRUCE übereinstimmen. SCHULZE und Mitarb. benutzten einen halogenempfindlichen Elektronenanlagerungsdetektor
und maßen aufgrund der höheren Empfindlichkeit dieses Gerätes
Halothankonzentrationen bis zu 1000 ppm.

Methodik

Wir führten unsere Messungen mit einem BECKMAN-Gas-Chromatographen GC-M durch, der mit einem Flammenionisationsdetektor und
einem Schreiber ausgerüstet ist (Abb. 1). Dazu einige technische Daten: die Trennsäule hat eine Länge von 1,8 m und einen
Durchmesser von 3/16"; sie ist mit Carbowax 2oM 1 %ig und

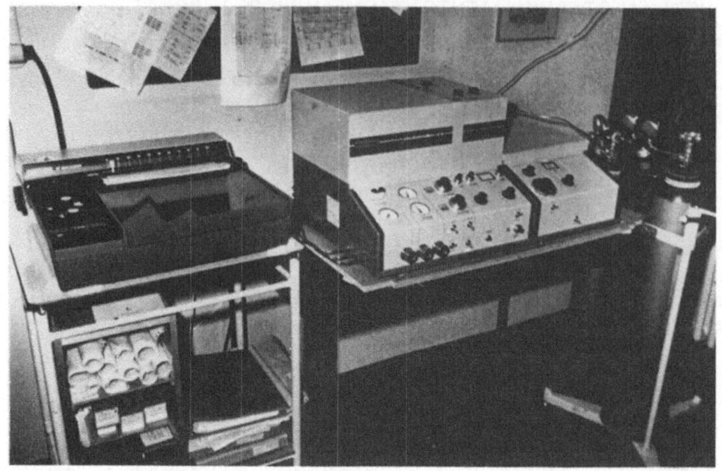

Abb. 1. Beckman-Gas-Chromatograph GC-M, Flammenionisationsdetektor, Schreiber

Terephthalsäure 1 %ig auf Porapak O gefüllt. Die Trennung des
Luft-, CO_2-, N_2O- und Halothangemisches erfolgt isotherm bei
180° C. Als Trägergas dient Helium. Der Durchfluß beträgt
60 cm^3/min, der Papiervorschub O,5 inch/min (Abb. 2).
100 ml-Gassammelrohre wurden mit einem Draeger-Absauginjektor

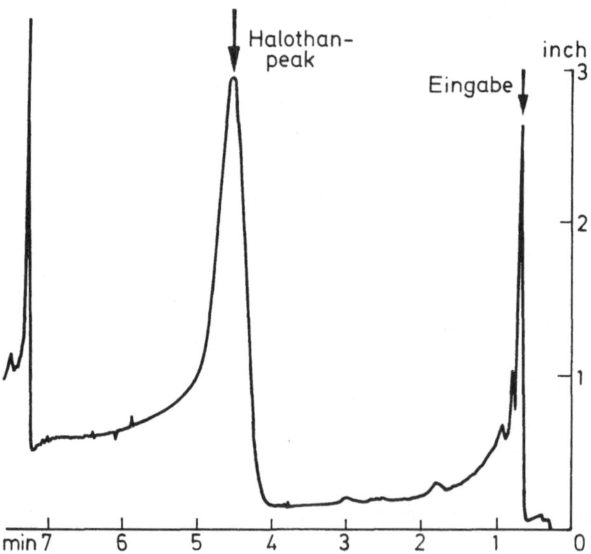

Abb. 2. Meßkurve. Der Halothan-Peak erscheint nach 4 Minuten

evakuiert. Die darin gewonnenen Raumluftproben wurden mittels
einer gasdichten 1 ml-Hamilton-Spritze entnommen und dem Gaschromatographen eingegeben (Abb. 3).

Bei insgesamt 36 Narkosen wurden 199 Messungen durchgeführt,
und zwar am Ventil des Narkosegerätes, in 25, 50 und 100 cm
seitlichem Abstand davon sowie 100 cm über dem Ventil, am Boden und in der Ausatemluft des Anaesthesisten. Außerdem ent-
nahmen wir Raumluftproben vor Operationsbeginn und 90 Minuten
nach Operationsende.

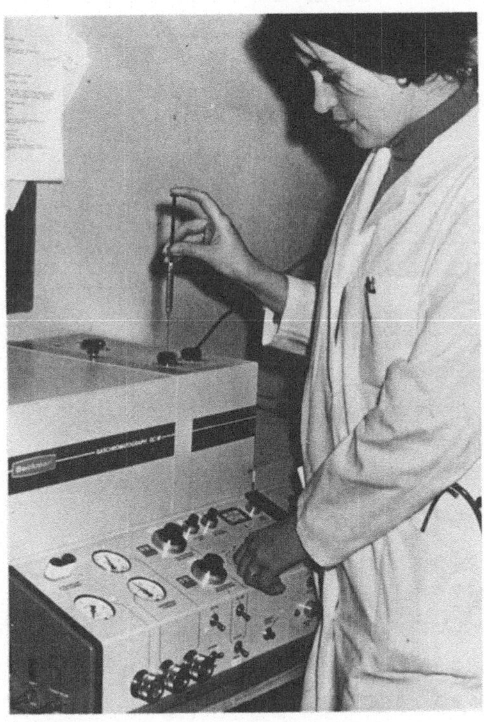

Abb. 3. Eingabe der Gasprobe

Ergebnisse

Die Proben vor Operationsbeginn und 90 Minuten nach Operationsende ergaben kein Halothansignal.

Die gemessenen Konzentrationen liegen breit gestreut zwischen
0,394 ppm (Operationssaal mit Klimaanlage, 100 cm über dem
Ventil eines halbgeschlossenen Systems) und 976,635 ppm (Oper-
rationssaal ohne Klimaanlage, am Ventil eines halbgeschlossenen
Systems, Einstellung des Vapors auf 2,5 Vol.-% Halothan).

Tabelle 1. Gemessene Halothankonzentrationen im Operationssaal mit Klimaanlage

Maßeinheit der Werte: ppm

$\emptyset_1$ = Durchschnitt

$\emptyset_2$ = bereinigter Durchschnitt, d.h. Ausreißer nach oben und unten wurden eliminiert

N.mb = nicht meßbar

a) Kinder (halboffenes System)

am Ventil	0,25 m seitl.	0,50 m seitl.	1,00 m seitl.	1,00 m über	am Boden	Anaesth.	
31,518	1,578	7,152	N.mb.	N.mb.	8,434	-	
292,001	7,102	2,219	2,466	2,219	0,739	6,905	
159,813	3,551	2,885	2,712	3,773	3,946	-	
236,760	N.mb.	N.mb.	N.mb.	N.mb.	0,493	-	
180,023	3,057	3,064	1,294	1,498	3,403	-	$\emptyset_1$
198,287	2,565	2,552	2,712	2,219	2,343	-	$\emptyset_2$

b) Erwachsene (halbgeschlossenes System)

am Ventil	0,25 m seitl.	0,50 m seitl.	1,00 m seitl.	1,00 m über	am Boden	Anaesth.	
21,308	0,986	0,394	0,443	0,394	1,183	-	
71,028	3,946	3,156	7,892	2,367	0,789	-	
46,858	2,564	1,578	0,443	5,327	0,789	-	
-	0,887	0,295	1,233	0,493	1,085	-	
-	1,479	0,887	2,663	1,973	0,493	-	
-	0,789	0,789	0,591	-	0,591	-	
241,495	15,044	1,973	1,973	1,973	1,233	-	
122,326	0,493	0,986	0,394	0,986	0,986	0,739	
186,448	5,327	0,355	0,532	0,591	0,493	0,799	
-	2,860	1,479	0,789	1,578	1,578	-	
-	1,183	2,367	0,789	0,631	0,473	-	
114,910	3,233	1,296	1,613	1,631	0,881	0,769	$\emptyset_1$
106,665	2,225	1,201	1,632	1,324	0,849	0,769	$\emptyset_2$

Die Werte sind direkt am Ventil am höchsten und sinken mit wachsendem Abstand vom Ventil schnell ab. Sie sind in Räumen ohne Klimaanlage und bei halboffenen Systemen höher. Die gemessenen Konzentrationen am Boden liegen in nicht klimatisierten Operationssälen ebenfalls höher als in denen mit Klimaanlage. (Die Klimaanlage in unserem chirurgischen Gebäude wälzt zwischen 2500 und 3000 m^3 Luft pro Stunde um, der Rauminhalt eines Operationssaales beträgt etwa 100 m^3).

Tabelle 2. Gemessene Halothankonzentrationen im Operationssaal ohne Klimaanlage

Zeichenerklärung: wie Tabelle 1

a) Kinder (halboffenes System)

am Ventil	0,25 m seitl.	0,50 m seitl.	1,00 m seitl.	1,00 m über	am Boden	Anaesth.	
11,394	7,596	-	-	-	-	11,394	
33,541	12,331	8,878	8,434	8,434	8,434	8,878	
315,680	20,469	11,098	9,371	11,344	12,824	9,125	
-	7,596	8,138	7,053	5,425	4,439	5,425	
-	73,987	-	651,090	7,392	5,327	-	
-	4,375	-	4,439	4,439	7,102	-	
120,205	21,059	9,371	136,077	7,407	7,625	8,705	$\varnothing_1$
33,541	11,998	8,878	8,286	7,084	6,954	9,002	$\varnothing_2$

b) Erwachsene (halbgeschlossenes System)

am Ventil	0,25 m seitl.	0,50 m seitl.	1,00 m seitl.	1,00 m über	am Boden	Anaesth.	
35,801	15,192	-	-	-	-	7,596	
186,645	18,991	-	-	-	-	5,919	
-	5,425	5,919	4,932	-	4,431	-	
-	-	4,735	7,892	0,493	7,892	-	
-	-	3,954	0,887	0,789	3,553	-	
-	4,932	2,959	2,959	3,946	1,973	-	
976,635	6,412	6,510	4,439	5,919	11,246	10,111	
311,734	2,712	4,695	2,219	2,219	6,658	15,784	
24,169	2,219	3,107	2,663	1,331	2,663	0,986	
182,503	11,936	15,291	10,851	9,766	12,824	8,385	
286,248	8,477	5,895	4,605	3,495	6,405	8,130	$\varnothing_1$
179,171	7,768	4,818	4,184	2,841	6,074	8,003	$\varnothing_2$

Die Ergebnisse wurden in den Tabellen 1–3 dargestellt. Wir ermittelten Durchschnittswerte und haben die "Ausreißer" nach oben und unten eliminiert.

In den Operationssälen mit Klimaanlage betrug die durchschnittliche Halothankonzentration bei halboffenem System (Tabelle 1 a, Kinder): am Ventil 198,287 ppm, in 25 cm Abstand 2,565 ppm, 50 cm seitlich 2,552 ppm, 1 m seitlich 2,712 ppm, 1 m über dem Ventil 2,219 ppm und am Boden 2,343 ppm. Bei halbgeschlossenem System (Tabelle 2 a, Erwachsene): am Ventil 106,665 ppm, 25 cm seitlich 2,225 ppm, 50 cm seitlich 1,201 ppm, 1 m seitlich 1,632 ppm, 1 m oberhalb des Ventils 1,324 ppm und am Boden 0,849 ppm (Tabelle 1).

In Operationssälen ohne Klimaanlage betrug die durchschnittliche Halothankonzentration bei halboffenem System (Tabelle 2 a, Kinder): am Ventil 33,541 ppm, 25 cm seitlich 11,998 ppm, 50 cm seitlich 8,878 ppm, 1 m seitlich 8.286 ppm, 1 m über dem Ventil 7.084 ppm und am Boden 6,954 ppm. Bei halbgeschlossenem System (Tabelle 2 b, Erwachsene): am Ventil 179,171 ppm, in 25 cm seitlichem Abstand 7,768 ppm, 50 cm seitlich 4,818 ppm, 1 m seitlich 4,184 ppm, 1 m über dem Ventil 2,841 ppm, am Boden 6,074 ppm (Tabelle 2).

Bei Beatmungsnarkosen lagen in klimatisierten Operationssälen die Werte am Ventil bei 84,050 ppm, 25 cm seitlich bei 1,899 ppm, 50 cm seitlich bei 0,740 ppm, 1 m seitlich bei 1,060 ppm und am Boden bei 1,331 ppm. Ohne Klimaanlage lagen die Werte am Ventil bei 158,431 ppm, 25 cm seitlich bei 8,681 ppm, 50 cm seitlich bei 13,021 ppm, 1 m seitlich bei 6,239 ppm, 1 m über dem Ventil bei 2,219 ppm und am Boden bei 1,775 ppm (Tabelle 3).

Tabelle 3. Gemessene Halothankonzentrationen bei Beatmungsnarkosen mit und ohne Klimaanlage

Zeichenerklärung: wie Tabelle 1

a) mit Klimaanlage

am Ventil	0,25 m seitl.	0,50 m seitl.	1,00 m seitl.	1,00 m über	am Boden	Anaesth.	
8,434	0,295	0,493	0,493	-	0,986	-	
157,840	1,578	1,479	1,331	2,959	5,179	-	
10,259	22,689	0,394	1,775	0,591	6,313	-	
167,705	2,219	0,986	0,789	1,331	1,331	-	
86,060	6,695	0,838	1,097	1,627	3,452	-	$\emptyset_1$
84,050	1,899	0,740	1,060	1,331	3,255	-	$\emptyset_2$

b) ohne Klimaanlage

158,431,	8,681	13,021	6,239	2,219	1,775	3,156

Diskussion und Schlußfolgerungen

Die Aufmerksamkeit gilt in erster Linie den Halothankonzentrationen am Arbeitsplatz des Anästhesisten. Deshalb sind diejenigen Werte am interessantesten, die im entsprechenden Abstand vom Ventil gemessen wurden.

Betrachten wir daher zunächst den Abstand von 25 cm, der der Entfernung entspricht, die Anaesthesist und Operateur bei Kin-

dertonsillektomien vom Ventil am halboffenen System haben. Wir
maßen hier im Schnitt 2,565 ppm in Räumen mit Klimaanlage und
11,998 ppm in Räumen ohne Klimaanlage. Kein Halothansignal erhielten wir in dieser und größeren Entfernungen, wenn das Ventil mit einem Tuch bedeckt war wie z.B. bei Schieloperationen
und kieferchirurgischen Eingriffen. Im Abstand von 50 cm seitlich vom Ventil betrug der Durchschnittswert im klimatisierten
Operationssaal 2,552 ppm, im nicht klimatisierten 8,878 ppm,
in 100 cm seitlichem Abstand konnten 2,712 ppm in Räumen mit
Klimaanlage und 8,286 ppm in Räumen ohne Klimaanlage gemessen
werden. 100 cm über dem Ventil lag der Durchschnittswert in
Sälen mit Klimaanlage bei 2,219 ppm, in Sälen ohne Klimaanlage
bei 7,084 ppm.

Bei Narkosen im halbgeschlossenen System fanden wir in 25 cm
seitlichem Abstand vom Ventil Konzentrationen von 2,225 ppm
in klimatisierten und 7,769 ppm in nicht klimatisierten Räumen.
In 50 cm Abstand betrugen die Durchschnittswerte 1,201 ppm mit
Klimaanlage und 4,818 ppm ohne Klimaanlage. In 100 cm seitlichem Abstand fanden wir Durchschnittswerte von 1,632 ppm mit
Klimaanlage und 4,184 ppm ohne Klimaanlage. 100 cm über dem
Ventil lagen die Durchschnittswerte bei 1,324 ppm mit Klimaanlage und 2,841 ppm ohne Klimaanlage.

Abgesehen von den zum Teil hohen Konzentrationen am Ventil
fanden wir also in den Abständen, in denen sich Anaesthesist
und Operateur vom Ventil bewegen, nur Konzentrationen zwischen
0,740 ppm und 11,998 ppm.

In der Ausatemluft von Anaesthesisten lagen die Halothankonzentrationen zwischen 0,739 ppm und 15,784 ppm, abhängig von
Narkosedauer und Klimatisierung des Operationssaals. Dazu ein
Beispiel: in einem nicht klimatisierten Operationssaal machte
ich die Narkose bei einem achtjährigen Kind (Tonsillektomie
und Adenotomie). Vorausgegangen waren bereits drei Narkosen,
ebenfalls mit halboffenem System. Der Vapor war auf 1,5 Vol.-%
Halothan eingestellt. Am Ventil maßen wir eine Halothankonzentration von 11,394 ppm, in 25 cm seitlichem Abstand eine Konzentration von 7,596 ppm und in meiner Ausatemluft eine Konzentration von 11,394 ppm.

Um die Reaktionsfähigkeit nach einem Narkosevormittag zu ermitteln, baten wir eine Psychologin vom Technischen Überwa-
chungsverein, uns an einem Prüfgerät zu testen. Wir traten mit
Halothankonzentrationen von 5,919 ppm, 7,596 ppm und 11,394 ppm
in der Ausatemluft an und überstanden den Test mit gutem Ergebnis, was uns überraschte. Die Prüferin wies jedoch auf die
grobe Testmethode hin und schlug subtilere Übungen vor, zu denen wir aber bis heute noch keine Gelegenheit fanden.

Fassen wir also zusammen, so liegen unsere gemessenen Halothankonzentrationen in Operationssälen mit Klimaanlage niedriger
als in solchen ohne Klimaanlage. Sie sinken umso mehr ab, je
weiter man sich vom Ventil entfernt. Oberhalb des Ventils liegen sie niedriger als seitlich vom Ventil. Wir fanden höhere
Halothankonzentrationen bei Narkosen im halboffenen System als
bei Narkosen im halbgeschlossenen System. Wir sehen also eine
Abhängigkeit von den drei Faktoren Raumbelüftung, Abstand vom

Ventil und Narkosetechnik. Dabei scheint eine ausreichende Belüftung die größte Rolle zu spielen.

Zusammenfassung

Mit einem Beckman-Gas-Chromatographen GC-M wurden bei 36 Narkosen vor Operationsbeginn und 90 Minuten nach Operationsende
insgesamt 199 Messungen der Halothankonzentrationen in der
Raumluft des Operationssaales durchgeführt. Dabei fanden wir,
daß die Halothankonzentration mit wachsendem Abstand vom Ventil
rasch absinkt. Sie ist weiter abhängig von der Belüftung des
Operationssaales und von der Narkosetechnik.

Summary

Halothane concentrations were measured with a Beckman Gas Chromatograph GC-M before, during and 90 minutes after 36 anesthetics. 199 measurements were performed. Our results showed that
the halothane concentration decreased with an increase in distance from the exhalation valve. The halothane concentration
also depends on the ventilation of the operating room and the
anesthesia technique.

Literatur

1. ASKROG, V., HARVALD, B.: Teratogen effekt af inhalationsanaesthetika. Saertryk fra Nordisk Medicine 83, 498 (1970).
2. CARNEY, F.M.T., VAN DYKE, R.A.: Halothane Hepatitis: A
   Critical Review. Anesth. Analg. 51, 135-156 (1972).
3. CASCORBI, H.F., BLAKE, D.A., HELRICH, M.: Differences in
   the biotransformation of halothane in man. Anestesiology
   32, 119-123 (1970).
4. COHEN, E.N.: Metabolism of volatile anesthetics. Anesthesiology 35, 193-202 (1971).
5. KLION, F.M., SCHAFFNER, F., POPPER, H.: Hepatitis after
   exposure to halothane. Ann. Intern. Med. 71, 467-476
   (1969).
6. LINDE, H.W., BRUCE, D.L.: Occupational exposure of aneste-
   sists to halothane, nitrous and radiation. Anesthesiology
   30, 363-368 (1969).
7. LOMANTO, Ch., HOWLAND, W.S.: Problems in diagnosing halothane hepatitis. JAMA 214, 1257-1261 (1970).
8. PARONETTO, F., POPPER, H.: Lymphocyte stimulation induced
   by halothane in patients with hepatitis following exposure
   to halothane. New Eng. J. Med. 283, 277-280 (1970).
9. RIETBROCK, I.: Zur Frage der Leberschädigung durch halogenierte Inhalationsnarkotika. Anaesth. Inform. 14, 240-243
   (1973).
10. SCHÖNTUBE, E.K., GNAUCK, G.: Spurenanalyse des 1,1,1-Tri-
   fluor-2-brom-2-chloräthans (Halan) in Operationssälen mit
   der gaschromatographischen Direktinjektions-Technik. Z.f.d.
   gesamte Hygiene u. ihre Grenzgebiete 559-565 (1971).
11. SCHULZE, H.H., KÄSTNER, D., LANGE, P.: Zur Frage der chronischen Toxität von Halothankonzentrationen in der Operationssaalluft. Anaesthesist 18, 378-381 (1969).

12. SIMPSON,B.R., STRUNIN, L., WALTON, B.: The halothane dilemma: A case for the defence. Brit. Med. J. $\underline{4}$, 96-100 (1971).
13. WHITCHER, Ch.E., COHEN, E.N., TRUDELL, R.: Chronic exposure to anesthetic gases in the operating room. Anesthesiology $\underline{35}$, 348-353 (1971).

3. Der Halothangehalt im Blut und in der Ausatemluft von Patienten und Anaesthesisten

Von J. Eichler, D. Hanf und O. Pribilla

In zunehmendem Maße werden gesundheitliche Schäden diskutiert, die durch moderne Inhalationsnarkotika entstehen können. Dabei steht z.Z. weniger die Toxizität bei einmaliger Applikation für Narkosen, als die chronisch unterschwellige Inhalation durch das Operationssaalpersonal, insbesondere Anaesthesisten, im Vordergrund.

Die gesundheitsschädigende Wirkung zahlreicher Halogenkohlenwasserstoffe ist bekannt. Deshalb wurden für einige dieser Verbindungen höchstzulässige Maximale Arbeitsplatz-Konzentrationen (MAK) festgelegt.

Die MAK-Werte betragen z.B. für

Chloroform	50 ppm[+]
Dichloräthan	20 ppm
Dichlortetrafluoräthan	1.000 ppm
Difluordibrommethan	100 ppm
Tetrachlorkohlenstoff	10 ppm

Bei Betrachtung dieser Aufstellung fällt der große Unterschied zwischen den MAK-Werten auf. Die unterschiedliche Struktur spielt, selbst bei gleicher Summenformel, eine entscheidende Rolle. So beträgt die zulässige MAK für das dem Halothan chemisch verwandte Tetrabromäthan 1 ppm, für den dem Methoxyfluran ähnlichen Dichloräthyläther 15 ppm. Aus dieser chemisch ähnlichen Konfiguration darf jedoch nicht auf eine entsprechend gleichwertige Toxizität der Inhalationsnarkotika Halothan und Methoxyfluran geschlossen werden. Als Anmerkung sei erwähnt, daß in den USA die MAK für den Diäthyläther inzwischen auf 400 ppm festgelegt wurde.

In der Bundesrepublik Deutschland wurde am 20.6.1968 die 7. Berufskrankheiten-Verordung (7. BKVO) erlassen, in der u.a. bei den durch chemische Stoffe verursachten Krankheiten Erkrankungen durch Fluor und seine Verbindungen sowie durch Halogenkohlenwasserstoffe aufgeführt sind. Zu diesen chemischen Verbindungen gehören auch die Inhalationsnarkotika Halothan und Methoxyfluran. Zwar stimmen wir nicht mit MOESCHLIN (6) überein, der die Toxizität des Halothans der des Chloroforms gleichstellt, bei dem – wie bekannt ist – vor allem die Metaboliten toxisch wirken. Jedoch erbrachten STIER und Mitarb. (4) sowie COHEN und Mitarb. (2) auch den Nachweis der Metabolisierung des Halothans in einer Höhe von 10-15 % der zugeführten Dosis. Als lebertoxische Abbauprodukte wurden Trifluoracetaldehyd, Trifluoressigsäure und Trifluoräthanol gefunden. Es erfolgt also offensichtlich eine Oxidation unter Abspaltung von Chlor und Brom.

[+] ppm = parts per million, 1 Vol.-% = 10.000 ppm

Befremden muß in diesem Zusammenhang die Mitteilung von
GRIMMEISEN (5), daß halothanbedingte Leberschädigungen bei Anaesthesisten von internistischer Seite offenbar weitgehend ab-
gelehnt werden, während Schädigungen durch halogenierte Substanzen, entsprechend der Berufskrankheiten-Verordnung, bei in
der Industrie tätigen Personen, z.B. in chemischen Reinigungs-
anstalten, offenbar bestimmungsgemäß und ohne Schwierigkeiten
anerkannt wurden.

Allerdings muß festgestellt werden, daß bisher weder für Halothan noch für Methoxyfluran eine MAK festgelegt werden konnte.
Dies war nicht möglich, da noch unbekannt ist, welche Konzentration der Narkosegase in welchem Zeitraum (Monate, Jahre?)
mit Wahrscheinlichkeit bleibende Schäden verursacht. Nur durch
eine große Zahl von Basisuntersuchungen, die technisch und
zeitlich aufwendig sind, lassen sich Eckwerte für eine spätere
Festlegung der MAK gewinnen. Je länger man sich aber mit dieser
Thematik und praktischen Untersuchungen befaßt, umso problema-
tischer erscheint es, bereits jetzt Grenzwerte festzulegen.

Erschwerend für die Gesamtbeurteilung wirkt sich zusätzlich
aus, daß die Autoren BENICKE, HAGELSTEIN und HANSEN (1) das
Stichwort "Idiosynkrasie" bzw. "Allergie" zur Diskussion stellten. Als Wegbereiter dafür wurden in den USA der Massengebrauch
fluorierter Zahnpasten, die weit verbreitete Anwendung halogenierter Kontrastmittel für Röntgenuntersuchungen und die in
der Bevölkerung zu 10 % bestehende Penicillin-Allergie erör-
tert.

SCHULZE und Mitarb. (3) ermittelten 1968 erstmals Halothankonzentrationen in Operationsräumen. Sie fanden mittels gaschro-
matographischer Bestimmungen in einem Operationsraum ohne Klimaanlage eine mittlere Halothankonzentration von 0,07-0,1 Vol.-%
in der Raumluft und bis zu 0,168 Vol.-% am Arbeitsplatz des
Anaesthesisten (bei Maskennarkosen). Aufgrund unserer Untersuchungen erscheinen uns diese Werte außerordentlich hoch und
sind nur mit einer äußerst mangelhaften Belüftung zu erklären.
0,1 Vol.-% sind 1.000 ppm gleichzusetzen, während die Geruchsschwelle bereits bei 50-80 ppm liegt. In den von SCHULZE und
Mitarb. untersuchten Operationsräumen müßte also ein überaus in-
tensiver Halothangeruch wahrzunehmen gewesen sein.

Eigene Untersuchungen

Im Rahmen einer Dissertation, aus der bisher gewonnene Teiler-
gebnisse vorgetragen werden, wurde der Halothangehalt - wie
folgt - ermittelt:
1. im Blut von Patienten unmittelbar nach Operationsbeendigung,
   dann nach 24 und 48 Stunden
2. in der Ausatemluft von Anaesthesisten nach Beendigung einer
   oder mehrerer Narkosen.

Details geben die Tabellen 1-4 wieder. Die Konzentrationsan-
gaben erfolgen für Blut in µg/2 ml, für die Ausatemluft in ppm.
Nach Mitteilung erfahrener Fachleute ergibt die Umrechnung von
µg in ppm wegen des verschiedenen Aggregatzustandes des Proben-
materials (Blut = flüssiges Gewebe : Luft) irreale Werte.

Untersuchungsanordnung

1. Entnahme des Blutes mittels einer graduierten Spritze; Heparinisierung im Verhältnis von O,5 ml : 1 ml. Subtilere Angaben über die Behandlung der Glasfläschchen, Gewichtsermittlung, Zuführung wässriger Butanollösung usw. müssen der ausführlichen Publikation in der Dissertation vorbehalten bleiben.
2. Unmittelbar nach Beendigung einer oder mehrerer Narkosen blies der Anaesthesist in ein Gasprobenrohr, eine sogenannte "Gasmaus", mit einem Fassungsvermögen von 200 ml. Aus dieser "Gasmaus" wurden durch einen Gummistopfen mit Hilfe einer graduierten Spritze 20 ml entnommen und in die 5 ml fassende Gasdosierschleife des Gaschromatographen gegeben (Abb. 1).

Auf Details der Untersuchungen in bezug auf die stationäre Phase in der Kolonne, Trägergas, Flow, Temperaturen, Druck im Detektor und Empfindlichkeit der Registrierung kann im Rahmen dieser Übersicht nicht eingegangen werden.

Erschwert und über Monate verzögert wurden unsere Untersuchungen durch eine anfänglich starke Störanfälligkeit des Gerätes und schließlich auch das abzulegende Staatsexamen der Doktorandin. In den nächsten Wochen werden sie erneut aufgenommen und abgeschlossen.

Zu den bisherigen Ergebnissen

1. Halothangehalt im Blut von Patienten, ermittelt bei Narkoseende, dann nach 24 und 48 Stunden:
   Die Werte in µg Halothan/2 ml Blut schwankten bei den Patienten je nach Narkosedauer zwischen 257-555 µg Halothan/ 2 ml Blut bei Narkoseende. Die Konzentration nach 24 Stunden betrug von 250 µg/2 ml Blut bis zu kaum nachweisbaren Spuren; nach 48 Stunden von 50 µg/2 ml Blut bis zu Spuren.

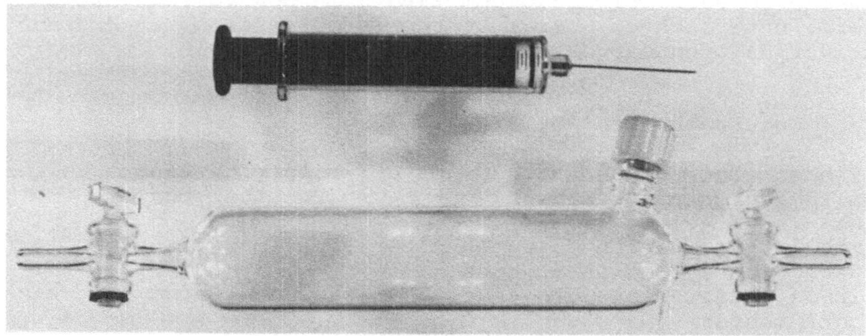

Abb. 1. Unten: Gasprobenrohr, sog. "Gasmaus", mit einem Fassungsvermögen von 200 ml und seitlichem Stutzen zur Entnahme des Luftgasgemisches. Oben: graduierte Spritze zur Luftentnahme

Tabelle 1. Halothankonzentration im Blut von Patienten bei
Operationsende, nach weiteren 24 und 48 Stunden
Angaben in µg Halothan/2 ml Blut
n = 16; Operationsdauer 15-270 Minuten
Konzentrationen bei Narkoseende schwankend zwischen 257-554
µg/2 ml Blut
nach 24 Stunden meßbare Werte noch bei 6 Patienten
nach 48 Stunden meßbare Werte noch bei 2 Patienten

	Op.-Dauer in Min.	Anzahl d. Patienten	Konzentration		
			bei Narkoseende	nach 24 Stunden	nach 48 Stunden
1	15	1	257	120	-
2	60	1	376	250	Spuren bei E. 1 x 1
3	70	1	349	-	-
4	75	2	331	63	50
5			470	Spuren bei E. 1 x 1	Spuren bei E. 1 x 1
6	90	1	419	88	13
7	100	1	308	Spuren bei E. 1 x 1	-
8	105	2	386	-	-
9			204	68	Spuren bei E. 1 x 1
10	120	5	290	-	-
11			410	Spuren bei E. 1 x 1	Spuren bei E. 1 x 1
12			356	Spuren bei E. 1 x 1	Spuren bei E. 1 x 1
13			312	Spuren bei E. 1 x 1	Spuren bei E. 1 x 1
14			318	Spuren bei E. 2 x 1	-
15	150	1	281	83	Spuren bei E. 1 x 1
16	270	1	554	Spuren bei E. 1 x 1	Spuren bei E. 1 x 1

-	= Peak nicht nachzuweisen
Spuren	= Peak wegen zu hoher Empfindlichkeit nicht auszu-werten

Die Zahl der untersuchten Patienten in dieser Reihe beträgt
16. Nach 24 Stunden konnten bei 6 Patienten, nach 48 Stunden
nur noch bei 2 Patienten signifikante Werte ermittelt werden,
(Tabelle 1).

2. Halothangehalt in der Ausatemluft von Anaesthesisten nach
   Narkosebeendigung:
   2.1. Narkosen mit Nichtrückatmungssystemen für Säuglinge
   (nach KUHN und DIGBY-LEIGH), 23 Proben, Operationsdauer
   30-270 Minuten:
   Während in 6 Fällen wegen zu hoher Empfindlichkeit der Peak
   nicht auswertbar bzw. nachzuweisen oder nicht verwertbar
   war, schwankten die übrigen Werte zwischen 1 und 243 ppm.
   Die höchsten Werte von 116 und 243 ppm traten bei Verwendung des Zwischenstückes nach DIGBY-LEIGH auf, bei dem sich
   das Ausatemventil dicht vor dem Gesicht des Anaesthesisten
   befindet (Tabelle 2).

   2.2. Halbgeschlossenes System, Intubation und maschinelle
   Beatmung durch Dräger-Spiromat (Verwendung von Filtern, die
   nicht rechtzeitig gewechselt wurden und deshalb durchlässig
   waren), 8 Proben, Operationsdauer 120-270 Minuten: In 3 Fällen war ein Peak nicht nachzuweisen, in den übrigen Fällen
   betrugen die Werte zwischen 2 und 14 ppm. Möglicherweise
   sind diese an sich niedrigen, unterschiedlichen Werte von
   der nicht gleichmäßigen Ventilation in den einzelnen Operationssälen abhängig (Tabelle 3).

   2.3. Halbgeschlossenes System, Maskennarkose, Spontanatmung
   (keine Verwendung von Filtern), 2 Proben, Operationsdauer
   180 und 240 Minuten, Halothanwerte 4 bzw. 45 ppm (Tabelle 4).

Eine größere Untersuchungsreihe über Narkosen bei Verwendung
des halbgeschlossenen Systems und Intubation wird angeschlossen. Bei der Auswertung der bisher gewonnene Daten wurde ein
Defekt am Gerät ermittelt, so daß uns die Zahlen nicht verwertbar erscheinen.

Wie zu erwarten, war bei den (offenen) Nichtrückatmungssystemen
die höchste Halothankonzentration in der Ausatemluft von Anaesthesisten festzustellen. Am höchsten waren die Werte bei Verwendung des Zwischenstückes nach DIGBY-LEIGH, während sie bei
dem System nach KUHN deutlich niedriger lagen. Der Grund ist
darin zu sehen, daß die Ausatmungsgase weiter entfernt vom Gesicht des Anaesthesisten austreten und auf den Boden abfließen.

Aufgrund der bisher vorliegenden Ergebnisse ist es nicht möglich, Grenzwerte für eine festzulegende MAK anzugeben. Dies
ist u.E. erst dann realisierbar, wenn bei Anaesthesisten gesundheitliche Schäden in Relation zur aufgenommenen Halothanmenge registriert werden konnten.

Die erforderlichen Untersuchungen und Bewertungen über mögliche
Schäden durch Inhalationsnarkotika, insbesondere Halogenkohlenwasserstoffe, sollten sachlich und ohne die manchmal zu be-
merkende "Nervosität" durchgeführt werden. Aus Sicherheitsgrün-
den sollte man sich aber bereits jetzt für eine völlige Elimination von Narkosegasen aus dem Operationssaal entscheiden,

Tabelle 2. Halothangehalt in der Ausatemluft von Anaesthesisten nach Narkosebeendigung. Verwendung von Nichtrückatmungssystemen für Säuglinge und Kleinkinder nach KUHN und DIGBY-
LEIGH
n = 23; Operationsdauer 30-270 Minuten; z.T. mehrere Narkosen
    hintereinander

Art der Narkose	Anzahl der Proben	Operations-dauer in Minuten		ppm Halothan
Nichtrückatmungs-systeme für Säug-linge nach KUHN und DIGBY-LEIGH Flow = 6 1/min (2 1 O_2 : 4 1 N_2O) Halothan-Konzen-tration im Durch-schnitt 0,8 Vol.-% (0,3 - 1,0 Vol.-%)	23	1.	30	1
		2.	60	22
		3.	60	87
		4.	60	Wegen zu hoher Empfindlichkeit Peak nicht aus-wertbar
		5.	75	Peak nicht nachzu-weisen
		6.	75	Peak nicht nachzu-weisen
		7.	90	55
		8.	90	3
		9.	105	17
		10.	120	72
		11.	120	31
		12.	150	Peak nicht nachzu-weisen
		13.	180	35
		14.	180	30
		15.	180	243
		16.	180	55
		17.	180	83
		18.	180	86
		19.	210	24
		20.	210	83
		21.	210	nicht verwertbar
		22.	240	45
		23.	270	116

Hohe Werte (243 und 116 ppm) bei Verwendung des Zwischenstückes
nach DIGBY-LEIGH

denn die erhaltene Gesundheit ist wertvoller als eine aner-
kannte Berufskrankheit.

Tabelle 3. Halothangehalt in der Ausatemluft von Anaesthesisten nach Narkosebeendigung. Verwendung des halbgeschlossenen Systems (Intubation, maschinelle Beatmung mit Dräger-Spiromat). Durchtritt von Halothan wegen nicht rechtzeitig ausgewechselter Filter
n = 8; Operationsdauer 120-270 Minuten

Art der Narkose	Anzahl der Proben	Operations- dauer in Minuten		ppm Halothan
halbgeschlossenes System (mit Filtern, die nicht rechtzeitig gewechselt wurden); Intubation, maschinelle Beatmung mit Dräger-Spiromat Flow 3 l (1 l O_2 : 2 l N_2O) Halothan-Konzentration im Durchschnitt 1 Vol.-% (0,5-1,2 Vol.-%)	8	1.	120	14
		2.	150	Peak nicht nachzuweisen
		3.	180	Peak nicht nachzuweisen
		4.	180	3
		5.	210	8
		6.	210	2
		7.	240	4
		8.	270	Peak nicht nachzuweisen

Tabelle 4. Halothangehalt in der Ausatemluft von Anaesthesisten nach Narkosebeendigung, halbgeschlossenes System, Maskennarkose, Spontanatmung
n = 2; Operationsdauer 180-240 Minuten

Art der Narkose	Anzahl der Proben	Operations- dauer in Minuten		ppm Halothan
halbgeschlossenes System (Maskennarkose, Spontanatmung) Flow = 3-6 l (1-2 l O_2 : 2-4 l N_2O) Halothan-Konzentration im Durchschnitt 1,0 Vol.-% (0,5-1,2 Vol.-%)	2	1.	180	4
		2.	240	45

Zusammenfassung

Die gesundheitsschädigende Wirkung zahlreicher Halogenkohlenwasserstoffe ist bekannt. Deshalb wurden für einige dieser Verbindungen Maximale Arbeitsplatz-Konzentrationen (MAK) festgelegt. Die angegebenen Werte sind je nach Struktur der Substanzen unterschiedlich. Für die Inhalationsnarkotika Halothan und
Methoxyfluran konnten MAK-Werte bisher nicht festgelegt werden.

Zur Gewinnung von Basiswerten wurde in eigenen Untersuchungen
der Halothangehalt im Blut von Patienten und in der Ausatemluft von Anaesthesisten gaschromatographisch bestimmt.

Im Blut von Patienten war noch 48 Stunden nach Beendigung der
Narkosen ein Halothangehalt nachzuweisen, wenn teilweise auch
nur in Spuren.

Die Werte in der Ausatemluft von Anaesthesisten wurden sofort
nach Abschluß der Narkosen gewonnen. Protokolliert wurden:
Dauer der Narkose, Flow und Zusammensetzung des Narkosegasge-
misches und die mittlere Halothankonzentration.

Untersucht wurden nach einer Einteilung in 3 Gruppen:
1. Nichtrückatmungssysteme nach KUHN und DIGBY-LEIGH
2. Halbgeschlossenes System, Intubation, maschinelle Beatmung
3. Halbgeschlossenes System, Maskennarkose, Spontanatmung

Wie zu erwarten, lagen die Werte bei Intubationsnarkosen am
niedrigsten, bei Anwendung der Nichtrückatmungssysteme am
höchsten. Die bisher gewonnenen "Eckwerte" ermöglichen es noch
nicht, Vorschläge für MAK-Werte für Halothan zu unterbreiten.

Summary

It is well known that numerous halogens and carbohydrates are
injurious to health. For some of these compounds therefore
maximum working-place concentrations (MWC) have been fixed.
The MWC values were determined according to the structure of
these substances. An MWC has not yet been defined for the inhalation anesthetics halothane and methoxyflurane. In order to
obtain basic values, we determined the amount of halothane in
the blood of patients and in the expiratory air of anesthetists by gas chromatography.

Halothane could still be detected in the blood of patients
even 48 hrs after the end of anesthesia, although sometimes
only in trace amounts.

The samples of expiratory air from anesthetists were taken
immediately after termination of anesthesia and examined. The
duration of anesthesia, the flow and composition of the anesthetic gas mixtures, and the average halothane concentrations
were noted. Three groups of experiments were designed:
1. Non-rebreathing systems (KUHN and DIGBY-LEIGH) for infants
and small children.
2. Semi-closed system, endotracheal intubation, mechanical ventilation.

3. Semi-closed system, anesthesia by mask, spontaneaous respiration.

As expected the lowest values were found following endotracheal anesthesia whereas the highest values were obtained after the use of non-rebreathing systems.

The values found so far do not allow an MWC for halothane to be fixed yet.

Literatur

1. BENICKE, K.A., HAGELSTEIN, J.O., HANSEN, E.E.: Leberstörungen nach Halothannarkosen - post oder propter? Anaesthesist 13, 289 (1964).
2. COHEN, E.N.: Metabolism of halothane-2-14 C in the mouse. Anesthesiology 31, 560 (1969).
3. SCHULZE, H.H., KÄSTNER, D., LANGE, P.: Zur Frage der chronischen Toxizität von Halothankonzentrationen in der Operationssaalluft. Anaesthesist 18, 378 (1969).
4. Stier, A., ALTER, H., HESSLER, O., REHDER, K.: Urinary excretion of bromide in halothane anesthesia. Anesth. Analg. 43, 723 (1964).
5. GRIMMEISEN, H.: Chronische Halothan-Exposition: Leberschäden bei Anaesthesisten. Anaesthesist 22, 41 (1973).
6. MOESCHLIN, S.: Klinik und Therapie der Vergiftungen, 4. Aufl. S. 337-338. Stuttgart: Georg Thieme-Verlag 1964.

4. DIE BELASTUNG DES ANAESTHESIEPERSONALS MIT LIPOIDLÖSLICHEN NARKOSE-GASEN UND -DÄMPFEN

Von J.G. Gostomzyk und F.W. Ahnefeld

Die Risikoabschätzung der chronischen Aufnahme chemisch-syn-
thetisierter Substanzen ist ein aktuelles Problem, das unter
dem Begriff Umwelttoxikologie zusammengefaßt werden kann.
Entsprechend den berufstypischen Voraussetzungen ergeben sich
für einzelne Peronengruppen spezifische Umweltbedingungen,
die Anlaß zur Prüfung der Situation geben, wenn Hinweise auf
toxische Faktoren vorliegen. Grundsätzlich stehen der toxikologischen Forschung drei Wege offen, die nebeneinander began-
gen werden müssen, wenn die Vermutung einer Fremdstoffwirkung
zum Wissen über ein kalkulierbares Risiko gewandelt werden
soll. Es sind dies:
1. Epidemiologische Erhebungen, also die Beobachtung gesunder
   und erkrankter Personen
2. Die analytische Toxikologie: Dazu zählen chemische Analysen
   zum Nachweis der Substanz bzw. ihrer Metaboliten im Körper,
   die Ermittlung toxikologischer Grenzwerte und die Erarbei-
   tung der Pharmakokinetik einer Substanz
3. Theoretische Erwägungen z.B. Risiko-Kalkulation.

Auf epidemiologische Befunde, die zur Vermutung einer Toxizität
der lipoidlöslichen Narkosegase geführt haben, sei lediglich
hingewiesen. Seit der Veröffentlichung von VAISMAN im Jahre
1967 sind entsprechende Berichte aus verschiedenen Ländern erschienen (BRUCE et al. 1968, KLATSKIN und KIMBERG 1969, ASKROG
und HARVALD 1970, COHEN et al. 1971, LENCZ und NEMES 1971).

Der vorliegende Beitrag berichtet über einige analytische Untersuchungen, die die Situation des Anaesthesiologen am Arbeitsplatz in bezug auf die unbeabsichtigte Aufnahme lipoidlöslicher Narkosegase charakterisieren. An diese Untersuchungsergebnisse werden einige theoretische Überlegungen geknüpft. Ein-
leitend sollen jedoch die Arbeitsplatzbedingungen des Anaesthesiologen durch einige Tierexperimente verdeutlicht werden.

Analytische Untersuchungen

Wenn in einem nichtventilierten Raum ein Narkosegerät betrieben wird, so steigt die Halothankonzentration stetig an. In
einem unventilierten Raum (100 m^3, 100.000 l) wird bei einem
Gasfluß von 4 l pro Minute mit einem Halothan-Zusatz von
1 Vol-% bereits nach 10 Minuten eine Halothan-Konzentration
von 4 ppm erreicht (LINDE und BRUCE 1969). Werden Tiere, wie
in unseren Versuchen geschehen, unter derartigen Bedingungen
(2 l Sauerstoff und 4 l Lachgas pro Minute) in einem Raum
(60,9 m^3) exponiert, so steigt die Halothankonzentration in
allen Organen an (Abb. 1).

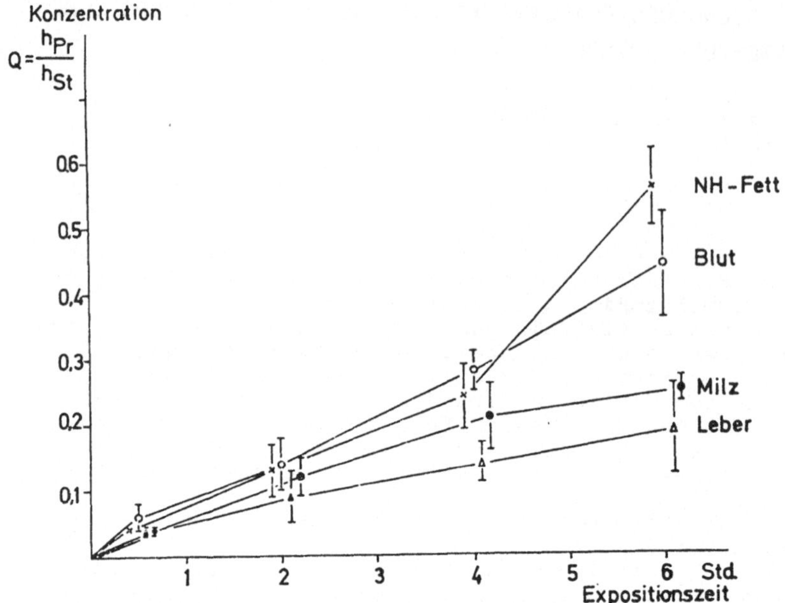

Abb. 1. Abhängigkeit der Halothankonzentration in Geweben von der Expositionszeit: Es besteht eine direkte Abhängigkeit der Halothan-Aufnahme in verschiedene Gewebe von der Expositionszeit in einem Raum (60,9 m^3), in dem ein Narkosegerät betrieben wird (Sauerstoff 2 l/min, Lachgas 4 l/min, Halothan 4 Vol.-%). Die Ratten befanden sich 1 bzw. 2,5 m seitlich vom Ausatemventil entfernt

Es besteht eine direkte Abhängigkeit zwischen der Expositionszeit, bzw. der Betriebszeit des Narkosegerätes und der Halothankonzentration in verschiedenen Geweben (Blut, Leber, Milz und Nebenhodenfettgewebe). Der gemessene Konzentrationsanstieg in den Geweben ist die Resultante aus der Expositionszeit und dem Konzentrationsanstieg von Halothan in der Raumluft.

Einige Schutzmaßnahmen gegen die als Narkosegase verwendeten Halogenkohlenwasserstoffe sind durch die Vorstellung bedingt, daß diese Gase aufgrund ihres hohen spezifischen Gewichtes zu Boden sinken, bzw. durch Verlegung des Ausgangs des Überdruckventils in Bodenhöhe das ausströmende Gas weitgehend am Boden gehalten werden kann. Die folgenden Darstellungen über Tierexperimente sprechen gegen die Effektivität dieser Maßnahmen.

In diesen Versuchen (Abb. 2) wurden Ratten 2 Stunden lang in einem geschlossenen Raum, in dem ein Narkosegerät lief, in seitlichem Abstand von einem Meter vom Überdruckventil in Ventilhöhe (Gruppe 1), bzw. einen Meter darunter (Gruppe 2) oder darüber (Gruppe 3) exponiert. Nach 2stündiger Exposition war die Halothankonzentration im Blut ($p < 0,05$), in der Milz ($p < 0,05$), im interscapulären braunen Fettkörper ($p < 0,01$) und

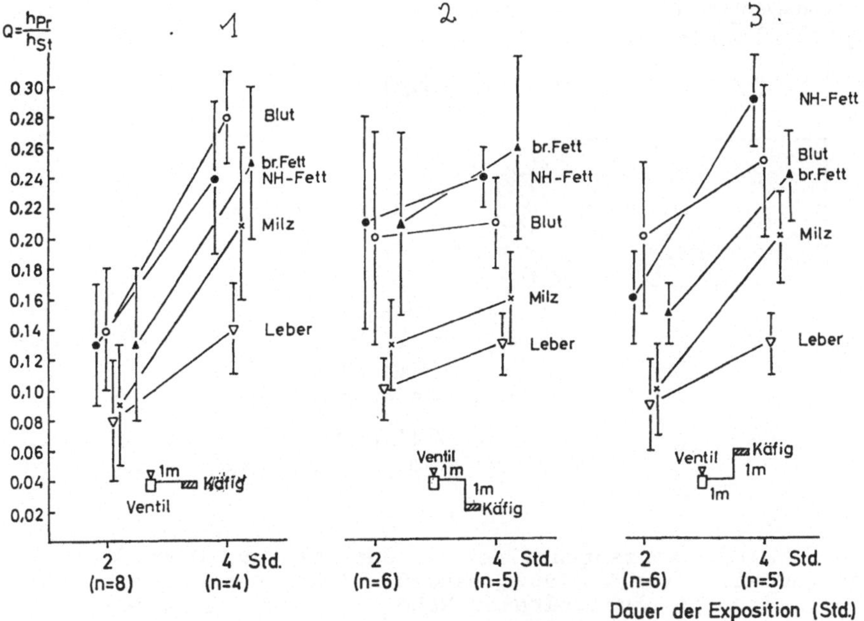

Abb. 2. Abhängigkeit der Halothankonzentration in Geweben vom
Standort im Raum: Verschiedene Standorte im Raum (jeweils
seitlicher Abstand der Tiere (Ratten) zum Ausatemdruckventil
1 m; Gruppe 1: in Ventilhöhe, Gruppe 2: 1 m unter und Gruppe 3:
1 m über Ventilhöhe). Nach 2-stündiger Exposition findet sich
in den Organen der unterhalb des Ventils in Bodenhöhe deponierten Tiere eine höhere Halothankonzentration. Nach 4-stündiger
Exposition lassen sich zwischen den einzelnen Tiergruppen bezüglich der aufgenommenen Halothanmenge keine Unterschiede
mehr nachweisen

im Nebenhodenfettgewebe (p < 0,01) der einen Meter unterhalb
des Ventils deponierten Tiere signifikant höher als in der sich
in Ventilhöhe befindenden Gruppe.

Wird die Expositionszeit jedoch von 2 auf 4 Stunden verlängert,
so verschwinden diese Unterschiede. Offenbar ist die Luftkonvektion auch in dem nicht ventilierten Raum so stark, daß eine
wirksame Schichtung der Gase nicht erfolgt. Aus diesen Ergebnissen wird geschlossen, daß das Ableiten der Narkosegase auf
den Boden keine Lösung des Problems "Halothanbelastung" darstellt.

Wie steht es nun um die Bedingungen der Anaesthesiologen in den
Operationssälen? Einige in der Literatur angegebene Werte über
Narkosegaskonzentrationen in der Operationsraumluft sind in
Abb. 3 zusammengefaßt. Die Werte liegen je nach Autor in einer
Größe bis zu 1.680 ppm (HALLEN et al. 1968, SCHULZE et al.
1969).

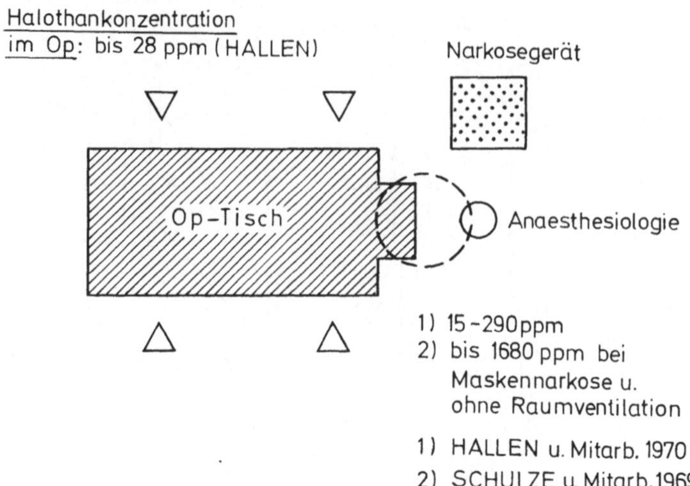

Abb. 3. Halothankonzentrationen in der Luft von Operations-
räumen. SCHULZE et al. (1969) fanden bei der Durchführung von
Maskennarkosen in unmittelbarer Nähe der Anaesthesiologen
Konzentrationen bis zu 1680 ppm

Um Hinweise auf die während der Arbeitszeit im Operationsraum
vom Anaesthesiologen inkorporierte Halothanmenge zu erhalten,
haben wir am Ende einer 3-4-stündigen Arbeitszeit in Operationsräumen ohne besondere Einrichtungen zur Minderung der
Narkosegaskonzentration in der Luft Blutproben entnommen. Am
Morgen des darauffolgenden Tages wurde eine weitere Venenblut-
probe gewonnen (Tabelle 1). Die unmittelbar nach der Arbeit
entnommene Blutprobe enthielt 4-77 µg Halothan pro 100 ml Serum.
Von wesentlicher Bedeutung erscheint uns der Befund, daß diese
inkorporierte Halothanmenge bis zum folgenden Morgen nicht
vollständig eliminiert werden konnte. Das bedeutet, daß der
Anaesthesiologe bei derartigen Arbeitsbedingungen ständig eine
geringe Halothanmenge im Körper hat (GOSTOMZYK et al., 1973).

Die Daten der Tabelle 2, die einige vorläufige Ergebnisse aus
einer eben begonnenen Untersuchungsserie enthält, sind nur
unter großem Vorbehalt aufzunehmen: Es wurde den anästhesiolo-
gisch arbeitenden Personen am Morgen und nach einer etwa 5-
stündigen Arbeit im Operationssaal am Mittag des gleichen Tages
jeweils eine Blutprobe entnommen. Zum Unterschied von der ersten Untersuchungsserie waren die Narkosegeräte mit den käuf-
lichen Narkotika-Filtern ausgestattet. Zu unserer Überraschung
war Halothan in beachtenswerter Konzentration im Blut am Mittag
auch bei den Personen nachweisbar, die mit Filtern gearbeitet
und keine Maskennarkose durchgeführt hatten. Bei der Überprü-
fung stellte sich jedoch heraus, daß nur in zwei der hier angeführten Fälle (lfd. Nr. 2 und 3 der Tabelle) die Filter entsprechend der Vorschrift rechtzeitig gewechselt worden waren.

Tabelle 1. Halothankonzentration im Blut des Anaesthesiepersonals nach der Durchführung von Routinenarkosen (Arbeitszeit 3-4 Std) in 3 unterschiedlich großen, nicht ventilierten Operationsräumen

Gruppe (Anzahl)	Halothankonzentration im Serum: µg/100 ml	
Exposition: 3-4 Std.	1. Blutentnahme (Ende der Exposition)	2. Blutentnahme (20 Std. nach 1. BE)
1. Op Ärzte (N=8)	77,1 $\pm$ 14,2	1,52 $\pm$ 0,05
(79m^3) Schwestern (N=9)	56,0 $\pm$ 15,6	0,92 $\pm$ 0,54
2. Op Ärzte (N=4)	7,6 $\pm$ 6,8	0,05 $\pm$ 0,06
(119m^3) Schwestern (N=3)	4,2 $\pm$ 2,0	0,50 $\pm$ 0,50
3. Op Ärzte (N=5)	7,4 $\pm$ 5,9	0,08 $\pm$ 0,10
(194m^2) Schwestern (N=5)	4,2 $\pm$ 2,4	0,10 $\pm$ 0,10

Operationssäle nicht klimatisiert
1. Operationssaal: Arbeit z.T. mit Kuhnbesteck

Tabelle 2: Halothankonzentration im Blut von Anaesthesiologen bei Verwendung eines Halothan-Filters. Bei dieser vorläufigen Untersuchung waren jedoch nur bei den Geräten der Personen 2 und 3 die Filter ordnungsgemäß gewechselt worden. Der unsachgemäße Gebrauch der Filter ist offenbar kein Schutz gegen die Halothanaufnahme

Personen	Exposition		Halothankonzentration im Blut (µg/100 ml)	
	Std.(Wochentag)	OP-Raum (m^3)	1. Blutentnahme (vor d.Expos.)	2. Blutentnahme (nach d.Expos.)
Dr.R. ♂	5 1/2 (Mo)	193,6	Ø	0,7
Pfg.T. ♂	5 (Mo)	"	0,3	4,4
Dr.S. ♂	5 (Di)	"	Ø	2,0
Sr.D. ♀	5 1/2 (Di)	"	Ø	9,4
Dr.K. ♀	5 (Fr) M	"	2,6	7,0
Sr.D. ♀	5 (Fr) M	"	2,6	7,0
Dr.R. ♂	5 1/2 (Di)	118,7	Ø	2,1
Dr.R. ♂	4 1/2 (Do)	"	1,0	7,0
Pfg.A. ♂	5 1/4 (Do)	"	0,7	8,5
Dr.H. ♂	4 1/4 (Do) M	78,9	1,5	11,4

M = z.T. Masken-Narkosen
Ø = Halothan nicht sicher nachzuweisen

Als Schlußfolgerung möchten wir ableiten, daß eine unsachgemäße Anwendung der Narkotika-Filter keine Verbesserung darstellt und daß es durchaus weiterer Untersuchungen bedarf,
einen deutlich positiven Effekt dieser Filter eindeutig zu be-
legen.

Theoretische Erwägungen

Wie sind derartige, offenbar doch sehr niedrige, allerdings
chronisch wirksam werdende Halothankonzentrationen im Organismus hinsichtlich ihrer Toxizität zu beurteilen? Das bedeutet
die Frage nach dem Grenzwert in der Toxikologie, also der Exi-
stenz einer Dosis, unterhalb der kein toxischer Effekt auftritt.

Die toxische Wirkung (W) einer Substanz kann als Produkt ihrer
Konzentration (c) am Rezeptor und der Dauer der Einwirkungszeit (t) definiert werden. Die Beziehung lautet:

$$c \times t = W$$

Danach kann weder mathematisch noch grundsätzlich eine Dosis
abgeleitet werden, die unwirksam ist. Es wurden Begründungen
für und wider diese Hypothese zusammengetragen (HENSCHLER
1973), von denen folgende für die Annahme sprechen:
1. Die Eintreffertheorie für ionisierende Strahlen
2. Die Tatsache, daß z.B. für bestimmte Carcinogene über weite
   Bereiche das Wirkungsprodukt gleich bleibt
3. Die Vorstellung, daß in jeder Zelle jeweils ein Molekül eine
   Reaktion auslöst.

Gegen diese Hypothesen sind folgende Argumente ins Feld zu
führen:
1. Die Empirie: Bereits PARACELSUS (1538) wies darauf hin, daß
   die Giftwirkung einer Substanz eine Frage der Dosis ist,
   d.h., daß sog. Giftstoffe in unterschwelligen Dosen nicht
   toxisch wirken
2. Es ist bekannt, daß die Zelle selbst Reparaturen an geschä-
   digten Strukturen vornimmt. Hinzu kommt die permanente Erneuerung der Zellen
3. In Experimenten mit Blausäure zeigten FLURY und HEUBNER
   schon 1919, daß die Einatmung geringer Blausäuremengen keine
   tödliche Wirkung hat (Abb. 4).

Aus diesen Gründen erfaßt die Beziehung $(c - e) \times t = W$ die
toxische Wirkung einer Substanz wesentlich besser. Dabei bedeutet (e) die Elimination des Stoffes durch Metabolisierung,
Ausscheiden oder Überführung in inaktive Depotformen.

Wo liegt nun die Schwellenkonzentration für eine biologische
Wirksamkeit? Aus Untersuchungen mit Spurenelementen, die über
hochspezifische Bindungs- und Reaktionsorte in der Zelle verfügen, ist bekannt, daß ca. 10^4 Atome pro Zelle erforderlich
sind, um einen Effekt zu erzielen. Überschlagsmäßig wurde
daraus errechnet, daß von einer Fremdsubstanz etwa 1×10^{-8}
mol/l Zellgewebe erforderlich sind, um eine biologische Wirkung zu erzielen (FRIEDMANN 1972).

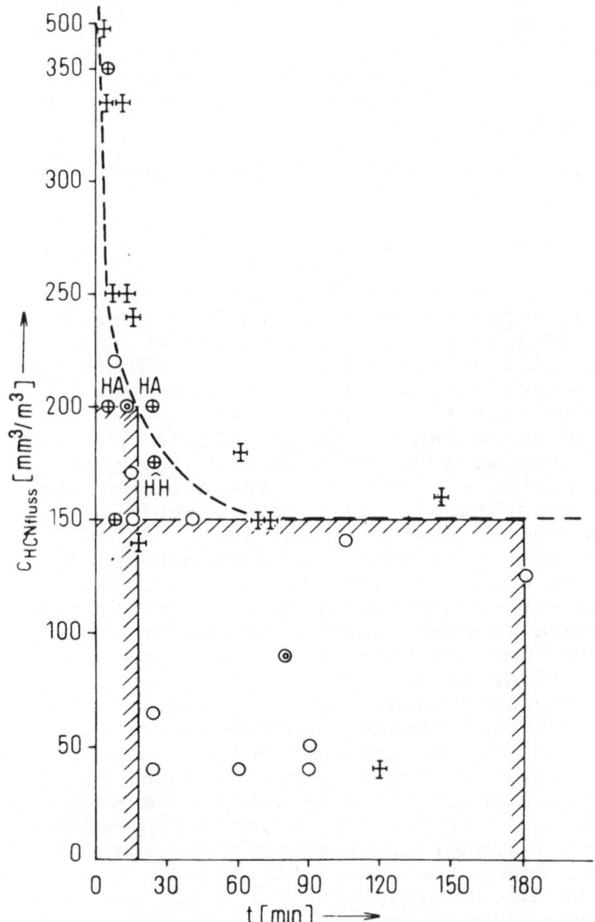

Abb. 4. Nachweis einer Grenzkonzentration bei der Inhalation von Blausäure, unterhalb der keine tödliche Vergiftung der Tiere (H = Hund, A = Affe) eintrat

+ = tödliche Vergiftung

O = Tier überlebt

⊙ = zwei Tiere überleben

⊕ = ein Tier überlebt, ein Tier stirbt

(nach FLURY und HEUBNER)

In Tabelle 1 wurde gezeigt, daß die Halothankonzentration bei Anaesthesiologen zwischen 4-77 µg Halothan pro 100 ml Serum 0,2 bis 6,1 x 10^{-6} mol/l betrug. Die gefundenen Halothankonzentra-

tionen im Blut der Anaesthesiologen liegen also weit in dem
Bereich für Fremdstoffkonzentrationen, in dem eine biologische
Wirksamkeit nicht ausgeschlossen werden kann. Allerdings gestattet diese Zahlenangabe noch keine positive Aussage, wie
hoch das tatsächliche Risiko des Umweltfaktors Narkosegas für
den Anaesthesiologen zu veranschlagen ist.

Zusammenfassend möchten wir zum gegenwärtigen Zeitpunkt folgende Schlußfolgerungen ziehen:
1. Die im Blut von Anaesthesiologen bestimmten Halothankonzentrationen liegen im biologischen Wirkungsbereich für Fremdstoffe.
2. Werden Metaboliten des Halothans für die aufgrund der epi-
   demiologischen Studien vermutete toxische Wirkung verantwortlich gemacht, so ist das bei einer Metabolisierungsrate von ca. 18-20 % nicht auszuschließen. Die Metaboliten
   erreichen sehr wahrscheinlich biologisch wirksame Konzentrationen im Körper der betroffenen Personengruppe.
3. Der unsachgemäße Gebrauch von Narkotika-Filtern ist sinnlos,
   er suggeriert möglicherweise sogar eine falsche Sicherheit.
   Die Filter sind rechtzeitig zu wechseln. Eine Aussage über
   ihren tatsächlichen Wirkungsgrad lassen unsere wenigen,
   nicht abgeschlossenen Untersuchungen nicht zu.
4. Der mit dem überschüssigen Narkosegas am Überdruckventil
   ausströmende Halothananteil kann durch ein Schlauchsystem
   abgeleitet werden. Effektiver dürfte ein System des häufigen
   Luftaustausches im Operationsraum sein, zumal damit auch
   das bei Maskennarkosen oder bei Patientenwechsel usw. ausströmende Narkosegas erfaßt würde.
5. Mit unserem derzeitigen Wissen über die lipoidlöslichen Narkosegase sind absolut sichere Voraussagen darüber, welche
   Narkosegaskonzentrationen in der Atemluft bei chronischer
   Exposition als unbedenklich toleriert werden können, nicht
   möglich. Optimal wäre die totale Elimination der Narkosegase aus der Inspirationsluft. Allerdings verlieren derartige Ideallösungen bei rationaler Betrachtung der Kosten/
   Nutzen-Relation in der Regel ihre Attraktivität.
6. Erfahrungsgemäß führen Anwendungsverbote für Substanzen mit
   nicht sicher erwiesener Schädlichkeit für die Gesundheit
   häufig nicht zur Problemlösung. Oftmals wird ein der ursprünglichen Intention entgegengesetzter Effekt erreicht,
   wenn auf Ersatzstoffe ausgewichen wird, deren Toxizität
   lediglich weniger gut bekannt ist. Ein Ersatz der Narkosegase durch andere Stoffe mit vergleichbaren Wirkungen als
   Patentlösung ist nicht in Sicht. So bleibt nur der mühsame
   Weg, das offenbar erkannte Risiko für den Anaesthesiologen
   auf ein vertretbares Maß zu mindern.

Zusammenfassung

Die toxikologische Forschung verwendet im wesentlichen drei
Methoden:
1. Epidemiologische Erhebungen,
2. Die analytische Toxikologie und
3. Theoretische Erwägungen.

Analytische Untersuchungen

Eine tierexperimentelle Untersuchung prüft die Beziehung zwischen Gehalt an lipoidlöslichen Narkosegasen in der Raumluft, Dauer der Exposition und Narkosegasgehalt in verschiedenen Geweben am Beispiel des Halothans.

Dabei zeigt sich, daß der gemessene Konzentrationsanstieg von Halothan in den verschiedenen Geweben die Resultante aus Expositionszeit und Konzentrationsanstieg von Halothan in der Raumluft ist.

Ratten, die in verschiedenen Höhen um das Überdruckventil plaziert wurden, bewiesen, daß durch Luftkonvektion auch in unventilierten Räumen nach längerer Zeit eine nahezu gleichmäßige Verteilung der Halothankonzentration besteht, die Narkosegase also nicht als bodennächste Schicht verharren.

Die Angaben über die Narkosegaskonzentrationen in der Operationsraumluft sind in der Literatur uneinheitlich. Bestimmungen der Halothankonzentration im Blut nach 4-5stündiger Exposition im Operationssaal ergaben ohne Schutzvorrichtungen Werte von 4-77 µg Halothan/100 ml Serum, die bis zum anderen Morgen nicht vollständig eliminiert waren. Auch unter Benutzung von Narkotika-Filtern ließ sich jedoch keine signifikante Konzentrationsverminderung erzielen. Eine unsachgemäße Anwendung bzw. ein zu seltener Wechsel der Filter konnte in diesen Fällen jedoch nicht ausgeschlossen werden.

Theoretische Erwägungen

Die toxische Wirkung (W) einer Substanz kann als Produkt ihrer Konzentration (c) und der Einwirkungszeit (t) definiert werden. Aus $c \times t = W$ kann weder grundsätzlich noch mathematisch eine unwirksame Dosis abgeleitet werden. Es werden Gründe für und gegen diese Theorie angeführt. Die Beziehung $(c - e) \times t = W$ (e = Elimination der Substanz) ist imstande, die toxische Wirkung einer Substanz besser zu definieren.

Als Schlußfolgerungen werden angegeben:
1. die Halothankonzentrationen im Blut von Anaesthesiologen liegen im biologischen Wirkungsbereich für Fremdstoffe,
2. die für toxische Wirkungen verantwortlich gemachten Metaboliten des Halothans erreichen bei einer Metabolisierungsrate von ca. 18-20 % sehr wahrscheinlich biologisch wirksame Konzentrationen im Organismus,
3. ein unsachgemäßer Gebrauch von Narkotika-Filtern suggeriert falsche Sicherheit.

Als mögliche Schutzmaßnahme werden ein regelmäßiger Luftaustausch und eine Schlauchableitung der Narkosegase empfohlen. Da sichere Aussagen über - bei chronischer Exposition - toxisch wirkende Gaskonzentrationen dem derzeitigen Wissen nach nicht möglich sind, sollte das Risiko für den Anaesthesisten auf ein vertretbares Maß reduziert werden.

Summary

Research in toxicology is based on three different methods:
1. epidemiological statistics,
2. analytical toxicology, and
3. theoretical considerations.

In laboratory animals the halothane concentration was measured
in different tissues after variation of the halothane concentration in the room and after various times of exposure. Our
results showed the increase in concentration in the different
tissues to be dependent on the inhaled concentration and the
time of exposure. Animals were placed at different levels
around the exhalation valve of the anesthesia machine in an
unventilated operating room. After 2 hrs of exposure, animals
3 ft below the exhalation valve showed a higher concentration
of halothane in their tissues than those placed above or lateral to the valve. The difference in concentration disappeared
after 4 hrs of exposure showing that anesthetic gases do not
concentrate on the floor.

Measurements of anesthetic gas concentration in operating rooms
made by several authors differ widely. Our measurements of
halothane concentration in the blood of anesthesiologists after
working for 4-5 hrs without protective measures showed values
between 4-77 µg halothane per 100 ml serum. Halothane had not
been completely eliminated from the blood by the following
morning. The concentration of halothane could not be decreased
significantly if the anesthesia filter was not used properly.

The toxic effect (w) of a substance can be definded as the product of concentration (c) and time of exposure (t). However,
if c x t = w, this does not mean that a substance is not toxic.
Arguments for or against this theory are discussed. A better
definition of this theory would be (c - e) x t = w where e
stands for elimination of the substance. Our results suggest:
(1) the concentration of halothane in the blood of anesthesiologists lies in the range of other foreign chemicals producing biological effects. (2) Metabolites of halothane may
produce a toxic effect since the rate of metabolism is 18-20 %.
(3) Misuse of anesthesia filters may produce a false sense of
security. (4) For protection of personnel working in the operating room, an air-conditioning system without recirculation
should be installed and anesthetic gases should be exhausted.
(5) Safe anesthesia gas concentration during chronic exposure
are not available at the present time. (b) Complete elimination of volatile agents with as yet unproven toxicity for use
in anesthesia does not solve our problem at the present time.

Literatur

1. ASKROG, V., HARVALD, B.: Teratogen effekt af inhalationsanaes-
tetika. Nordisk Medizin 16, 498 (1970).
2. BRUCE, D.L., EIDE, K.A., LINDE, H.W., ECKENHOFF, J.E.: Causes
of death among anesthesiologists: A 20-year survey. Anesthesiology 29, 565 (1968).

3. COHEN, E.N., BELLVILLE, J.W., BROWN, B.W.: Anesthesia, pregnancy and miscarriage: A study of operating room nurses and anesthetists. Anesthesiology 35, 343 (1971).
4. FLURY, F., HEUBNER, W.: Biochem. Z. 95, 249 (1919), zitiert nach: HENSCHLER, D., Angew. Chem. 85. 317 (1973).
5. FRIEDMANN, L.: 5. Internat. Congr. Pharmacology, San Francisco, Juli 1972, zitiert nach: HEMSCHLER, D., Angew. Chemie 85, 317 (1973).
6. GOSTOMZYK, J.G., EISELE, G., AHNEFELD, F.W.: Chronische Narkosegasbelastung des Anaesthesiepersonals im Operationssaal. Anaesthesist 22, 469 (1973).
7. HALLEN, B., EHRNER-SAMUEL, H., THOMASON, M.: Measurement of halothane in the atmosphere of an operating theatre and in expired air and blood of the personal during routine anesthetic work. Acta Anaesth. Scand. 14, 17 (1970).
8. HENSCHLER, D.: Veränderungen der Umwelt - Toxikologische Probleme. Angew. Chem 85, 317 (1973).
9. KLATSKIN, G., KIMBERG, D.V.: Recurrent hepatitis attributable to halothane sensitization in an anesthetist. New Eng. J. Med. 280, 515 (1969).
10. LENCZ, L., NEMES, C.: Besteht für den Anaesthesisten eine kürzere Lebenserwartung als bei anderen Ärzten? Ref.i.Med. Trib. (De) 12, 2 (1971).
11. LINDE, H.W., BRUCE, D.L.: Occupational exposition of anesthetists to halothane, nitrouse oxide and radiation. Anesthesiology 31, 363 (1969).
12. SCHULZE, H.H., KÄSTNER, D., LANGE, P.: Zur Frage der chronischen Toxizität von Halothankonzentrationen in der Operationssaalluft. Anaesthesist 18, 378 (1969).
13. VAISMAN, A.I.: Working conditions in operating theatres. Effects on the health of anaesthetists. Exp. Surg. Anesth. 12, 44 (1967).

5. Pollution on the Atmosphere with Halothane during Out-Patient Dental Anaesthesia

By L. Strunin

Introduction

Out-Patient anesthesia for dental extraction using halothane is probably the single, most common form of general anesthesia administered in Great Britain. STRUNIN et al. (1973) showed that when patients were anesthetized in the sitting position there was considerable contamination of the atmosphere with halothane and both the anesthetist and dental surgeon were exposed to similar concentrations. Although this contamination could be reduced by the use of a scavenging device attached to the exhalation valve, the values were still in excess of those measured in surgical operating theatres. In this latter situation, it has proved possible to reduce halothane levels to the order of 1 part per million (ppm) by using scavenging devices (WITCHER et al., 1971; PFAFFLI et al., 1972). If one ppm is taken as an acceptable level, it is obvious that scavenging devices alone will not prove successful in reducing contamination during dental anesthesia in the sitting position. In many centres it is now common practice to anesthetize patients in the lying position for dental surgery, in order that more difficult dental procedures may be carried out and to offset the risk of fainting in the dental chair (BOURNE, 1965). In this paper contamination of the atmosphere with halothane was measured during general anesthesia for patients in the lying position and compared with results previously obtained with patients sitting up (STRUNIN et al., 1973).

MATERIALS and METHODS

Anesthetic and Surgical Techniques

The study was carried out during the general anesthetic sessions for dental extraction in the out-patient department of the Dental School. The operating theatre measures some 9 x 5 x 4 m and incorporates an air changing system (approximately 5 changes/hr). The patients were anesthetized in the lying position on a theatre trolley with a single pillow under the shoulders. Anesthesia was induced in adults by an i.v. injection of propanidid (Epontol), methohexitone (Brietal) or Althesin and was maintained with nitrous oxide, oxygen and halothane. In children, anesthesia was induced and maintained with nitrous oxide, oxygen and halothane. The nitrous oxide and oxygen were supplied from a Walton Five Apparatus, through a temperature compensated vapouriser for halothane (O-3 %, Cyprane Ltd.), and then delivered to the patient via a nasal mask. The anesthetist adjusted the pressure control - i.e. the gas flow rate to the patient - and the halothane concentration to the needs of each individual patient. The exhalation valve on the nasal mask was similarly adjusted but was usually in the fully opened position.

The scavenging device used was a disposable plastic syringe case fitted over the exhalation valve on the nasal mask (SNIPER and MURCHISON, 1972). The exhaled gases were then discharged via a nylon tube at floor level.

During anesthesia, the anesthetist sat at the head of the theater trolley directly behind the patient's head, supporting the jaw with one hand and holding the nasal mask in position with the other. The dental surgeon stood level with the patient's shoulder usually on the right side.

After induction of anesthesia, the patient's mouth was opened and a prop and dental pack were inserted. When all extractions were complete, anesthesia was discontinued and the patient was transfered on the trolley to a separate recovery area.

GAS CHROMATOGRAPHIC TECHNIQUE

Air samples were taken into clean, grease free, airtight 20 ml glass syringes and capped with stainless steel blind hubs. Samples were analysed within 90 min of collection using a Perkin-Elmer Series F11 Chromatograph fitted with a gas sampling valve and flame ionisation detector. Duplicate estimates were performed on each sample and compared with standards of known concentrations of halothane in nitrogen supplied by the British Oxygen Company.

ATMOSPHERIC SAMPLING

All samples were taken at the end of surgery just prior to discontinuing anesthesia. The atmosphere was sampled at three positions: level with the anesthetist's nose, 15 cm from the expiratory valve of the nasal mask; level with the dental surgeon's nose, 15 cm from the expiratory valve of the nasal mask; and 2 m from the expiratory valve of the nasal mask at 1.3 m above the floor. A series of these measurements were made with and without the scavenging device attached to the expiratory valve of the nasal mask. The values were meaned and analysed by the Student's $\underline{t}$ test for means of two samples.

RESULTS

Table 1 shows the results obtained with measurements made in the lying position with and without the scavenging device.

These results are compared with those found previously when measurements were made in the sitting position (STRUNIN et al., 1973). It can be seen that without a scavenging device, there is no significant difference between the concentrations of halothane inhaled by the anesthetist or the dental surgeon, whether the patient is lying or sitting.

When the scavenging device is employed the anesthetist's level is significantly reduced (p < 0.0025) when the patient is lying and both the dental surgeon and the anesthetist benefit when the patient is sitting up. Room contamination is similar (p < 0.0005) to that seen without the scavenging device.

The values found 2 m from the expiratory valve represent those that would be inhaled by other staff in the operating area. It is of interest that, although they are less than those for the anesthetist and dental surgeon, the values are significantly high (p < 0.0005) in the lying position both with and without the scavenging device.

DISCUSSION

A number of studies have associated atmospheric pollution by volatile anesthetic agents with various toxic effects in operating-room personnel.

Several reports have shown an abnormal susceptibility to spontaneous abortion among female anesthetists (VAISMAN, 1967; ASKROG and HARVALD, 1970; COHEN et al., 1971; KNILL-JONES et al., 1972). In addition KNILL-JONES and his colleagues reported that female anesthetists had a higher frequency of congenital abnormality in liveborn children and an increased disposition to involuntary infertility. ASKROG and HARVALD found in their survey that the wives of male anesthetists had an increased frequency of abortion and an increase in the proportion of female to male children after their husbands commenced anesthetic practice. While there are many possible explanations for these findings, there is widespread belief that they are the result of pollution of the operating theatres by anesthetic gases.

Halothane has been the most commonly measured contaminant in general surgical operating theatres with typical average levels of 10-15 ppm (0.001 - 0.0015 %).

The present study was undertaken to establish how contamination during dental anesthesia compared with that found in surgical operating theatres and whether simple measures could influence it.

It is clear from the present results that the degree of atmospheric contamination during dental anesthesia, whatever the position of the patient, is greatly in excess of that found in surgical operating theatres. With the patient in the sitting position, the concentration inhaled by both the anesthetist

Table 1. Degrees of Atmospheric Pollution with Halothane during Dental Anaesthesia
Results expressed as mean value in ppm
Figures in parentheses are the range
n = number of patients studied
P = probability derived from students $\underline{t}$ test

		LYING	SITTING	p
Dental	Without Scav. Device	43.2(2.4-318) n=57	63.3(0.9-566) n=55	< 0.15
Surgeons	With Scav. Device	37.9(8.5-103) n=57	18.5(1.6-122) n= 60	< 0.0005
Level	p	< 0.25	< 0.0025	
Anaesthetists	Without Scav. Device	54.5(0.6-322) n=71	54.3(1.3-132) n=54	< 0.495
Level	With Scav. Device	31.6(3.4-92) n=62	28.4(1.8-143) n=50	< 0.25
	p	< 0.0025	< 0.0005	
2 m	Without Scav. Device	20.8(0.6-43) n=5	9.5(0.2-36) n=62	< 0.0005
from	With Scav. Device	18.5(5.6-38) n=50	5.5(1.5-122) n=53	< 0.0005
expiratory valve	p	< 0.15	< 0.0025	

and the dental surgeon could be reduced by a scavenging device,
but the level still remains high. In contrast, although the
overall levels of contamination were less in the lying position, it did not prove possible to reduce these as much with
a scavenging device as in the sitting position. The probable
explanation for this finding is that in the lying position
halothane, being heavier than air, tends to pool around the
patient's head and then rises from the surface of the theatre
trolley to be inhaled by the dental surgeon and anesthetist.
In the sitting position, any halothane which escapes will fall
towards the floor and therefore is not inhaled by the staff
working around the patient's head.

It would seem therefore, that from a pollution aspect the sitting position with a scavenging device resulted in the least
atmospheric pollution with the anesthetic technique described.
It has been our impression over the past year that the use of
the scavenging device has reduced subjective feelings such as
headache and irritability and has increased enthusiasm for
"dental gas" sessions among the dental, medical and nursing
staff. However, since the degree of pollution in the lying and
sitting positions are both high it would not seem sensible to
deny the use of the lying position if this is thought to be
advisable on other grounds.

It should be noted that many of the patients in this study are
children and at the moment no alternative exists to the use of
inhalational anesthesia with nitrous oxide and halothane. In
addition, all the evidence at present linking pollution to
toxic effects in staff is circumstantial (SPENCE, 1973) and it
is not clear which of the contaminants is responsible.

Acknowledgements

We would like to thank the dental surgeons, anesthetists and
nursing staff who took part in this study. In addition, we are
grateful to the Physics Department, King's College Hospital
for technical help.

Zusammenfassung

Die Verunreinigung der Luft mit Halothan wurde bei zahnärztlichen Eingriffen unter Vollnarkose beim liegenden und sitzenden
Patienten gemessen. Beim sitzenden Patienten war die inhalierte
Halothankonzentration bei Anaesthesist und Kieferchirurg gleich.
Die gemessene Luftverunreinigung mit Halothan war wesentlich
stärker als im normalen Operationssaal; die Klimaanlage hatte
nur geringen Einfluß auf die Luftverunreinigung mit Halothan.
Die Halothankonzentration in der Einatmungsluft des Anaesthesisten und Chirurgen konnte durch eine besondere Ableitungsvorrichtung für die Gase am Ausatemventil erheblich verringert
werden.

Während die eingeatmete Halothankonzentration für den Anaesthesisten am sitzenden und am liegenden Patienten etwa die gleiche war, ergab sie für den Kieferchirurgen am liegenden geringere Werte.

Für beide konnte die inhalierte Halothankonzentration durch
die besondere Ableitungsvorrichtung am Ausatemventil gesenkt
werden, beim liegenden Patienten allerdings nicht in dem Maße,
wie beim sitzenden. Die in 2 m Entfernung (1,3 m Abstand vom
Fußboden) vom Ausatemventil gemessene Halothankonzentration
war beim liegenden Patienten höher als beim sitzenden.

Summary

Pollution of the atmosphere with halothane was measured during
general anesthesia in the sitting and lying positions in out-
patients undergoing dental extractions. In the sitting position, the concentrations of halothane inhaled by the anesthetist and the dental surgeon were similar. The level of contamination was far in excess of that recorded in surgical operating theatres and the room air changing system had little effect
on contamination. However, a scavenging device on the exhalation valve of the anesthetic circuit was moderately effective
in reducing the concentration of halothane in the atmosphere
both for the anesthetist and dental surgeon. In the lying position, the concentration of halothane inhaled by the anesthetist was similar to that in the sitting position, but the concentration inhaled by the dental surgeon was lower. Again,
both concentrations could be reduced by a scavenging device
attached to the exhalation valve of the anesthetic circuit, not
to the same extent as that found in the sitting position. In
addition, the general contamination of the operating area measured 2 m from the exhalation valve of the anesthetic circuit
was higher in the lying than in the sitting position.

References

1. ASKROG, V.F., HARVALD, B.: Teratogen effekt af inhalations
   anaestetika. Nordisk Medicin $\underline{83}$, 498 (1970).
2. BOURNE, J.G.: The common fainting attack. A danger in den-
   tal-chair anesthesia. Brit. den. J. $\underline{119}$, 62 (1965).
3. COHEN, E.N., BELLVILLE, J.W., BROWN, B.W.: Anesthesia,
   pregnancy and miscarriage. Anesthesiology $\underline{35}$, 343 (1971).
4. KNILL-JONES, R.P., RODRIGUES, L.V., MOIR, D.D., SPENCE,
   A.A.: Anesthetic practice and pregnancy.Lancet $\underline{I}$, 1326 (1972).
5. PFAFFLI, P., NIKKO, P., AHLMAN, K.: Concentrations of anesthetic gases in recovery rooms. Brit. J. Anesth. $\underline{44}$,
   230 (1972).
6. SNIPER, W., MURCHISON, A.G.: A simple anesthetic expiration
   flue and its functional analysis. Brit. J. Anesth. $\underline{44}$, 1222
   (1972).
7. SPENCE, A.A.: Contamination of Air by Anesthetics. Ann.
   Roy. Coll. Surg. Eng. $\underline{52}$, 360 (1973).
8. STRUNIN. L., STRUNIN, J.M., MALLIOS, C.C.: Atmospheric
   pollution with halothane during out-patient dental anesthesia. Brit. med. J. $\underline{4}$, 459 (1973).
9. VAISMAN, A.I.: Working conditions in surgery and their effects on the health of anesthesiologists. Eksp. Khir. Anest.
   $\underline{3}$, 44 (1967).
10. WITCHER, C.E., COHEN, E.N., TINDELL, J.R.: Chronic exposure
   to anesthetic gases in the operating room. Anesthesiology
   $\underline{35}$, 348 (1971).

6. Distribution of Anesthetic Gases in an Operating Room (Preliminary Report)

By J. Spierdijk, A.G.L. Burm, P.A. Bossers, F.C. van Beukering
and E. van Gunst

In the past five years various reports have been published concerning the pollution in operating rooms by anesthetic gases. The concentrations of these gases, usually halothane and nitrous oxide, have been measured by several investigators. The results of these measurements appear, however, to differ greatly. In addition, since the measurements were often taken at one or only a few points in the room, mainly in the breathing zone of the anesthetist, it is impossible to make a general statement about the degree of pollution in operating rooms. There has not yet been an adequate investigation into the distribution of these gases throughout operating rooms nor how this distribution develops.

It is also apparent from the literature that most measurements are carried out by means of gas chromatography. By this method samples of the air in the operating room are taken and later analyzed.
Each determination then gives an instantaneous value for the concentration at the point where the sample is taken. This local concentration is, however, subject to fluctuations caused by various factors.
The size and frequency of these fluctuations determine the number of samples required in order to estimate the mean local concentration with reasonable accuracy.

As a result of the above-mentioned considerations we started an investigation of the distribution of anesthetic gases in operating rooms and at the same time we also tried to determine the extent to which these concentrations fluctuate.

General Considerations

The distribution of gases in a room is in general determined by the air flow and by diffusion. However, in an operating room, especially if it is mechanically ventilated, the diffusion rate is small (with respect to the air movement) so that the influence of diffusion is negligible. The distribution of the gases is therefore determined mainly by the air flow pattern.

If the air flow is such that there is complete mixing of the pollutants with the air present in the room, the concentrations at each point in the room will be identical. If the input of pollutants is constant, this concentration can be calculated at any given time using the following formula:

$$c = \frac{q}{aI} \ (1 - e^{-at}) \tag{1}$$

where

c	concentration in the room in cm^3/m^3 = ppm
q	amount of pollutants introduced in cm^3/h (q = constant)
a	ventilation rate in h^{-1}
I	volume of the room in m^3
t	time period during which pollutants are introduced in h
e	base of natural logarithms $\approx$ 2.72

Some time after the introduction of pollutants, the concentration in the room will approach the final concentration c_f:

$$c_f = \frac{q}{aI} \tag{2}$$

The concentration after discontinuation of the supply of pollutants is given by

$$c = c_f e^{-at} \tag{3}$$

The concentration with respect to time for various ventilation rates is shown in Fig. 1. The final concentration is inversely proportional to the ventilation rate while the rate at which this final concentration is achieved also appears to depend on the ventilation rate.

The above considerations apply for a room in which there is complete mixing. In general, however, there will not be com-

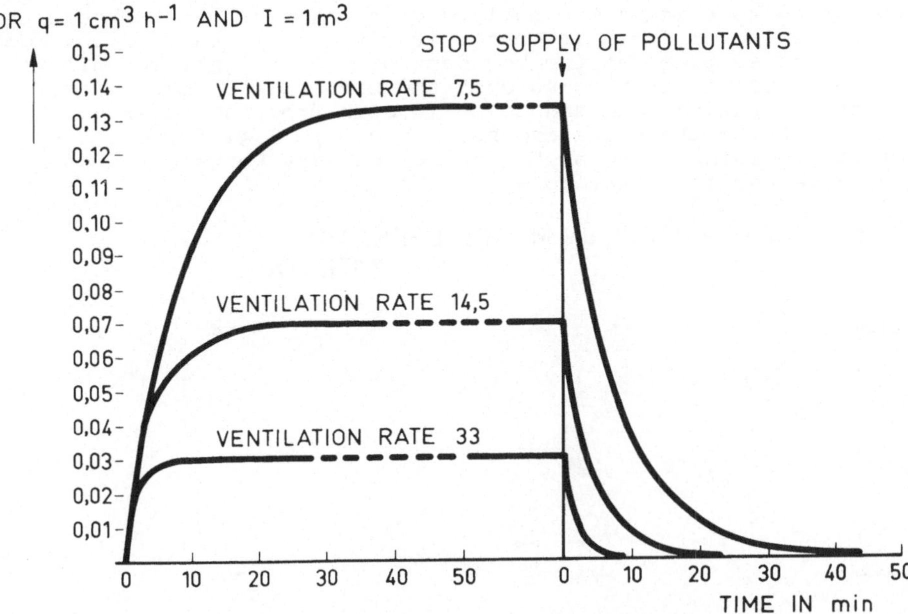

Fig. 1. Change in the concentration of the pollution in a room with respect to time for three different ventilation rates (assuming that there is complete mixing)

plete mixing in operating rooms so that local differences develop in the concentrations of the pollutants - in this case anesthetic gases. The degree of mixing is determined by the air flow pattern which in turn is dependent mainly on the construction of the ventilation system, turbulence, movement of individuals in the room, and temperature differences. Furthermore, the concentration at various points in the room is dependent upon where the gas mixture is introduced; it is also possible that the specific gravity of the gases will play a role.

Description of the Operating Room

We investigated the influence of the above-mentioned factors in a series of experiments carried out in a test operating room 7 m long, 7 m broad, and 3 m high. The room is equipped with a ventilation system which was designed by the Indoor Climate Division of the Research Institute for Environmental Hygiene of T.N.O.-Delft (BOSSERS , 1972; BOSSERS et al., 1972). With this system filtered fresh air is introduced through a round hood with a diameter of 1.8 m.

The hood is installed above the operating zone and extends from the ceiling to 2 m above the floor.
The incoming air flows from the hood past the operating team to the floor and then via the floor and the walls to the ceiling (Fig. 2). Outlets were made in the walls at the top and bottom for the removal of air from the operating room. The construction and dimensions of the system are such that the operating zone is in the nucleus of the air jet where there is no mixing of fresh incoming air with air already in the room. Mixing takes place at the boundary of the air jet. In this manner, pollutants such as dust and bacteria are carried out of the operating zone and no pollutants from the outer zone can penetrate the operating zone (Fig. 3). Fig. 3 shows the effect of introducing smoke at the boundary between the operating zone and the outer zone.

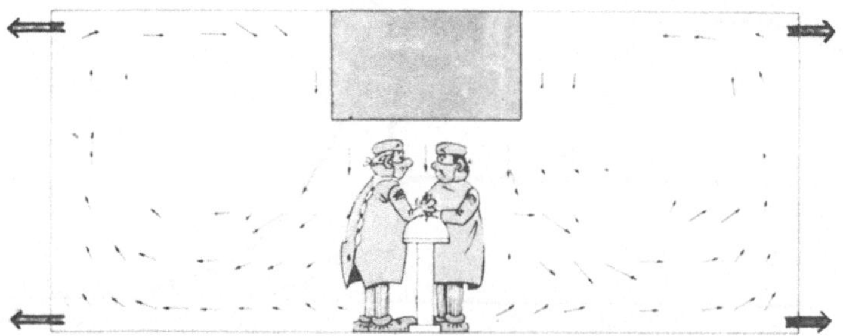

Fig. 2. Cross section of the model operating room showing the air flow pattern. The length of the arrows is proportional to the rate of flow at the points in question

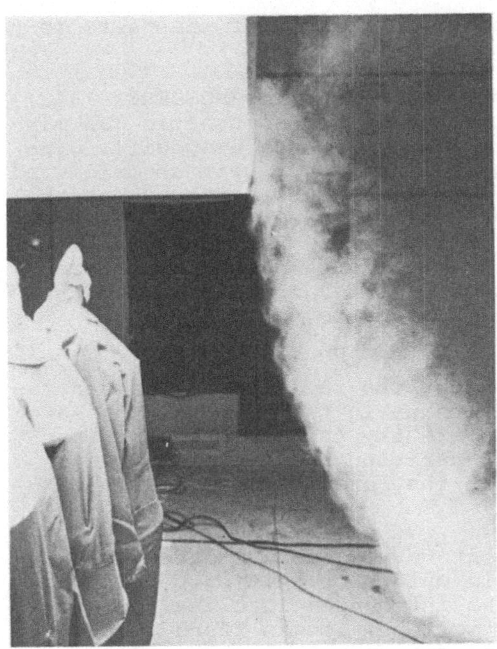

Fig. 3. The ventilating system in operation

Since it is known that the difference between body temperature
and room temperature causes a convection current which may influence the air flow pattern, several warm dummies were placed
in the operating room in order to approach the actual situation in operating rooms as closely as possible. Five dummies
were placed in the operating zone with a sixth dummy in the
outer zone near the place where the anesthetic gases were introduced.

Experiments and Results

During the initial experiments, we investigated whether the
specific gravity of the gas plays a role in the distribution.
For this purpose the flow pattern of mixture of nitrous oxid
(4 l/min), oxygen (2 l/min), and halothane (1 Vol.-%) was compared
with the flow pattern of hydrogen. The flow of the gases was
visualized by adding a small amount of smoke to the gas flow.

The experiment indicated that when hydrogen is introduced into
the operating room, it rises immediately and disappears mainly
via the exhaust outlets in the walls at the top.

The anesthetic gas mixture on the other hand showed a tendency
to fall downwards whereby a large quantity is removed via the
exhaust outlets along the bottom of the walls.

The conclusions is that the specific gravity of the gases influences the distribution.

We then investigated whether the nitrous oxide (BOSSERS, 1972; BOSSERS et al., 1972) and halothane in the anesthetic gas mixture separate as a result of the differences in specific gravity. For this purpose the concentrations of nitrous oxide and halothane were determined at a distance of 4 m from where the gases were introduced. Samples of the air were taken at three different heights, namely 0.1 m, 1.5 m and 2.5 m, using 10 ml and 20 ml glass syringes which were sealed with a rubber cap. The concentrations of nitrous oxide and halothane were determined by gas chromatography as soon as possible after the samples had been collected.

It appeared from the analyses that the ratio of the concentrations of nitrous oxide and halothane in the room was the same as in the original mixture. Apparently the difference in specific gravity does not cause separation and the distribution of the two gases is the same if they are introduced as a mixture.

On the basis of these results it was decided to determine the distribution using nitrous oxid only. For this purpose a constant flow of nitrous oxide was introduced into the room at a rate of 11.6 l/min via a plastic tube. It was found that the distribution was not very different from that obtained when a mixture of 1 l nitrous oxide and 2 l oxygen was introduced per min.

The place where the nitrous oxide was introduced is shown in Fig. 4; the locations of the points of measurement as well as the dummies are also indicated. The height of the inlet for the nitrous oxide was 0.85 m. Because the pronounced cooling of the cylinder of nitrous oxide due to evaporation of the gas influences the air flow pattern locally, the cylinder was placed outside the room.

The nitrous oxide concentrations were measured at 14 points in the room at a height of 1.50 m, as well as at two points at the upper exhaust oulets. The concentrations were measured by means of catharometers (DICK, 1950) which made it possible to determine the concentrations _in situ_ continuously. Because the catharometer is relatively insensitive to nitrous oxide, the flow used was somewhat greater than normally expected in operating rooms. As mentioned previously it was 11.6 l/min.

The change in the concentrations during the experiments is illustrated by Fig. 1, i.e. the concentrations of nitrous oxide at the points of measurement increase until equilibrium occurs whereby the concentrations fluctuate around a specific mean value which is dependent upon the location of the point of measurement. This is illustrated in Fig. 5. The concentration is given as a function of time for five different points in the operating room.

The concentrations were registered for two different situations. During the first 34 min there were no people in the operating room, only warm dummies; 34 min after the measurements were started, two persons entered the room and moved around during the rest of the measurement period.

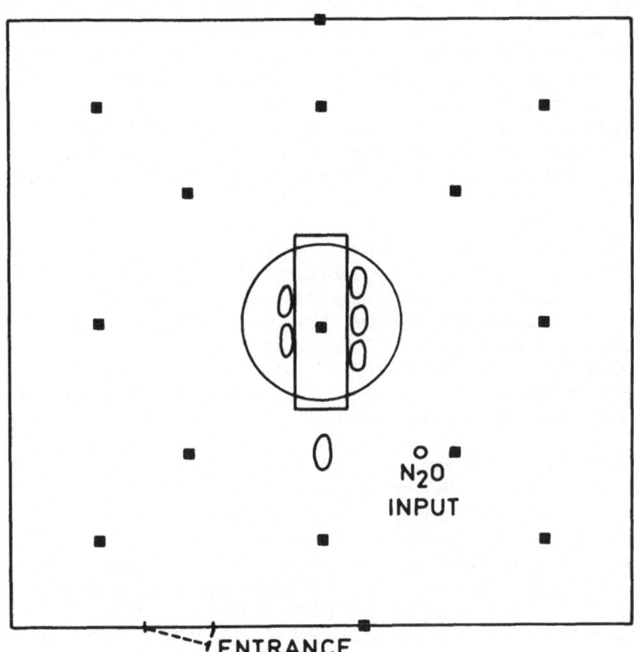

Fig. 4. Location of measuring points, dummies and N$_2$O input source

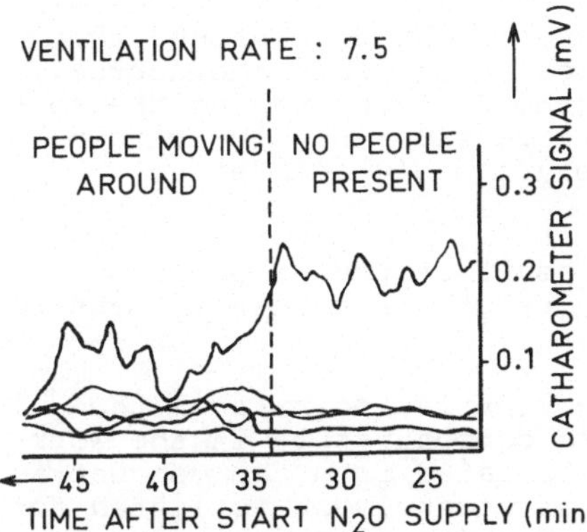

Fig. 5. Catharometer signals, indicating the change in the concentration at five different points in the final state (ventilation rate: 7-5 h^{-1})

It appears that there is a clear difference between the two
situations. The movement of the individuals causes a freakish
concentration pattern and the mean concentrations approach one
another in value. It can be concluded that the movement of
people influences the air flow pattern in the operating room
so that a more intensive mixing occurs. At a high ventilation
rate, e.g. 30, this effect is much less because the air flow
pattern is steadier. However, even then the influence of human
movement can be demonstrated.

With respect to the fluctuations of the concentrations, it can
be stated that they are in fact much greater than shown in Fig.
5. This difference is caused by the damping effect which occurs
in the catharometers. A disadvantage of the catharometer is
that the nitrous oxide reaches the actual measuring cell by
means of diffusion; during this diffusion process the fluctuations are damped. The time constant for the diffusion process
in the measurement hood is about 40 sec.

Fig. 6 shows the results of the measurements at different points
for a ventilation rate of 7.5. The mean concentration for each
point is indicated by a semi-circle, the diameter of which is
proportional to the concentration. The lower semi-circles indicate the values when individuals move around in the room, the
upper semi-circles indicate the values when no people are present, only warm dummies. The numerical values beside the cir-
cles were obtained by dividing the measured concentrations by
the number of liters of nitrous oxide introduced per min. The
actual concentrations in the operating room can be estimated
from the numerical values for each particular flow. For example,
if a mixture of nitrous oxide (4 l/min), oxygen (2 l/min), and
halothane (1 Vol-% $\approx$ 0,06 l/min) is introduced the concentrations of nitrous oxide at the various points are calculated
by multiplying the values mentioned by a factor of 4. In the
same way the concentrations of halothane are calculated by multiplying by a factor of 0.06.

It appears that the concentrations at the various points of
measurement differ greatly.

The highest concentrations are found in the area around the
source and the lowest are diametrically opposite the source.
It is striking that in the neighborhood of the source the concentrations close to the source are considerably lower than
those farther away. This is probably closely related to the
air flow pattern.

This figure also shows that as a result of the presence of
moving individuals the concentrations at the points of measurement tend to approach one another.

Table 1 shows the influence of the ventilation rate on the
concentration in the room. The mean concentration in the working plane (at a height of 1.5m) calculated from the concentrations found at the diverse points of measurement is listed for
three different ventilation rates. The standard deviation σ
from the mean is also given; it is a measure of the differences
in the concentrations at the points of measurement. The last
column contains the concentrations which we can expect if complete mixing should occur.

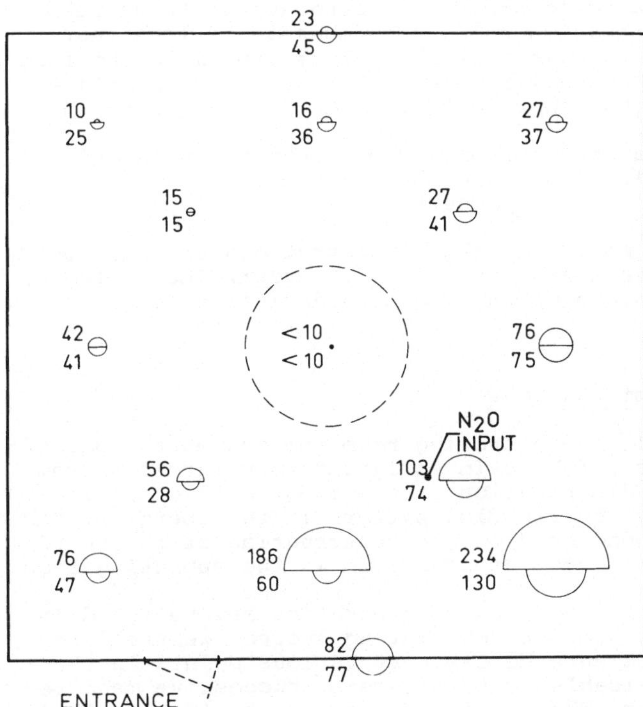

Fig. 6. Mean concentrations found at the various measuring points. (ventilaton rate: 7.5 h^{-1})

Table 1. Influence of the ventilation rate on the mean concentration in the room (concentrations in ppm/l N_2O introduced/min)

	mean concentration $\pm$ σ		
ventilation rate	no people present	people moving around	calculated for complete mixing
7.5	75 $\pm$ 90%	52 $\pm$ 60%	53
14.5	68 $\pm$ 80%	46 $\pm$ 40%	28
33.0	33 $\pm$ 100%	28 $\pm$ 70%	12

All concentrations are per liter of nitrous oxide introduced.

As expected, the mean concentrations found appear to decrease
with increasing ventilation rate. The decrease is less than
one would expect on the basis of the values listed in the last
column. We should, however, remember that the working plane
which we assumed is not representative for the entire room.

Furthermore, it is apparent from Table 1 that the standard deviation is smaller if people are moving around in the room
than it is if no people are present.

This indicates once more that the concentrations approach one
another if people are moving around in the room. The influence
of the ventilation rate on the standard deviation is not yet
clear.

Conclusion and Recommendations

We have shown that in the operating room the concentrations of
the anesthetic gases which we investigated vary markedly from
point to point. The distribution of the anesthetic gases is
determined mainly by the air flow pattern in the operating room
which in turn is dependent upon the construction of the ventilating system and the movement of people in the operating room.

Although smaller differences in concentration may be found in
operating rooms with another ventilating system, we still re-
commend that measurements be taken at various points in the
room; it is also advisable to take several successive measurements at these points. The differences found should then indicate how many points are necessary and how many analyses should
be carried out at each point. Only in this manner will it be
possible to estimate the amount of anesthetic gases absorbed by
each member of the operating team with reasonable accuracy.

Zusammenfassung

Die Konzentrationen der von uns untersuchten Narkosegase im
Operationssaal waren von Meßort zu Meßort verschieden. Die
Verteilung der Gase ist vom Luftstrom abhängig. Der Luftstrom
wiederum hängt von der Konstruktion der Klimaanlage und dem
im Operationssaal arbeitenden Personal ab. Es ist möglich, daß
in Operationssälen, die eine andere Klimaanlage besitzen, klei-
nere Konzentrationsunterschiede gemessen werden. Trotzdem empfehlen wir, Narkosegaskonzentrationen an verschiedenen Punkten
und mehrmals hintereinander an diesen Orten zu messen. Aus den
verschiedenen Werten können wir folgern, an wieviel Orten gemessen werden muß und wieviel Bestimmungen erforderlich sind.
Nur nach diesen Untersuchungen ist es möglich, Rückschlüsse
auf die vom Operationssaalpersonal eingeatmete Narkosegaskonzentration zu ziehen.

References

1. BOSSERS, P.A., CROMMELIN, R.D., VAN GUNST, E.: Ventilation of
   operating theatres. Lecture held on the 4th International Symposium on Aerobiology, Enschede (Netherlands) 1972.

2. BOSSERS, P.A.: Die Luftführung in Operationsräumen. Internationales Symposium für Reinraumtechnik, Zürich (1972).
3. DICK, J.B.: Measurement of ventilation using tracer gas technique. Heating, Piping and Air Conditioning $\underline{22}$, 131-137 (1950).

7. NARKOSEN MIT ENFLURANE, HALOTHAN UND METHOXYFLURAN.
VERGLEICHENDE GASCHROMATOGRAPHISCHE UNTERSUCHUNGEN DER
EXSPIRATIONSLUFT VON PATIENTEN

Von P.B. Klan

Anaesthesie- und Operationssaal-Personal ist laufend geringen
Konzentrationen von Narkosegasen ausgesetzt. In diesem Zusammenhang wurde die Frage nach gesundheitlichen Schäden aufgeworfen, die in letzter Zeit Gegenstand zahlreicher wissenschaftlicher Untersuchungen ist. Das besondere Interesse gilt
einerseits den Metaboliten der Inhalationsnarkotika (1, 2, 6,
7), andererseits den durch die Narkose erreichten Konzentrationen im Blut und in der Exspirationsluft (8).

<u>Methodik</u>

Nach Narkosen mit Enflurane, Halothan und Methoxyfluran wurde
mit der Methode der Gaschromatographie (4) das exspiratorische
Ausscheidungsprofil dieser Inhalationsnarkotika bestimmt. Im
Folgenden werden vorläufige Ergebnisse aus eigenen vergleichen-
den gaschromatographischen Konzentrationsbestimmungen der angegebenen Inhalationsnarkotika in der Exspirationsluft postnar-
kotischer Patienten mitgeteilt. Die Messungen wurden an 37
Kranken durchgeführt, die sich vorwiegend gynäkologischen Eingriffen unterziehen mußten.

Das Narkoseverfahren war mit Ausnahme der zu untersuchenden
volatilen Narkotika Enflurane, Halothan und Methoxyfluran weitgehend standardisiert. Es wurden kombinierte Intubationsnarkosen unter Verwendung von Thio-butabarbital (Inaktin) zur
Einleitung, Succinylbischolin als Kurzrelaxans zur Intubation
und Pancuronium-Bromid bzw. Diallyl-Nortoxiferin (Alloferin)
zur Relaxation durchgeführt. Die normoventilatorische, maschinelle Beatmung erfolgte mit einem N_2O/O_2-Gemisch im Verhältnis 2:1. Das zu untersuchende Narkotikum wurde entsprechend
der erforderlichen Narkosetiefe mittels geeichter Vaporen[+] zu-
gemischt.

Von den Patienten wurden postoperativ 10-15 Proben aus der Ex-
spirationsluft entnommen, um die Narkosegaskonzentration zu
bestimmen. Die Messungen erfolgten mit dem GC-M Gaschromato-
graphen der Firma Beckman[++]. Als Trägergas diente Helium, als
Brenngase wurden Wasserstoff und synthetische Luft verwendet[+++].
Für die Enflurane- und Halothan-Messungen kam eine Porapak-Q-
Trennsäule, für die Messung von Methoxyfluran eine Chromosorb-
W-Trennsäule zur Anwendung.

[+]   Vapor Enflurane, Halothan, Methoxyfluran der Firma Dräger
[++]   Für die Bereitstellung des Gerätes danken wir der Firma
        ICI Pharma
[+++]   Für die Überlassung von Trägergas und Brenngas danken wir
        der Firma Deutsche Abbott GmbH

Die Abnahmebedingungen und das gaschromatographische Verfahren
waren bei allen Versuchen gleich. Auf weitere technische Ein-
zelheiten soll hier nicht eingegangen werden.

Nach Beendigung der Narkosegaszufuhr wurden jeweils nach 10
Minuten, 2, 6, 12 und 24 Stunden und weiterhin in 1-2-tägigen
Abständen Proben aus der Exspirationsluft entnommen und analy-
siert.

Ergebnisse

Eine Übersicht über das Kollektiv der Patienten zeigt Tabelle
1. Der angegebene Quotient Gewicht/Größe (kg/cm) erlaubt eine
Aussage über den Habitus des Patienten. Es fanden sich Beziehungen zwischen hohem Gewicht/Größe-Quotienten und Dauer der
Nachweisbarkeit der Narkosegase in der Exspirationsluft.

In Gruppe I ließ sich bei Patient 3 mit einem Quotienten von
0,45 das Enflurane 13,3 Tage, bei Patient 9 mit einem Quotienten von 0,38 dagegen nur 5,0 Tage in der Exspirationsluft nachweisen. In Gruppe II fand sich bei Patient 7 mit einem Quotienten von 0,56 nach 17,4 Tagen und bei Patient 12 mit einem Quotienten von 0,35 nach 4,2 Tagen Halothan in der Exspirationsluft. In Gruppe III war bei Patient 15 mit einem Quotienten
von 0,5 nach 8,1 Tagen und bei Patient 7 mit einem Quotienten
von 0,29 nach 4,3 Tagen Methoxyfluran in der Exspirationsluft
vorhanden.

Bei den angeführten Beispielen war die Narkosedauer innerhalb
einer Gruppe etwa gleich. Weniger deutlich ist der direkte Zusammenhang zwischen Narkosedauer, Narkosegasindex und der ex-
spiratorischen Narkosegasausscheidung darzustellen.

Mit dem Narkosegasindex wird versucht, die mittlere verabreichte
Narkosegaskonzentration zu definieren (5). Sie wird rechnerisch aus den im Verlauf der Narkose angebotenen Einzelkonzen-
trationen ermittelt. Der durchschnittliche Narkosegasindex, errechnet jeweils für eine Patientengruppe, lag für Methoxyfluran mit 0,46 Vol.-% nur etwa halb so hoch wie für Enflurane mit
0,88 Vol.-% und Halothan mit 0,84 Vol.-%. Bei Enflurane fand der
letzte exspiratorische Narkosegasnachweis, also die letzte
Gasabnahme, nach 1,9 bis zu maximal 13,3 Tagen statt. Dabei
wurden Konzentrationen zwischen 0,33 und 5,8 ppm gemessen. Bei
Halothan lag die letzte Gasabnahme bei Halothankonzentrationen
zwischen 0,03 und 0,61 ppm zwischen 3,3 bis zu maximal 17,4
Tagen. Bei Methoxyfluran erfolgte die letzte Gasabnahme nach
1,3 bis zu maximal 8,1 Tagen und zeigte Gaskonzentrationen
zwischen 0,2 und 8,9 ppm.

Zum Vergleich der Narkosegasausscheidungsprofile der drei untersuchten Gase wurde für jedes Gas je ein Patient mit nahezu vergleichbaren Daten ausgewählt: Für Enflurane Patient 2 mit dem
Gewicht/Größe-Quotienten von 0,37 und dem Narkoseindex von
0,64 Vol.-% = 6.400 ppm bei einer Narkosedauer von 55 Minuten.
Für Halothan wurde Patient 6 mit einem Quotienten von 0,4,
einem Narkosegasindex von 0,5 Vol.-% = 5.000 ppm und einer Narkosedauer von 45 Minuten gewählt. Für Methoxyfluran wurde Patient 8 gewählt, der bei einem Quotienten von 0,46 einen

Tabelle 1. Übersicht über das Patientenkollektiv
Gruppe   I: Patienten mit Enflurane
Gruppe II: Patienten mit Halothan
Gruppe III: Patienten mit Methoxyfluran

Patienten (laufende Nr.)		Quotient Gewicht kg/ Größe cm	Narkosedauer (min)	Narkosegas- Index (Vol.-%)	letzte Gasabnahme Zeitpunkt (Tage)	Konzentration (ppm)
Gruppe I	1	0,41	120	1,43	2,9	3,6
(Enflurane)	2	0,37	55	0,64	2,4	4,87
	3	0,45	110	0,72	13,3	0,97
	4	0,33	50	0,95	9,1	0,33
	5	0,39	55	0,99	7,4	0,4
	6	0,42	65	0,91	8,3	0,33
	7	0,32	65	0,88	4,8	0,81
	8	0,42	90	1,06	1,9	5,8
	9	0,38	125	0,3	5,0	1,5
Gruppe II	1	0,4	100	0,46	3,9	0,15
(Halothan)	2	0,52	65	1,65	11,5	0,06
	3	0,36	100	0,57	5,6	0,07
	4	0,44	120	1,00	10.0	0,26
	5	0,37	75	0,83	6,0	0,05
	6	0,4	45	0,5	3,3	0,03
	7	0,56	90	0,68	17,4	0,24
	8	0,35	60	0,86	4,9	0,61
	9	0,41	80	0,99	4,9	0,28
	10	0,5	65	0,58	15,2	0,09
	11	0,44	110	0,73	8,8	0,06
	12	0,35	100	0,84	4,2	0,16
	13	0,41	90	1,2	10,3	0,12

Tabelle 1. (Fortsetzung)

Gruppe III	1	0,42	60	0,47	7,2	1,42
(Methoxy-	2	0,34	70	0,36	4,3	1,14
fluran)	3	0,43	75	0,38	6,2	0,48
	4	0,35	35	0,26	3,3	3,87
	5	0,4	30	0,4	4,3	0,36
	6	0,41	45	0,35	1,4	8,9
	7	0,29	30	0,2	4,3	0,43
	8	0,46	50	0,56	7,1	0,43
	9	0,36	25	0,56	1,3	0,2
	10	0,36	30	0,35	2,0	4,12
	11	0,37	55	0,44	5,3	1,13
	12	0,31	70	0,43	4,2	3,68
	13	0,37	60	0,49	7,9	0,43
	14	0,31	155	0,42	5,9	0,43
	15	0,5	40	1,25	8,1	2,54

Narkosegasindex von 0,56 Vol.-% = 5.600 ppm hatte. Die Narkose
dauerte 50 Minuten.

Der Kurvenverlauf (Abb. 1) zeigt bei allen drei Gasen einen
steilen Abfall in den ersten 12 Stunden nach Narkoseende. In
den folgenden Tagen näherte sich die Kurve allmählich der Null-
linie. Die gemessenen Konzentrationen wurden in Tabelle 2 in
der Meßgröße ppm und prozentual zum Narkosegasindex angegeben.
Nach zwei Stunden waren von Enflurane 93 ppm in der Exspirationsluft nachweisbar. Das sind auf den Narkosegasindex von
6.400 ppm bezogen 1,45 %. Nach 24 Stunden wurden 18 ppm bzw.
0,28 % nachgewiesen. Vom Halothan waren nach 2 Stunden 51 ppm,
nach 24 Stunden 4,5 ppm, also 1,02 % und 0,09 % bei einem Narkosegasindex von 5.000 ppm nachweisbar. Bei Methoxyfluran wurden

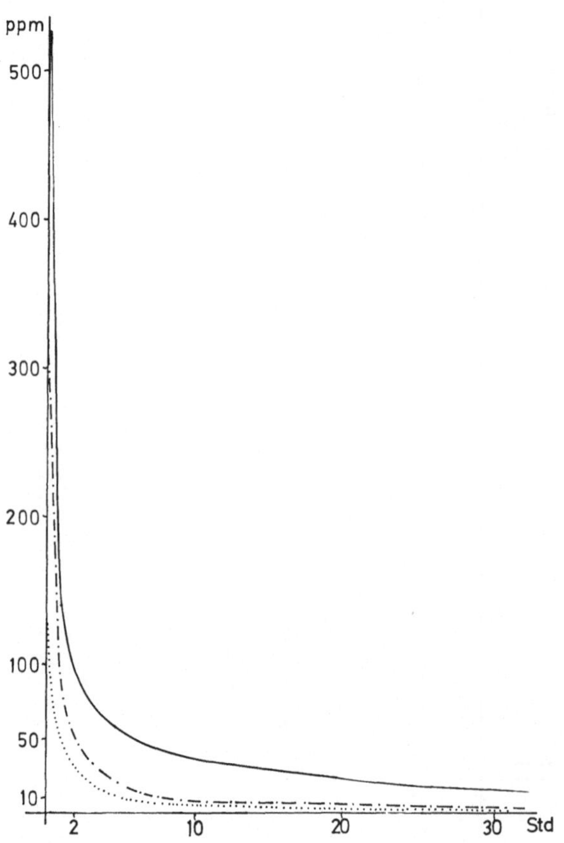

Abb. 1. Postnarkotische exspiratorische Ausscheidungsprofile
von Enflurane, Halothan und Methoxyfluran bei ausgewählten
Patienten mit vergleichbarem Narkosegasindex. In den Kurven
sind die 5 Meßwerte aus Tabelle 2 nach 10 Minuten, 2,6,12 und
24 Stunden enthalten. Die Konzentrationen werden auf der Ordinate in ppm angegeben

nach 2 Stunden 31 ppm, nach 24 Stunden 2 ppm nachgewiesen. Bei
einem Gasindex von 5.600 ppm entspricht das 0,55 % und 0,03 %.

Tabelle 2. Narkosegaskonzentration in der Exspirationsluft in
Relation zum Narkosegasindex. Messungen an drei ausgewählten
Patienten
Enflurane: Gruppe   I, Patient 2
Halothan: Gruppe II, Patient 6
Methoxyfluran: Gruppe III, Patient 8

| Zeitpunkt der postoperativen Probennahme (Std.) | Narkosegaskonzentration in der Exspirationsluft (ppm/%) | | | | | |
| | Enflurane (Patient 2) | | Halothan (Patient 6) | | Methoxyfluran (Patient 8) | |
	ppm	%	ppm	%	ppm	%
0,17	526	8,22	307	6,14	129	2,3
2	93	1,45	51	1,02	31	0,55
6	50	0,78	15	0,3	9	0,16
12	33,5	0,52	7	0,14	4,5	0,08
24	18	0,28	4,5	0,09	2	0,03
Narkosegas-Index	6400	100	5000	100	5600	100

Diskussion

Der postoperative, exspiratorische Nachweis von Narkosegasen
beschränkte sich auf Messungen an postnarkotischen Patienten.
Entsprechende Untersuchungen beim Anaesthesiepersonal erschienen uns nicht angezeigt, weil diese Werte an der Nachweisgrenze
des Gaschromatographen, speziell des Detektors liegen. Die
Folge wären nicht mehr feststellbare oder nur ungenau meßbare
Werte gewesen, die ein unbrauchbares Narkosegasausscheidungs-
profil ergeben hätten.

Die Ergebnisse der drei untersuchten Gase zum letzten Meßzeit-
punkt lassen sich nicht uneingeschränkt vergleichen. Einerseits wurde für Methoxyfluran eine weniger empfindliche Trennsäule als für Enflurane und Halothan verwendet, andererseits
lag der durchschnittliche Gasindex bei Methoxyfluran, bedingt
durch die erforderlichen, geringen anaesthetischen Konzentrationen, wesentlich niedriger als bei den anderen Gasen. Trotz
dieser Einschränkungen kann bei allen drei Inhalationsnarkotika
eine Abhängigkeit zwischen Eliminationsgeschwindigkeit und
dem Habitus des Patienten sowie der von ihm inhalierten Narkose-
gasmenge festgestellt werden. Eine genaue statistische Auswertung dieser Ergebnisse steht noch aus.

Beim Vergleich der Ausscheidungsprofile der drei untersuchten
Gase wird deutlich, daß Methoxyfluran in den ersten 24 Stunden
einen stärkeren Konzentrationsabfall als Halothan und besonders
als Enflurane zeigt. Zwei Stunden nach der Anaesthesie war die

Konzentration von Halothan in der Exspirationsluft etwa 2-fach,
die von Enflurane etwa 3-fach höher als die Methoxyfluran-Kon-
zentration. Noch auffälliger erschien die Differenz nach 24
Stunden, weil jetzt die Konzentration des Methoxyfluran von
Halothan um das Dreifache und von Enflurane um das Neunfache
überstiegen wurde. Als Erklärung bietet sich unter anderem die
Tatsache an, daß die Metabolisierungsrate des Methoxyfluran
mit 7-21 % und des Halothan mit 12-20 % etwa 8mal größer ist
als die des Enflurane, bei dem nur 2,4 % Metabolisierung nachweisbar sind. Das verzögerte Verschwinden von Enflurane aus der
Exspirationsluft spricht also kaum gegen seine Verwendung als
Narkosegas, da durch die im wesentlichen unverstoffwechselte
Elimination durch die Lunge ein schädigender Einfluß von Metaboliten geringer zu bewerten ist als bei Halothan und Methoxyfluran (3).

Die postoperative Narkosegasausscheidung von Patienten in die
Umgebungsluft liegt in jedem Fall bei allen drei untersuchten
Gasen in einer Größenordnung, bei der in den Aufwachräumen mit
einer Umluftbelastung gerechnet werden muß.

Zusammenfassung

Bis zu 17 Tagen nach Narkosen mit Enflurane, Halothan und Me-
thoxyfluran wurde die Exspirationsluft von Patienten gaschromatographisch auf ihren Gehalt an Narkosegasen untersucht. Die
Dauer der postnarkotischen Elimination über die Lunge hängt
von den Fettdepots eines Patienten, der Narkosedauer und dem
Narkoseindex ab. In den vorliegenden Untersuchungen wurde am
Ausscheidungsprofil der drei Narkosegase ein steiler Konzentrationsabfall vor allem in den ersten 12 Stunden nach der
Anaesthesie beobachtet, in denen die Gaskonzentrationen der
Exspirationsluft von Methoxyfluran deutlich niedriger als die
von Halothan und diese niedriger als die von Enflurane lagen.
Dieses Ergebnis stimmt im wesentlichen mit den Metabolisie-
rungsraten der 3 Inhalationsnarkotika überein. Die Untersuchungen ergaben, daß von den Patienten in den ersten postnarkotischen Stunden meßbare Mengen von Narkosegasen abgeatmet
werden, so daß auch noch im Aufwachraum mit einer Umluftbelastung zu rechnen ist.

Summary

The concentration of anesthetic gases was measured in the exhaled air of patients for up to 17 days after anesthesia with
enflurane, halothane, or methoxyflurane. The duration of the
postanesthetic elimination of these gases by the lung depends
on the fat deposits of the patient, the duration of anesthesia,
and the anesthetic gas-index. During the first 12 hrs after
anesthesia all three gases showed an elimination peak.

The concentration of enflurane in the exhaled air was higher
than the concentration of halothane and the concentration of
methoxyflurane was lower than the concentration of halothane.
These results can be explained by means of the different rates
of metabolism of the three anesthetic gases. Since there are

considerable concentrations of anesthetic gases in the exhaled
air of patients during the post-anesthetic period, contamination
of the recovery room with these gases is possible.

Literatur

1. CHASE, R.E.: Biotransformation of Ethrane in Man. Anesthesiology 35, 262 (1971).
2. COHEN, E.N.: Metabolism of the Volatile Anesthetics. Anesthesiology 35, 193 (1971).
3. DOBKIN, A.B., MISHIOKA, K., GENGAJE, D.B., KIM, D.S., EVERS,
   W., ISRAEL, J.S.: Ethrane (Compound 347) Anesthesia: A Clinical and Laboratory Review of 700 Cases. Anesth. Analg.
   Curr. Res. 48, 477 (1969).
4. KAISER, R.: Chromatographie in der Gasphase. Bad. 1-4. Bib-
   liographisches Institut AG, Mannheim 1973.
5. LUTZ, H.: Halothan-Index. Ein Vorschlag zur Definition der
   mittleren Halothankonzentration. Z. prakt. Anaesth. 5, 347
   (1970).
6. MAZZE, R.J., TRUDELL, J.R., COUSINS, M.J.: Methoxyflurane
   Metabolism and Renal Dysfunction: Clinical Correlation in
   Man. Anesthesiology 35, 248 (1971).
7. REHDER, K., FORBES, J., ALTER, I.I., HESSLER, O., STIER, A.:
   Halothane Biotransformation in Man: A Quantitative Study.
   Anesthesiology 28, 711 (1967).
8. SCHULZE, H.H., KÄSTNER, D., LANGE, P.: Zur Frage der chronischen Toxizität von Halothankonzentrationen in der Operationssaalluft. Anaesthesist 11, 378 (1969).

B. Sind dadurch Schädigungen des Anaesthesiepersonals möglich und - wenn ja - auf welchem Wege kommen sie zustande?

1. Berufskrankheiten amerikanischer Anaesthesisten[+]

Von H.F. Cascorbi

Berufskrankheiten werden meist dadurch erkannt, daß besondere
Krankheiten bei Menschen, die in derselben Umgebung leben und
am selben Platz arbeiten, gehäuft auftreten. Ist erst einmal
Verdacht geschöpft, werden durch epidemiologische Studien Grös-
se, Ausmaß und Bedeutung der einzelnen Krankheitsbilder ermittelt. Gleichzeitig laufen in den meisten Fällen Laborver-
suche an, die das schädliche Agens isolieren und seine Wirkungs-
weise (mechanism of action) klären sollen. Schließlich schaltet
sich sehr häufig der Gesetzgeber ein, verlangt ausreichenden
Schutz am Arbeitsplatz und kontrolliert die Schutzmaßnahmen.

Schädigungsmöglichkeiten

Die Geschichte unserer Arbeit geht auf die Veröffentlichung
des Russen VAISMAN zurück, der im Jahre 1967 ungewöhnlich viele
Spontanaborte bei russischen Anaesthesistinnen feststellte.
Seine Untersuchung ist methodisch zwar angreifbar, weil er
keine Kontrollgruppen hatte, gab aber immerhin Anstoß zu mehreren Arbeiten in verschiedenen Ländern. ASKROG zeigte 1970,
daß mit dem Beginn der Arbeit im Operationssaal die Abortfrequenz bei Narkoseärztinnen von 10 auf 20 % anstieg. Ein Jahr
später fand COHEN Abortraten bei kalifornischen Anaesthesistinnen, die 38 % im Vergleich zu 10 % bei anderen Ärztinnen betrugen. Der Trend zum höheren Abortrisiko wurde schließlich
auch von KNILL-JONES in England bestätigt. Er gab Fehlgeburts-
raten von 18 % bei berufstätigen und 14 % bei nicht berufstätigen Anaesthesistinnen an. Zur Kontrolle befragte Ärztinnen
hatten etwa 15 % Fehlgeburten.

Wir alle waren der Ansicht, daß ein Grund zur Besorgnis vorlag,
besonders, weil alle aborthervorrufenden Mittel, die daraufhin
geprüft wurden, teratogen wirken können. Anaesthetika, die bei
Tieren auf ihre teratogenen Eigenschaften untersucht worden
sind (BASFORD und FINK, SNEGIREFF, ANDERSEN), zeigten teratogene
Wirkungen bei Küken, Mäusen und Ratten. Wenn sich diese Tier-

---

[+] Dieser Vortrag beruht auf Untersuchungen, die unter dem folgenden Titel in der Zeitschrift 'Anesthesiology' erscheinen
werden: Occupational Disease Among Operating Room Personnel:
A National Study. Report of an Ad Hoc Committee on the Effect
of Trace Anesthetics on the Health of Operating Room Personnel, American Society of Anesthesiologists: Ellis N. Cohen,
M.D., Chairman; Byron W. Brown, Ph.D.; David L. Bruce, M.D.;
Helmut F. Cascorbi, M.D., Ph.D.; Thomas H. Corbett, M.D.;
Thomas W. Jones, D.D.S.; Charles E. Whitcher, M.D. Supported
by Contract #HSM-99-73-3, National Institute for Occupational
Safety and Health; and in part by N.I.H. Project GM-12527

untersuchungen auf Menschen übertragen ließen, stünden wir einer ernsten Situation gegenüber. Ein Spontanabort ist ein trauriges Ereignis, ein mißgebildet geborenes Kind eine menschliche und finanzielle Tragödie.

Zu den Fehlgeburten und Mißbildungen gesellen sich noch andere Schäden: BRUCE untersuchte 1968 die Todesursachen der Mitglieder der amerikanischen Anaesthesiegesellschaften und berichtete, daß in 20 Jahren ungewöhnlich viele Kollegen an malignen Entartungen des retikulären Systems starben. 1973 fand CORBETT, daß dreimal soviel Narkoseschwestern in Michigan dem Krebs erlagen, als zu erwarten war. Dazu kommen Schäden der Organe, in denen Biotransformation und Ausscheidung von Medikamenten ablaufen, nämlich die Leber und die Niere. Gerade Leberschäden bei Anaesthesisten scheinen in Europa, besonders in Deutschland, lebhaft diskutiert zu werden.

Komiteebildung - Rundfrage

Vor zwei Jahren, im Juni 1972, trafen sich Wissenschaftler zu einem Workshop in Salt Lake City. Bei dieser Arbeitstagung, der Regierungsvertreter, Mitglieder der verschiedenen amerikanischen Anaesthesiegesellschaften, Krankenhausverwalter und Universitätsprofessoren beiwohnten, beschlossen wir einstimmig, die oben erwähnten Probleme so genau wie möglich für die gesamten Vereinigten Staaten zu definieren. Es wurde ein Komitee der American Society of Anesthesiologists gegründet, das ein Stipendium von einer Bundesbehörde für Gesundheit und Sicherheit am Arbeitsplatz, dem National Institute for Occupational Safety and Health (NIOSH), bekam. Im November 1972 wurden die ersten Fragebögen versandt.

Tabelle 1 zeigt die Mitglieder unseres Komitees, dessen Name unsere Arbeitshypothese "Einfluß von Spurenanaesthetika auf die Gesundheit des Operationssaalpersonals" wiedergibt. Wir nahmen also an, daß Spuren von Inhalationsnarkotika schädliche Wirkungen haben. Ich betone aber, daß es sich um eine Arbeitshypothese handelt.

Tabelle 2 zeigt die Zahl der Probanden. Wir erfaßten alle Personen, die in den Vereinigten Staaten im Operationssaal mit Anaesthesie zu tun haben (etwa 72.000 Fragebögen). Als Kontrollen dienten Kinderärzte (AAP), Allgemeinschwestern (ANA) und Zahnmediziner (ADA). Als exponiert galten Narkoseärzte (ASA), Narkoseschwestern (AANA), Operationssaal-Schwestern und -Pfleger (AORNT) und Kieferchirurgen (ASOS). Die Zahlen für Narkose- und Kinderärztinnen sind herausgehoben.

Tabelle 2 zeigt auch das erste große Problem, das eine solche Untersuchung aufwirft. Unsere Epidemiologen sind davon überzeugt, daß eine Antwortrate von mindestens 65 % für statistisch brauchbare Resultate unerläßlich ist. Außer den Anaesthesisten selbst liegt jedoch niemand über 65 %, die Narkoseschwestern sind mit 64 % die nächsten. Aus diesem Grunde haben wir in einer besonderen Aktion die Antwortrate einer Kontrollgruppe, nämlich der Kinderärzte, heraufgesetzt. Die hier mitgeteilten Ergebnisse beziehen sich deshalb nur auf Narkoseärzte und

Tabelle 1. Komitee der amerikanischen Anaesthesiegesellschaft
für "Einfluß von Spurenanaesthetika auf die Gesundheit des
Operationssaalpersonals"

ASA ad hoc committee on effects of trace anesthetic agents on
health of operating room personnel

Dr. E.N. Cohen, Stanford University, Chairman

Dr. B. Brown, Stanford University

Dr. D. Bruce, Northwestern University

Dr. H. Cascorbi, Case Western Reserve University

Dr. Th. Corbett, University of Michigan

Dr. Th. Jones, Huntsville, Alabama

Dr. J. Wagoner, National Institute of Occupational Safety and
Health

Dr. Ch. Whitcher, Stanford University

Tabelle 2. Probandengruppen (Fachgebiete und Antwortraten)

		Gesamtzahl der Befragten	Zahl der Antworten	%
ASA (A)	= Narkoseärzte	11.192 (1061 ♀ = 12,5 %)	8.071	72,1
AAP (P)	= Kinderärzte	7.910 (675 ♀ = 11,2 %)	3.759	47,6 (78)[+]
AANA	= Narkoseschwe-stern	14.594	8.991	61,6
AORNT	= Operationssaal-Schwestern und -Pfleger	23.799	13.449	56,5
ANA	= Allgemeinschwe-stern	16.001	6.887	43,0
ASOS	= Kieferchirurgen	2.809	1.515	53,9
ADA	= Zahnmediziner	4.982	1.508	30,3

[+] Steigerung der Antwortrate durch Sonderaktion

Kinderärzte. Ich kann aber jetzt schon sagen, daß alle Untersuchungen, die exponierte und nicht-exponierte Personen vergleichen, bei allen Krankheitsbildern denselben Trend bestätigen.

Das Problem bei solchen Untersuchungen ist, daß wir uns auf
Fragebögen, die mit der Post versandt werden, verlassen müssen.
Wir haben in den zwei Jahren dieser Untersuchung viel gelernt.

Zum Beispiel ist es sehr wichtig, wie der Fragebogen aussieht.
Ob oben oder unten "Operationssaal" steht, beeinflußt die Antwortrate. Unsere Kinderärzte warfen den Fragebogen häufig in
den Papierkorb, weil "im Operationssaal gearbeitet" oben stand.
Sie fühlten sich nicht betroffen, obgleich mehrere vorausge-
schickte Briefe und ein Begleitschreiben sowie Veröffentlichungen
in den Verbandsorganen dargelegt hatten, daß die Gesundheitser-
fahrungen der Kontrollgruppen auch für sie interessante und
verwendbare Resultate ergeben würden.

Wir schrieben allen Probanden, die auf den ersten Fragebogen
nicht antworteten, ein zweites und den Kinderärzten ein drittes
Mal. Jetzt erhob sich die Frage, ob man dritte Antworter mit
ersten und zweiten Antwortern gleichsetzen kann. Sind erste und
zweite Antworter besonders interessiert, haben sie vielleicht
mißgebildete Kinder oder ein Vorurteil? Solange dies nicht zu
klären ist, steht die statistische Verläßlichkeit und Verwert-
barkeit unserer Arbeit auf schwachen Füßen.

Tabelle 3 zeigt einen Vergleich von Kinderärztinnen, die die
erste und zweite Postsendung beantworteten, mit denen, die
erst auf den dritten Brief reagierten. Wir fanden keinen signifikanten Unterschied in den Krankheitsraten und glauben,
daß wir diese drei Gruppen als eine Einheit behandeln dürfen.
Alle Resultate sind als Mittelwert und Standardfehler (standard error of the mean) angegeben.

Tabelle 3. Vergleich der Antworten auf die erste und zweite
sowie auf die dritte Anfrage (Kinderärztinnen)

	1.+2.Anfrage	3.Anfrage
Antworten	431	186
Spontanaborte %	$8,3 \pm 1,9$	$9,5 \pm 3,6$
Angeborene Mißbildungen %	$3,1 \pm 1,3$	$3,6 \pm 2,0$
Lebererkrankungen %	$3,4 \pm 1,0$	$1,6 \pm 1,0$
Nierenerkrankungen %	$2,6 \pm 0,9$	–
Bösartige Erkrankungen %	$2,1 \pm 0,7$	$(0,4 \pm 0,4)$

Aufgrund von ASKROGS Arbeit wurden schließlich auch die Ehefrauen von Anaesthesisten und Pädiatern befragt. Wir bekamen
5.790 Fragebögen von Anaesthesistenfrauen und 2.534 Fragebögen
von Kinderarztfrauen zurück.

Ergebnisse der Rundfrage

1. Fehlgeburten

Die Anaesthesistinnen, die im ersten Trimester der Gravidität
im Operationssaal arbeiten (nach unserer Definition das erste
Trimester und das vorhergehende Jahr) haben eine Fehlgeburts-

rate von 17,1 $\pm$ 2,0 %, Kinderärztinnen dagegen nur von 8,9 $\pm$ 1,8 %. Der p-Wert liegt unter 0,01 und wurde mit dem double tailed t-Test ermittelt.

Sind Anaesthesist und Anaesthesistin verheiratet und beide im Operationssaal beschäftigt, so liegt die Spontanrate erhöht bei 18,9 $\pm$ 3,2 %. Anaesthesisten-Ehepaare, die nicht im Operationssaal arbeiten, weisen hingegen eine Spontanabortrate von nur 10,5 $\pm$ 1,1 % (p< 0,01) auf. Kein Unterschied wurde bei der Spontanabortrate von Anaesthesistenfrauen (11,6 $\pm$ 0,6 %) und Pädiaterfrauen (12,6 $\pm$ 0,8 %) gefunden. Dies widerspricht ASKROGS Behauptung, daß die Frauen von Anaesthesisten häufiger abortieren als andere Ärztefrauen.

Der Einfluß von Alter und Rauchgewohnheiten auf die Abortraten im allgemeinen ist bekannt. Je älter die Frau, umso höher die Fehlgeburtsrate. Unsere Verteilung war: 50 % bis 31 Jahre, 40 % zwischen 31 und 37 Jahren, der Rest älter als 37 Jahre. 33 % der Frauen rauchten. In Tabelle 4 werden die Spontanaborte bei rauchenden und nichtrauchenden Anaesthesistinnen und Kinderärztinnen verglichen. Bei nichtrauchenden Ärztinnen sinkt die Abortfrequenz, die Zahlen sind jedoch für eine statistische Auswertung zu klein.

Tabelle 4. Spontanaborte bei rauchenden und nichtrauchenden Anaesthesistinnen und Kinderärztinnen

	Anaesthesistinnen	Kinderärztinnen
Raucher	20,6 $\pm$ 3,6	11,5 $\pm$ 3,1
Nichtraucher	15,6 $\pm$ 1,2	7,5 $\pm$ 1,2

2. Mißbildungen

Angeborene Mißbildungen kommen bei Anaesthesistinnenkindern in 5,9 $\pm$ 1,4 %, bei Kinderärztinnenkindern in 3,0 $\pm$ 1,1 % vor. Die statistische Wahrscheinlichkeit für einen Zufallsbefund liegt bei 14 % (p = 0,14). Das ist sehr hoch und für viele Untersuchungen vielleicht nicht als signifikant akzeptabel. Zusammen aber mit den oben erwähnten Tierversuchen, mit den noch zu besprechenden weiteren Ergebnissen und mit der Bedeutung, die eine Mißbildung eines Kindes darstellt, halten wir dieses Resultat zumindest für diskussionswürdig.

Bei der Untersuchung des Einflusses der Arbeit im Operationssaal zeigte sich, daß im Operationssaal während des 1. Trimesters der Gravidität tätige Anaesthesistinnen mehr mißgebildete Kinder (5,9 $\pm$ 1,4 %) hatten als ihre Kolleginnen, die nicht im Operationssaal arbeiteten (3,4 $\pm$ 1,2 %). Der statistische Wert, p = 0,26 erlaubt jedoch keinen sicheren Schluß.

Zu denken gibt uns auch, daß die Kinder der Anaesthesistenfrauen mehr Mißbildungen haben (5,4 $\pm$ 0,4 %) als die Kinder der Kinderarztfrauen (4,2 $\pm$ 0,5 %). Der p-Wert liegt hier bei 0,08. Schädigungen von Keimzellen männlicher Ratten durch

Medikamente und darauf folgende Mißbildungen der Nachkommen
sind bekannt. Deshalb untersuchten wir den Einfluß der Beschäftigung des Anaesthesisten im Operationssaal auf die Mißbildungsrate seiner Kinder: Wenn der Anaesthesist vor der entsprechenden Schwangerschaft ein Jahr lang im Operationssaal gearbeitet
hatte, sahen wir ein Ansteigen der Mißbildungsrate seiner Kinder von $2,5 \pm 0,5$ % (nicht im Operationssaal gearbeitet) auf
$4,6 \pm 1,8$ %. Da aber der p-Wert hier 0,37 beträgt, kann es
sich auch um einen Zufallsbefund handeln.

Wenn es sich um Mißbildungen handelt, die durch Umwelteinflüsse
verursacht worden sind, dann müßten, so informierten uns die
Genetiker, polygenetische Mißbildungen häufiger auftreten. Polygenetische Mißbildungen bedürfen mehr als eines Chromosoms für
ihren phänotypischen Ausdruck. In Tabelle 5 werden polygenetische Mißbildungen gezeigt. Bei Anaesthesistinnen und Frauen
von Anaesthesisten liegt die Rate für solche Mißbildungen höher
als bei den Kontrollen (Kinderärztinnen und Kinderarztfrauen).

Tabelle 5. Polygenetische, angeborene Mißbildungen bei Kindern
von Anaesthesistinnen, Kinderärztinnen, Anaesthesistenfrauen
und Kinderarztfrauen (ASD, Patent Ductus, Hip Luxation, Cleft
Palate-Lip, Pyloric Stenosis, Anencephalic, Spina Bifida, Hy-
drocephalus)

Anaesthesistinnen	$2,37 \pm 0,77$	$p = 0,09$
Kinderärztinnen	$0,72 \pm 0,51$	
Anaesthesistenfrauen	$1,61 \pm 0,23$	$p = 0,04$
Kinderarztfrauen	$0,93 \pm 0,23$	

Zusammenfassend kann über Mißbildungen gesagt werden, daß wir
sehr wohl Grund zur Besorgnis haben. Obgleich wir zugeben müssen, daß viele unserer Befunde dem Zufall zugeschrieben werden
könnten, ist es doch bemerkenswert, immer wieder zu sehen, daß
die für uns schlechten Befunde wahrscheinlicher sind als für
uns günstige Ergebnisse.

3. Krebs

Anaesthesistinnen ($3,0 \pm 0,6$ %) haben fast doppelt so oft
Krebs wie Kinderärztinnen ($1,6 \pm 0,5$ %) ($p = 0,09$). Männliche
Anaesthesisten ($0,7 \pm 0,1$ %) haben dagegen nicht mehr Krebs
als Kinderärzte ($0,7 \pm 0,2$ %). Bei den Frauen handelt es sich
dabei vorwiegend um Genitalkrebs (Tabelle 6). Es scheint kein
auffallender Unterschied zwischen Kinderärztinnen und Anaesthesistinnen vorzuliegen.

Merkwürdig ist ein 11 %iger Schilddrüsenkrebsbefall bei Anaesthesistinnen, der aber, der kleinen Zahl wegen, ohne weiteres
ein Zufallsbefund sein kann.

BRUCE berichtete, daß Morbus Hodgkin und Leukämien bei Anaesthesisten ungewöhnlich häufig vorkommen. Wir konnten das nicht

Tabelle 6. Verteilung des Krebses (%) auf Anaesthesistinnen
und Kinderärztinnen

	Cervix	Brustdrüse	Uterus	Schilddrüse	Leukämie	sonst. Form.
Anaesthe- sistinnen	7	50	18	11	4	10
Kinder- ärztinnen	0	80	10	0	0	10

bestätigen: einer Frequenz von 0,078 $\pm$ 0,028 % bei Anaesthesisten, die im Operationssaal tätig waren, steht eine solche von
0,076 $\pm$ 0,052 % bei fehlender Tätigkeit im Operationssaal gegenüber.

4. Leberkrankheiten

Leberkrankheiten treten bei Anaesthesisten (4,1 $\pm$ 0,3 %) fast
doppelt so häufig auf wie bei Kinderärzten (2,6 $\pm$ 0,4%). Das
gilt für Männer und Frauen. Die statistische Verläßlichkeit
dieses Befundes ist mit $p < 0,01$ gut. Wenn es sich um "Halothane-
Hepatitis" handelte, müßten undefinierbare Hepatitiden bei
Anaesthesisten höher liegen als diagnostizierbare. Eine Dif-
ferentialdiagnose zwischen Virushepatitis und "Halothane-Hepatitis" ist bekanntlich nicht möglich, mir jedenfalls ist kein
verläßlicher Test bekannt. Tabelle 7 zeigt die verschiedenen
Leberdiagnosen bei Anaesthesisten und Pädiatern. Die Antworten
wurden von Ärzten gegeben. Man kann also annehmen, daß die Dia-
gnosen stimmen. Über die Resultate der Tabelle 7 läßt sich
streiten. Ich jedenfalls sehe keinen Unterschied und glaube
nicht, daß wir aus diesem Ergebnis eine unspezifische Hepatitis
der Anaesthesisten postulieren können.

Tabelle 7. Verteilung der Leberkrankheiten (%) bei Anaesthesisten und Pädiatern

	Hepatitis	infektiöse Hepatitis	Serum-hepatitis	Mononu-cleose	Cholecy-stopathie	sonst. Form.
Anaesthe- sisten	32	27	9	8	7	17
Pädiater	21	40	3	10	18	8

Schlußfolgerungen

Zusammenfassend können wir sagen, daß amerikanische Anaesthesisten im Vergleich zu Kinderärzten eine erhöhte Anfälligkeit
für bestimmte Krankheitsbilder wie Fehlgeburten, angeborene
Mißbildungen, Krebs und Lebererkrankungen haben.

Wir haben keinen Beweis für einen Kausalzusammenhang zwischen
diesen Krankheiten und Spuren von Anaesthetika. Es kann sich

ebensogut um unbekannte Umweltfaktoren im Operationssaal handeln, um ein Agens, von dem wir nichts wissen. Trotzdem folgt unser Komitee unserer Arbeitshypothese. Wir drängen darauf, daß alle Operationssäle in den Vereinigten Staaten besonders entlüftet und die Arbeitsplatzkonzentrationen von Halothane und Lachgas als Repräsentanten aller Inhalationsnarkotika laufend überwacht werden.

Wir hoffen, daß mit Hilfe unserer Anaesthesiegesellschaften bis spätestens zum Sommer 1975 fast alle Operationssäle in den USA "sauber" sind. Weiter ist geplant, unsere Befragung im Herbst 1978 mit einer genügend großen Zahl von Probanden zu wiederholen. Unsere Epidemiologen sind der Ansicht, daß der Zeitraum von 1975 bis 1978 ausreichen müßte, um einen Trend der oben erwähnten Krankheiten zu zeigen.

Stellen wir dann ein Absinken der Krankheitsraten fest, erhärtet sich unsere These von der Schädlichkeit der permanenten Konfrontation des Operationssaalpersonals mit Anaesthetika.

Zusammenfassung

Es wird eine Studie des in Amerika gegründeten Komitees zur Untersuchung des Einflusses von Spurenanaesthetika auf die Gesundheit des Operationssaalpersonals vorgelegt. Die Studie umfaßt eine Rundfrage an 72.000 Personen: Anaesthesisten, Narkoseschwestern, Operationssaalschwestern und -pfleger und Kieferchirurgen und als Kontrollgruppen Kinderärzte, Allgemeinschwestern und Zahnmediziner.

Gegenstand der Untersuchung sind schon früher publizierte, auffallende Erhöhungen der Abortrate bei Anaesthesistinnen, Erhöhungen der Mißbildungsrate, Häufungen maligner Tumoren und Hepatitiserkrankungen.

Die Ergebnisse zeigen in allen Untersuchungssparten den gleichen Trend, der alle Krankheitsbilder betrifft: Anaesthesistinnen, die im Operationssaal arbeiten, weisen eine Fehlgeburtsrate von 17,1 %, Kinderärztinnen dagegen nur von 8,9 % auf. Eine weitere Erhöhung zeigt sich, wenn der männliche Partner ebenfalls Anaesthesist ist. Bei Frauen von Anaesthesisten findet sich jedoch keine höhere Abortrate gegenüber anderen Arztfrauen.

Ein Vergleich der Mißbildungsrate (5,9 % bei Anaesthesistinnen, 3,0 % bei Kinderärztinnen) läßt keine statistisch sichere Aussage zu. Die Erhöhung bei Anaesthesistinnen ist aber im Zusammenhang mit erwähnten Tierexperimenten und den weiteren Ergebnissen der Rundfrage auffallend. Auch die Mißbildungsrate bei Kindern von Anaesthesistenfrauen liegt höher als bei Kinderarztfrauen. Der p-Wert liegt hier bei 0,08.

Bei der Untersuchung der Krebshäufigkeit wird deutlich, daß Anaesthesistinnen fast doppelt so häufig an Krebs erkranken wie Kinderärztinnen, Anaesthesisten jedoch etwa gleich häufig wie Kinderärzte. Bei Frauen zeigt sich eine Mehrung des Genitalkrebses. Eine auffallende Häufung von Morbus Hodgkin und Leukämien ist bei Anaesthesisten nicht festzustellen.

Bei der Untersuchung der <u>Hepatitishäufigkeit</u> zeigt sich schließlich, daß sie bei Anaesthesisten fast doppelt so oft auftritt
als bei Pädiatern. Eine "Halothane-Hepatitis" der Anaesthesisten läßt sich jedoch nicht beweisen.

Bei keiner dieser Krankheitshäufungen liegt ein Beweis für einen
Kausalzusammenhang mit Spurenanaesthetika vor. Erst nach entsprechenden Sicherheitsvorkehrungen in den Operationssälen
könnte eine später vorgenommene, neuerliche Untersuchung (Rundfrage), die einen Trend zum Absinken der Krankheitsraten zu
erkennen gäbe, als Beweis für einen Kausalzusammenhang gewertet
werden.

Summary

The ad hoc committee on effects of trace anesthetic agents on
the health of operating room personnel sent 72.000 questionnaires to anesthesiologists, nurse anesthetists, other staff
working in the operating room, dental surgeons, dentists, and
pediatricians. The pediatricians, since they do not work in
the operating room, served as a control group. 8.071 anesthetists (72.9 % of a total of 11.192) and 78 % of 7.910 pediatricians returned completed questionnares. The following results are preliminary: Female anesthetists had an abortion
rate of 17,1 % whereas female pediatricians had an abortion
rate of only 8,9 %. The rate of spontaneous abortion was increased further when both husband and wife were anesthetists.
There was no significant difference between the abortion rate
of wives of anesthetists compared to wives of pediatricians.

The number of congenital malformations was higher in the female
anesthetist group (5.9 %) than in the female pediatrician group
(3 %). The difference is not statistically significant but
should be kept in mind. The wives of anesthetists also delivered more children with malformations than the wives of pediatricians (p = 0.08).

Female anesthetists developed cancer almost twice as often as
female pediatricians. However, no difference could be shown
between male anesthetists and male pediatricians. There was a
higher frequency of cancer of the cervix, uterus, and thyroid
gland in female anesthetists compared to female pediatricians.

Hepatic diseases occurred twice as often in anesthetists as in
pediatricians. There is no proof yet of a connection between
all these diseases and trace anesthetic agents. It is possible
that unknown environmental factors are involved. The committee
recommends:
1. Special air-conditioning of all operating rooms, and
2. Routine monitoring of the halothane and nitrous oxide concentration in operating rooms.

This should be mandatory in the U.S.A. by 1975. The committee
plans another evaluation in 1978 to determine the effective-
ness of the above-mentioned "safety measures" in order to prove
or disprove the primary hypothesis of trace anesthetic agents
being noxious to operating-room personnel.

Literatur

1. ANDERSEN, N.B.: The teratogenicity of cyclopropane in the
   Chicken. Anesthesiology 29, 113 (1968).
2. ASKROG, V., HARVALD, B.: Teratogen effect at inhalations-
   anestetika. Saertyk. Nord. Med. 3, 490-500 (1970).
3. BASFORD, A.B., FINK, B.R.: The teratogenicity of halothane
   in the rat. Anesthesiology 29, 1167-1173 (1968).
4. BRUCE, D.L., EIDE, K.A., LINDE, H.W. et al.: Causes of
   death among anesthesiologists; a twenty-year survey. Anesthesiology 29, 565-569 (1968).
5. COHEN, E.N., BELVILLE, J.W., BROWN, B.W.: Anesthesia, pregnancy, and miscarriage: A study of operating room nurses
   and anesthetists. Anesthesiology 35, 345-347 (1971).
6. CORBETT, T.H., CORNELL, R.G., LIEDING, K. et al.: Incidence
   of cancer among Michigan nurse anesthetists. Anesthesiology
   38, 260-263 (1973).
7. CORBETT, T.H., CORNELL, R.G., ENDRES, J.L. et al.: Birth
   defects among children of nurse anesthetists. Anesthesiology 41, 341-344 (1974).
8. KNILL-JONES, R.P., MOIR, D.B., RODRIGUES, L.V. et al.:
   Anesthetic practice and pregnancy: A controlled survey of
   women anesthetists in the United Kingdom. Lancet 2, 1326
   (1972).
9. SNEGIREFF, S.L., COX, J.R., EASTWOOD, D.W.: The effect of
   N_2O, cyclopropane, or halothane on neural tube mitotic
   index, weight, mortality and growth anomaly rate in the
   deceloping chick embryo. In: Toxicity of Anesthetics. Edi-
   ted by B.R. Fink, Baltimore, Williams and Wilkins (1968)
   pp 279-293.
10. VAISMAN, A.I.: Working conditions in surgery and their ef-
    fect on the health of anesthesiologists. Eksp. Khir. Anes-
    teziol. 3, 44-49 (1967).

3. Effects of Exposure to Inhalation of Anesthetics and How to Avoid them

By V.F. Askrog

Since the early days of anesthesia it has been known that this procedure incorporated a certain risk. However, in speaking of this risk one always thought of the risk for the patients. It is now accepted that a certain risk also exists for the professional anesthetist. To mention just a few of them are for example the risks of explosions, ionized radiation, and drug addiction. Now around 20 years after the development of modern anesthetic technique a new risk seems to be added to those already existing: namely the possibility of chronic intoxication caused by daily exposure to small amounts of inhalational anesthetics for many years, perhaps even potentiated by small amounts of ionized radiation.

Anesthetic agents have repeatedly been shown to interfere with cell division. Earlier observations have shown that they inhibit the growth of plants and more recent investigations have shown that most anesthetic agents may cause a reversible arrest of mitosis in the metaphase. We all know that the sedative agent thalidomide was found to be highly teratogenic in man, and the question arises whether the antimitotic effect of anesthetics may be expressed as a teratogenic effect in the developing embryo and in adults. Clinically this would mean a danger of developing certain forms of cancer in man and a high incidence of abnormal deliveries among anesthesia personel.

A report made in 1968 on causes of death among American anesthetists showed, apart from a high frequency of suicidal attempts, a high mortality rate from malignant tumors in the reticulo-endothelial system.

A Russian report concerning the working conditions of 350 anesthetists, which is 15 % of the total number of Russian anesthetists, found that 31 female anesthetists were pregnant at the time of investigation. Eighteen of these pregnancies ended in spontaneous abortion, two in premature babies, one child was born with bone deformities, and several had other complications during the delivery. The result being that only 7 out of 31 pregnancies were terminated with the delivery of a normal child. In the following a short review is given on the present knowledge of the teratogenic effects of some of the commonly used inhalational anesthetics.

Benzene is known to be able to produce anesthesia in concentrations of 1-2 % and may, by chronic inhalation in much lower concentrations, produce leukemia as was shown as early as 1939 by MALLORY.

A leukopenic effect of long term inhalation of nitrous oxide was shown by LASSEN et al.(1956) after the polio epidemic in

Voraussetzungen zur Analysierung von Schäden

1. Einwandfreies Narkosegerät, insbesondere einwandfreies Funktionieren der Gasgraduierung und der Vaporeinstellung
2. Enwandfreie Herstellung und Lieferung von Halothane durch den Erzeuger. Gesamtverunreinigung unter 50 ppm.
   (Es muß an das Dichlorhexafluorbutan erinnert werden, das in den 60er-Jahren zu herstellungsbedingten Störungen Anlaß gab.)
3. Einwandfreie Lagerung des Halothanes durch den Benutzer
4. Durchführung der Anaesthesien - und das geht über die Halothaneanwendung hinaus - ausschließlich durch gut aus- und fortgebildetes Personal (keine Hobby- oder Gelegenheitsnarkotiseure).

Zur Analysierung der Schäden

I. Am Patienten
   1. Direktschäden während der Operation
      a. Herzstillstand durch Überdosierung
      b. eventuelle Einflußlosigkeit von Halothane auf den Patienten
   2. Postoperative Schäden
      a. Hepatitis in wechselnder Stärke, Beginn zwischen dem 2. und 6. postoperativen Tag. Alle Zeichen der klinischen Hepatitis. Klinisch-pathologisch keine Differenzierungsmöglichkeit zu anderen Hepatitiden.
      b. Ansteigen des Bilirubins nach 24-36 Stunden, das nach wenigen Tagen wieder zur Norm abfällt.
      c. Sonderform nach Mehrfachanwendung von Halothane. Auftreten von Symptomen erst nach 2 und mehr Narkosen, während der Patient nach Anwendung der ersten Narkose beschwerdebrei bleibt.

Zahlenmaterial

Hier muß der Umstand berücksichtigt werden, daß Halothane nie allein gegeben wurde, so daß die Halothanebelastung als Ursache nicht mit Sicherheit feststeht.
Postoperative, massive Leberschädigung nach Operationen ohne Berücksichtigung des Narkotikums: 1 : 10.000
Postoperative, massive Leberschädigung nach Operationen mit Halothane: 1 : 35.000 (National Halothane Study)
Leberschäden nach Mehrfachanwendung von Halothane: 6 : 100.000 (Brit. Arzneimittelsicherheitskommission).

II. Am Personal

Über Beschwerden beim Dauerumgang mit Halothane ist erst in den letzten Jahren nachdrücklich geklagt worden. Beobachtungen wurden vorwiegend vom Fachpersonal veröffentlicht. Es muß also eine Dunkelziffer in Höhe von 20 - 30 % angenommen werden, weil das die Zahl derjenigen sein könnte, die ohne größere Fachkenntnisse Narkosen durchführen und keine Publikationsmöglichkeit zur Verfügung haben.

Das Studienmaterial stammt zu einem größeren Teil aus der DDR.
Ich setze also ausdrücklich voraus, daß "Halan" (man spricht
dort schon von einem "Halan"-Syndrom) in Herstellung und Rein-
heitsgrad unseren Produkten - und nur über diese können wir
Nachforschungen anstellen - voll entspricht.

Symptome: Hepatitis, Schüttelfrost, Fieber, Anorexie, Kopfschmerzen, Migräne, Brechreiz, Erbrechen, Durchfall, flüchtiges Exan-
them, Schnupfen, Gelenkschmerzen, Muskelschmerzen, Bauchschmer-
zen, Herzrhythmusstörungen.

Dauer der Einwirkung und Zeitintervall sind uneinheitlich. Ein
einheitliches Zahlenmaterial ist nicht aufzustellen.

Die Einwirkung von Halothane auf den Körper des damit arbeitenden und in Berührung kommenden Personals steht außer Zweifel
und wurde durch eine Erhöhung der Fluorid-Ionen im Urin sowie
des Gesamtfluor bewiesen. Zur Diskussion zu stellen ist die
Frage, ob nur dem gesunden Körper das "Fertigwerden mit Halothane" gelingt, ober ob die Menge des anflutenden Halothanes ab
einer bestimmten kritischen Grenze immer pathologische Erscheinungen auslösen kann.

Es wurden umfangreiche Untersuchungen durchgeführt, ob die To-
desrate des Anästhesiepersonals durch Erkrankungen des hämato-
poetischen und lymphatischen Gewebes größer ist als die von
Vergleichspersonen. Die Ergebnisse waren positiv. Weiterhin
ist nicht unbekannt, daß Suizide von Anästhesisten doppelt so
häufig verübt werden als von anderen Personen. Unabhängig davon
soll aber nicht verschwiegen werden, daß die vorwiegende Todes-
ursache des Anästhesisten die Erkrankung der Coronarien darstellt.

III. Spätschäden

Weder bei der ersten (Patienten), noch bei der zweiten Gruppe
(Personal) sind - bis auf die sich ins Chronische steigernde
Leberentzündung - Spätschäden bekannt. Die Zeit der Halothane-
anwendung erscheint jedoch zu kurz, um schon jetzt Endgültiges
über Spätschäden aussagen zu können. Wachsamkeit ist also am
Platze.

Fassen wir die uns bisher bekannt gewordenen Schäden zusammen,
so dominiert der Leberschaden bei Patient und Personal. Die
übrigen Beeinträchtigungen sind dagegen schwer zu beweisen,
zumal der Gruppe der Betroffenen eine genauso große gegenüber-
zustellen ist, die bisher keine Schädigungen feststellte.

Biochemische Veränderungen als Ursache der Schäden

1. Mögliche Allergie
2. Mögliche Enzymveränderungen
3. Etwaige Einwirkung bei der Verstoffwechselung von Halothane

1. Allergische Vorgänge: Auftreten von Hepatitiden nach mehrmaliger Gabe von Halothane sowie einige früher angeführte Symptome

beim erkrankten Personal lassen den Verdacht aufkommen, allergische Vorgänge könnten bei Halothaneerkrankungen eine Rolle spielen. Dies um so mehr, weil in der Literatur ein Fall beschrieben wurde, der - nach einem ungewollten Provokationstest - eine typische allergische Reaktion erkennen ließ.

Heute neigt man eher dazu, Halothane zu verdächtigen, eine allergische Reaktion des "verzögerten Typs" zu verursachen. Hierbei geht man von der Annahme aus, das Halothanemolekül oder Teile desselben könnten als Hapten auftreten, das zusammen mit einem körpereigenen Eiweiß als Allergen wirkt. Es wurde auch die Möglichkeit geäußert, nicht das Halothanemolekül (oder ein Teil desselben), sondern ein Stoffwechselprodukt des Halothane stelle den Allergenteil dar.

Diese Allergie-Theorie gibt deshalb zum Nachdenken Anlaß, weil die Fett-Theorie der Narkose eine Eiweiß-Verbindung des Narkosegasmoleküls bisher kaum erkennen ließ.

Komplizierte Untersuchungsmethoden lassen m.E. den Schluß zu, daß der Allergie-Theorie eine gewisse Bedeutung zukommt, ohne daß sie einwandfrei alle auftretenden Störungen erklären könnte.

2. Enzymveränderungen: Entgegen ursprünglichen Ansichten besteht kein Zweifel darüber, daß Halothane verstoffwechselt wird. 1965 wurde nach Tierversuchen festgestellt, daß die dort gefundene Trifluoressigsäure auch beim Menschen als Stoffwechselprodukt nach Halothanenarkosen vorhanden ist. Die Verstoffwechselungsrate wird heute mit 10 - 12 % angegeben. Die Ausscheidung erfolgt über die Niere durch Einbau der Säure in den Acetatstoffwechsel. Die Bildung dieser Säure in der Leber erfolgt durch mikrosomale Enzyme, und zwar über Trifluoräthanol und Trifluoracetaldehyd. Man nimmt an, daß der enzymatische Umbau des Halothanemoleküls über die Abspaltung des leichter abspaltbaren Broms und des mittelschwer am C_2 festsitzenden Chlors bis zum Entstehen der Dreierfluorverbindung am C_1-Atom in Etappen verläuft. Obwohl Trifluoressigsäure in vitro ein überaus starkes Gift darstellt, könnten möglicherweise entgiftende Enzyme in einer bestimmten Zeiteinheit für rasche Neutralisierung und schnellen Abtransport sorgen.

Auch die Frage der Enzyminduktion spielt eine nicht unbedeutende Rolle.

Man fand bei bestimmten Tieren nach einer Vorbehandlung mit Phenobarbital eine vermehrte Aktivität der chlorabspaltenden Enzyme. Es wäre also einer Überlegung wert, eine Parallele zu einer schon bekannten Enzymaktivität zu ziehen: zum Vorhandensein oder weitgehenden Fehlen der Pseudocholinesterase zum Abbau des Succinylbischolins. Auch hier zeitigt das Fehlen des Enzyms entsprechende Probleme. Es ist denkbar, daß eine Verminderung oder das Fehlen eines halothanespezifischen Fermentes die entgiftende Funktion verhindert und einen Angriff giftiger Metaboliten auf das Lebergewebe auslöst.

Auch eine bestehende Lebererkrankung oder eine sich ausbildende anikterische Hepatitis könnten in der Lage sein, die Enzyme in ihrer Wirksamkeit so weit einzuschränken, daß der Halothane-Ab-

und -Umbau nur unvollständig erfolgt und dadurch ein zusätzlicher
toxischer Effekt zu der schon bestehenden Noxe auf die Leber
hinzukommt.

3. Stoffwechselvorgänge: Der Umbau des Halothanemoleküls zur
Trifluoressigsäure stellt eine bestimmte kinetische Leistung
dar. Es besteht auch die Annahme, das unveränderte Halothanemolekül selbst sei gar nicht narkosewirksam, eher ein oder
mehrere Stoffwechselprodukte.

In diesem Zusammenhang ist darauf hinzuweisen, daß wir beim
Kind so gut wie keine Leberschäden finden, obwohl gerade Lebererkrankungen beim Säugling und Kind außerordentlich häufig
vorkommen. Das Fehlen von Leberschäden nach Halothanenarkosen
beim Säugling und Kind wird wie folgt begründet:
a) Die kinetische Energie der Leber und damit die Enzymkraft
   ist um ein Vielfaches größer als beim Erwachsenen. Somit
   kann der Halothaneabbau sehr rasch und weitgehend störungs-
   frei verlaufen.
b) Eine Verstoffwechselung von Halothane findet beim Kinde überhaupt nicht statt.

Letzteres erscheint unwahrscheinlich, weil damit die Behauptung
aufgestellt wird, daß das unveränderte Halothanemolekül für die
Narkose verantwortlich ist. Auf jeden Fall lassen diese an sich
gegensätzlichen Annahmen erkennen, daß der Halothaneumbau beim
Kind offensichtlich in anderen Größen als beim Erwachsenen verläuft.

Betrachten wir das Halothanemolekül in seiner räumlichen Struk-
turformel, so gehen wir stets davon aus, daß diese Konfiguration konstant bleibt. Erkenntnisse der Quantentheorie aber
lassen an dieser Konstanz Zweifel aufkommen. So wäre denkbar,
daß die einzelnen Halogene oder das H-Atom miteinander aus-
tauschbar sind, so daß z.B. am C_1-Atom nicht 3 sondern nur 2
Fluoratome hängen, das eine Fluoratom sich an das C_2-Atom an-
hängt und das H-Atom dafür an das C_1-Atom rückt. Damit bestünde
die Möglichkeit, daß als Stoffwechselprodukt nicht Trifluoressigsäure, sondern Di- oder Monofluoressigsäure auftritt. So
hypothetisch diese Annahme zunächst klingen mag, lassen die
vielfältigen vom Personal geklagten Symptome doch die Ansicht
vertreten, daß man sich mit diesen Stoffwechselprodukten näher
befassen muß.

Über die enorme Giftigkeit von Trifluoressigsäure wurde mehrfach berichtet. Ein Experimentieren mit diesem Stoff ist leicht
möglich, da eine gute Wasserlöslichkeit besteht.

Difluoressigsäure ist ein Vorausprodukt der Kunststoffindustrie
und hinreichend untersucht. Es kommt für unsere Betrachtungen
kaum in Frage.

Anders steht es mit der Monofluoressigsäure, zumindest, was die
Frage der dosisabhängigen Wirksamkeit betrifft. Hier liegt eine
äußerst interessante Substanz vor, die aufgrund besonderer Eigenschaften in die Reihe der chemischen Giftkampfstoffe weist.
Wie bekannt, greift diese Säure in den Zitronensäurezyklus ein

und bindet Ca^{++} in einer Menge, die zum Herztod führt. Im 2.
Weltkrieg experimentierten damit westliche Alliierte in Anleh-
nung an das deutsche Gift "Tabun". Ich betone, daß es eine
reine Theorie darstellt, die Möglichkeit ins Auge zu fassen,
daß dieses Produkt unter bestimmten Bedingungen nach Halothane-
narkosen auftreten könnte. Es sollte jedoch daran erinnert werden, daß sich die ersten Narkosen nach der Halothaneentdeckung
deshalb so schwierig gestalteten, weil es noch keinen graduierten Vapor gab. Gerade beim Kleinkind begann man die Betäubung
in einer gewissen Unkenntnis, indem man Halothane - wie Äther -
auf einen Wattebausch tropfte. Ob die dabei auftretenden Herz-
stillstände ihre Ursache in unserem postulierten Stoffwechselprodukt hatten oder primäre Lähmungen des Atemzentrums waren,
läßt sich jetzt nicht mehr feststellen. Interessanterweise wird
in der letzten Zeit die Behauptung aufgestellt, Halothane könne
pathologische bioelektrische Veränderungen hervorrufen. So
wird von einer Versuchsperson im Eigenversuch nach Provokation
mit Halothan über Vorhofflimmern berichtet. Auch gibt es Hinweise, daß Anästhesisten vermehrt zu Herzrhythmusstörungen nei-
gen.

Nach unbestätigten Mitteilungen soll es - dosierungsabhängig -
möglich sein, Monofluoressigsäure als Psychokampfstoff anzuwen-
den. Die Wirkung bestünde darin, psychische Änderungen und vor
allem eine Lähmung der Entschlußfähigkeit der Betroffenen pro-
vozieren zu können. In diesem Zusammenhang sollte an die relativ
hohe Suizidquote der Anästhesisten erinnert werden.

Wer sich mit den soeben beschriebenen Möglichkeiten auseinan-
dersetzt, sollte allerdings berücksichtigen, welche enormen
Kräfte vonnöten sind, das weitgehend inerte Gebilde C-Fl$_3$ zu
sprengen.

In wieweit eine "Enzymgewöhnung" beim ständigen Einatmen von
Halothane möglich ist, bleibt zunächst unbekannt. Es sei mir
die Vermutung erlaubt, daß es denkbar wäre, unser Enzymsystem
durch dauernde Gewöhnung so zu sensibilisieren, daß es weit
größere Leistungen zu vollbringen vermag, als das von Vergleichspersonen, die der ständigen Spurenstoffwirkung nicht ausgesetzt sind. Durch eine solche größere Leistung könnte dann ab-
normerweise vielleicht auch der Ring C-Fl$_3$ gesprengt werden.

Zusammenfassung

Abgesehen von einem verhältnismäßig sicheren Zahlenmaterial
über Leberschäden am Patienten nach Halothane-Narkosen sind wir
weiterhin auf Vermutungen angewiesen, ob und in welchem Umfang
auch beim Personal, das Umgang mit Halothane hat, Schäden auftreten können.

Das biochemische Verhalten von Halothane im Körper gibt nach den
derzeitigen Erkenntnissen wenig Aufklärung. Dies sollte uns
nicht veranlassen, die angeführten Klagen zu bagatellisieren.

Solange kein einhelliges Urteil über Halothane-Schäden beim
Personal vorliegt, müssen wir unsere Untersuchungen fortsetzen,
zumal da über die Biotransformation des Halothanes im Körper zur
Zeit nur Vermutungen bestehen.

Zum Schutz des Personals sind vollkommene Beseitigung von Narkosegasen und -dämpfen, geregelte Reihenuntersuchungen und
regelmäßiger Urlaub zu fordern.

Summary

Except for reports on liver damage after halothane anesthesia
little is known about the possible hazards to the health of
personnel working in the operating room. The biotransformation
of halothane in the body is not yet sufficiently understood
to explain these hazards. This does not mean that we should
ignore or underestimate the problems related to chronic halothane exposure but every little symptom should be thoroughly
investigated. It is therefore mandatory to remove all excess
anesthetic gases from the operating room as far as possible
and to diminish chronic exposure. The program for the protection of the operating room personnel should include various
measures such as regular vacations and repeated physical exa-
minations.

3. EFFECTS OF EXPOSURE TO INHALATION OF ANESTHETICS AND HOW TO AVOID THEM

By V.F. Askrog

Since the early days of anesthesia it has been known that this procedure incorporated a certain risk. However, in speaking of this risk one always thought of the risk for the patients. It is now accepted that a certain risk also exists for the professional anesthetist. To mention just a few of them are for example the risks of explosions, ionized radiation, and drug addiction. Now around 20 years after the development of modern anesthetic technique a new risk seems to be added to those already existing: namely the possibility of chronic intoxication caused by daily exposure to small amounts of inhalational anesthetics for many years, perhaps even potentiated by small amounts of ionized radiation.

Anesthetic agents have repeatedly been shown to interfere with cell division. Earlier observations have shown that they inhibit the growth of plants and more recent investigations have shown that most anesthetic agents may cause a reversible arrest of mitosis in the metaphase. We all know that the sedative agent thalidomide was found to be highly teratogenic in man, and the question arises whether the antimitotic effect of anesthetics may be expressed as a teratogenic effect in the developing embryo and in adults. Clinically this would mean a danger of developing certain forms of cancer in man and a high incidence of abnormal deliveries among anesthesia personel.

A report made in 1968 on causes of death among American anesthetists showed, apart from a high frequency of suicidal attempts, a high mortality rate from malignant tumors in the reticulo-endothelial system.

A Russian report concerning the working conditions of 350 anesthetists, which is 15 % of the total number of Russian anesthetists, found that 31 female anesthetists were pregnant at the time of investigation. Eighteen of these pregnancies ended in spontaneous abortion, two in premature babies, one child was born with bone deformities, and several had other complications during the delivery. The result being that only 7 out of 31 pregnancies were terminated with the delivery of a normal child. In the following a short review is given on the present knowledge of the teratogenic effects of some of the commonly used inhalational anesthetics.

Benzene is known to be able to produce anesthesia in concentrations of 1-2 % and may, by chronic inhalation in much lower concentrations, produce leukemia as was shown as early as 1939 by MALLORY.

A leukopenic effect of long term inhalation of nitrous oxide was shown by LASSEN et al.(1956) after the polio epidemic in

Copenhagen, where nitrous oxide was used to produce sedation
during the artificial respiration period. Attempts were made
later to use this leukopenic effect in the treatment of patients with a myeloid leukemia.

Investigations in 1967 by FINK showed that if pregnant rats
were exposed to an atmosphere containing 50 % N_2O for 20 days
a significant increase in the number of abnormalities in the
fetuses were found. The chief abnormalities were ossification
defects of the vertebrae and the ribs. In addition the nitrous
oxide fetuses were shorter, lighter, and showed a greater number of dwarfs than the control group. The marked preponderance
of destruction of male fetuses giving rise to a higher incidence
of female deliveries was significant.

This study raises the question as to whether similar effects
might be evident in man since the nervous and hematopoetic
systems of man and the rat are similarly depressed by nitrous
oxide.

A possible teratogenic effect of cyclopropane has been studied
using fertilized chicken eggs exposed for up to 12 hrs to different concentrations. At cyclopropane concentrations comparable
to those used in clinical anesthesia the incidence of abnormalities were significantly higher than in the control group. The
main abnormalities were malformations of the ribs and skull.
Although cyclopropane was found to be teratogenic in the chick
embryo at concentrations comparable to those used for anesthesia in man, parallels cannot be drawn directly to other species,
especially not to man, and this is true for most teratogenic
experiments on animals. It cannot be predicted whether a certain
agent will show the same teratogenicy in other species. The
developing chicken embryo has a great spontaneous tendency to
congenital malformations and furthermore the chicken is a non-
placentary species rendering it widely different from man.

Fluothane. Several investigations report damage caused by fluothane. BRUCE and KOEPKE found a depression of the granulo-
poiesis in rats exposed to halothane for several days and
FINK found inhibition of growth in several strains of mammalian
cells in culture where the degree of depression was closely
related to the concentration of fluothane administrated. It
was concluded that it seems reasonable to suppose that suffi-
cient interference with cell proliferation in the developing
embryo might at a critical time result in abnormal development.

BASFORT obtained similar results by exposing rats to 12-hr
periods of halothane anesthesia at different stages of pregnancy. If the exposure was on the 8th, 9th or 10th day of
pregnancy a significantly higher incidence of ossification
abnormalities were found when compared to a control group.

BRODLEY examined the effect of methoxyfluorane (Penthrane) on
chicken embryos. With 1/2% Penthrane he found a death rate of
22% compared to a control group death rate of 14%. Using 1%
Penthrane the death increased to 54%. 1 1/2% Penthrane was almost totally lethal to the embryo, producing a 96% death
rate.

The information obtained from these different, mainly animal experiments, seems to concentrate on interference with ossification and blood forming tissues. Some experiments do give some evidence of a correlation between time of exposure in the pregnancy and others of the dose of anesthetic agent. It must however be stressed that investigation concerning teratogenicy are rather controversial, they do not necessarily give any information about other species than those investigated and parallels cannot be drawn directly to man.

To determine whether damage had already taken place we planned to investigate the Danish anesthesia profession, which consists of around 800 persons. By doing this we might get an idea whether long-term, low-dosage inhalation of anesthetics has a teratogenic effect.

Questionnaires were sent to a total of 580 nurse anesthetists and to 174 female and male anesthetists. Information was obtained from 570 persons or 70 %.

The questionnaires concerned the total number of pregnancies (for male anesthetists information was obtained from their wives), the average time of conception, and time of employment in an anesthesiological ward, thereby allowing us to correlate the time of conception with the exposure to anesthetic gases. Information was obtained for each pregnancy concerning the end result: abortion, perinatal death, prematurity, malformations, and sex of the child.

We obtained information from a total of 212 pregnancies which began before employment in an anesthesia department and 392 pregnancies which began during employment.

Results: as a result of these investigations we found that the frequency of pregnancies ending in abortion was significantly higher during employment than before. This was true both for female personnel and for the wives of male anesthetists. The total frequency of abortion was 10 % before employment and 20 % during employment and it showed some tendency to increase with increasing time of employment. There was also a significant increase in the number of prematurely delivered babies, but it was not possible to reveal any increase in the number of congenital malformations after employment in an anesthesia department.

The malformations observed represented several different types. Two of the 4 affected had esophagealatresia. All groups of investigated persons showed a change in sex ratio with a decreasing number of boy deliveries. This change was only significant within the first year of employment.

The average age at the time of conception was 26 years before employment and 30 years after employment, a fact that may influence the validity of a comparison between these two groups.

Our information was acquired by a questionnaire technique with a rather low incidence of answers (70 %). Another factor which may affect the results is that the period before employment is

in the past, this might have made the answers less accurate,
also because some may have wanted to hide abortion in an earlier, maybe prematrimonial period. To reduce this it was
stressed in the questionnaires that all information was strictly
confidential.

These factors do limit the validity of the material, therefore
one has to be very cautious about drawing too many conclusions.
On the other hand, the increase in abortion rate is so great
that it could hardly be explained by the increase in age of
the mother or the other above-mentioned errors alone. Furthermore, the change in sex ratio could not be explained.

The results are in line with those of the Russian authors mentioned earlier - even of the frequency of abortion in the Danish material is much lower than that in the Russian.

The investigation does not allow any conclusions to be made
as to which anesthetic agent is responsible for these effects.

It is not primarily excluded that the possible side-effects
are connected with the anesthetic effect per se, meaning that
all inhalational anesthetics may be potentially dangerous for
the personnel.

A consequence of these primary investigations must be that particular care should be taken to protect pregnant female anesthetists against exposure to inhalational anesthetics during the
first three months of pregnancy.

Otherwise one must concentrate on the working conditions in
the operating theatres, i.e. ventilation, degree of contamination with inhalational anesthetics, and possibly with ionizing
radiation, and the precautions which can be taken immediately
against this contamination.

To obtain an idea of the extent of this contamination we measured the content of inhalation anesthetics in our operating
theatres in Bispebjerg Hospital under different anesthetic
techniques and at different places in the room. At the same
time we measured the effect of some simple precautions.

As it is possible that even minimal amounts of ionizing radiation may potentiate the effect of small amounts of inhalational
anesthetics we tried to measure the maximal monthly radiation
to which the personnel could possibly be exposed in our hospital.

During the investigation we took a total of 50 samples of air
from the inhalational zone of the anesthetist using different
anesthetic techniques and compared these results with a system
where the expiratory air from the patient was led away from
the inhalational zone of the anesthetist by means of an addi-
tional piece of corrugated tubing to the floor.

The contents of the anesthetic agents were determined by gas-
chromatography. To investigate the maximal amount of ionizing
radiation the anesthetist could possibly acquire, we placed a

dosimeter on the anesthesia machine itself, at the corner turn-
ing towards the patient, i.e. the position where the anesthetist
is placed normally.

The results are divided into:
1. non-return system
2. semi-closed system of the type "to and fro", and
3. insufflation technique (results not mentioned in this report).

Non-return systems where the expiratory air from the patient
is led directly into the atmosphere in the operating theatre
are used extensively when non-explosive anesthetics like
fluothane and nitrous oxide are administrated. This system
caused a considerable contamination in the rooms with fluothane
and nitrous oxide, an average of 90 ppm Fluothane and 7.000
ppm nitrous oxide were measured in the inhalational zone of
the anesthetist. These values were reduced by 90 % by adding
an extra piece of corrugated tubing leading the expiratory air
from the patient to the floor.

To get an impression of the overall contamination in the room
we took samples at different places, all 1.5 m above the floor.
An average of 7 ppm fluothane and 600 ppm nitrous oxide was
found which roughly equals the amount in the inhalational zone
of the anesthetist using protection tubing. This again means
that by using this extra tubing everyone in the operating room
is exposed to the same amount of contamination.

Semi-closed systems: Use of explosive anesthetic agents like
cyclopropane have already made it necessary to take certain
precautions against contamination because of the danger of explosion. In BBH the type of semi-closed system used normally is
of the "to and fro" type, where the anesthesia is induced with
750 ml/min cyclopropane, maintained with around 300 ml/min and
during the awakening period the cyclopropane is ventilated out
using a high flow of $N_2O - O_2$.

Using this technique, a considerable amount of contamination
was found both during the induction (300 ppm cyclopropane)
and the awakening period (320 ppm cyclopropane and 1.400 ppm
nitrous oxide). As we had no possibility of removing the expiratory air from our commonly used valves at the beginning
of the awakening period, we immediately shifted the system to
a non-return system where we were able to lead the expiratory
air to the floor. We have not investigated the contamination
using circle systems but these were investigated by LINDE and
BRUCE (1969) in Chicago, and they found almost the same levels
of contamination as we did using to and fro systems.

The results of the investigation on ionizing radiation showed
that the exposure was very small, on average 1-2 mR for each
operation where X-ray pictures were taken.

These results seem to indicate that personnel working in operating theatres, particularly anesthetists during their daily
work, are exposed to a certain amount of inhalational anesthetics. Whether these observed concentrations present a potential

risk for the personnel cannot be determined by this investigation alone. For some of the anesthetic agents a certain maximal allowable concentration in the air is fixed, but these values are normally determined from their anesthetic action, rather than from their toxic action during a long period of exposure. For diethyl-ether the value is for example 400 ppm. Whether this concentration may prove itself toxic when inhaled over several years is not known, but it is known that the firms manufacturing anesthetic agents have already taken their own precautions against any kind of contamination of the air in the factory.

In order to make our precautions more effective I constructed a new type of valve which allowed us to remove all the expiratory air from the patient to the floor. The valve exists in two modifications, one for use in "to and fro" systems (Figs. 1 and 2) and one for use in circle systems (Fig. 3).

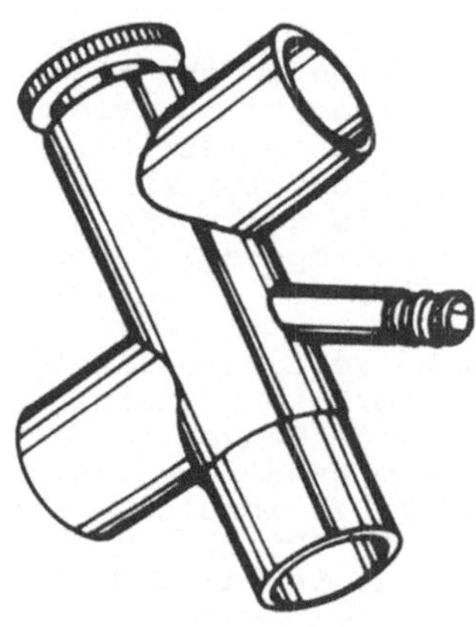

Fig. 1. Expiratory valve with gas collecting canal. Model for "to and fro" systems

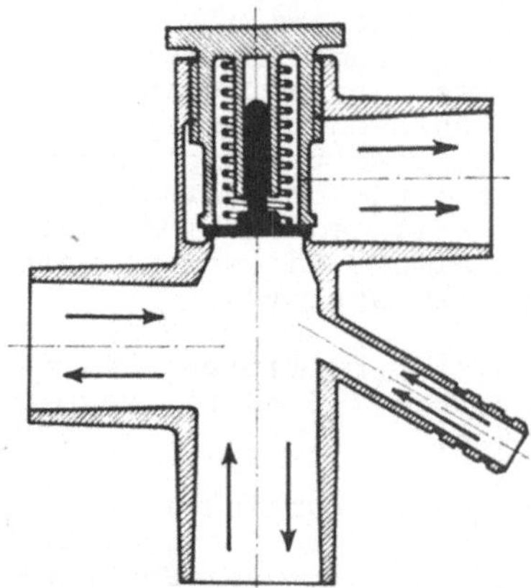

Fig. 2. Schematic presentation of the passage of air through the valve

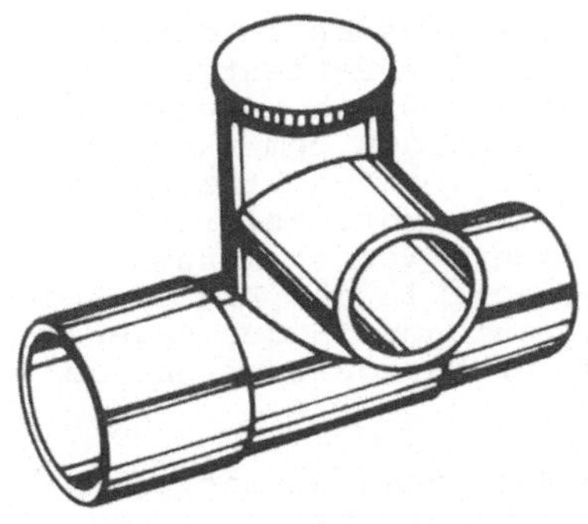

Fig. 3. Expiratory valve with gas collecting canal. Model for circle systems

The construction of this expiratory valve with an inbuilt air escape channel is the first step toward the ultimate solution of the problem which finally must consist in not only leading the anesthetic agent to the floor, but from here to the open air by either an exhaust channel or through the ventilation system, provided that recirculation does not exist.

Zusammenfassung

Die teratogene Wirkung von Cyclopropan auf bebrütete Hühnereier ergab eine signifikant höhere Mißbildungsrate als bei der Kontrollgruppe. Fluothane verursachte Zellproliferationsschäden bei Zellkulturen und bei schwangeren Ratten, verschiedene Penthranekonzentrationen führten zur Erhöhung der Mortalitätsrate bei Hühnerembryonen.

Ausgehend von diesen tierexperimentellen Studien wird eine Untersuchung über den teratogenen Effekt langdauernder Einwirkung geringer Narkotikakonzentrationen vorgelegt. Die Studie umfaßt 580 Personen (Anaesthesieschwestern, Anaesthesistinnen, Anaesthesisten und ihre Frauen), die hinsichtlich Schwangerschaft und Arbeit im Operationssaal, Abortrate, perinataler Sterblichkeit, Mißbildungsrate und Geschlecht des Kindes befragt wurden. 212 Schwangerschaften bestanden vor dem Zeitpunkt des Arbeitsbeginnes im Operationssaal, 392 begannen während der Beschäftigung im Operationssaal.
Es ergab sich eine signifikante Erhöhung der Abortrate bei Schwangerschaften, die während der Arbeit im Operationssaal auftraten (20 %), gegen die der vorher bestehenden Schwangerschaften (10 %). Weiterhin bestand eine deutliche Erhöhung der Frühgeborenenrate, dagegen keine sichere Zunahme der kongenitalen Mißbildungen bei Schwangerschaften während der Beschäftigung im Operationssaal. Die Abnahme der Zahl der männlichen Kinder war wiederum deutlich.

Diese Ergebnisse sind trotz einiger statistischer Einwände nicht als zufallsbedingt anzunehmen und fordern als Konsequenz, daß schwangere, im Operationssaal arbeitende Frauen im ersten Trimenon gegen Inhalationsanaesthetika geschützt werden sollten. Weiterhin ist die Kontamination der Operationsräume mit Narkosegasen und ionisierenden Strahlen zu überwachen und einzuschränken.

Es wurde weiter die Konzentration von Narkosegasen in der Luft
des Operationssaals und der Ausatmungsluft des Patienten bei
verschiedenen Narkosesystemen gaschromatographisch untersucht.
Bei Verwendung eines halb-offenen Systems wurden bemerkenswerte
Gaskonzentrationen an die Inspirationsluft des Anaesthesisten
abgegeben, die aber durch Ableitung der Exspirationsluft des
Patienten auf den Fußboden um 90 % vermindert werden können.
Auch ein halbgeschlossenes System verursacht in der Einleitungs-
und Aufwachphase hohe Narkosegaskonzentrationen in der umgeben-
den Raumluft. Ein Ventil zur Ableitung der Narkosegase auf den
Fußboden wird technisch beschrieben.

Diese Ergebnisse zeigen, daß vor allem der Anaesthesist erheblichen Mengen von Narkosegasen in der Inspirationsluft ausgesetzt ist, lassen jedoch keine sichere Aussage über die Toxizität dieser Konzentrationen zu. Der Autor fordert umfassendere
Sicherheitsmaßnahmen zur Ableitung von Narkosegasen und be-
schreibt ein von ihm entwickeltes Ableitungsventil zum Gebrauch
bei halbgeschlossenem Pendel- und Kreissystem.

<u>Summary</u>

From the literature it is apparent that in laboratory animals
inhalation of nitrous oxide, cyclopropane, halothane or methoxyflurane may produce noxious effects such as interference with
cell division, leucopenia, disturbance of growth and development, destruction of fetuses, and a higher incidence of congenital malformations. To. investigate whether such noxious effects
are also possible in man a questionnaire was sent to 754 people
of the Danish anesthesia profession. Information was obtained
from 570 persons. The questionnaires contained questions on
the total number of pregnancies, the average time of conception, and time of employment in the department of anesthesiology. Information was obtained for each pregnancy concerning
the delivery, possible abortion, perinatal death, prematurity,
malformations, and sex of the child. Information was obtained
from 212 pregnancies which began before employment in the department of anesthesia and 392 pregnancies which began during
such employment. The frequency of abortion was significantly
higher during employment (20 %) than before (10 %). The number
of premature by delivered babies was also significantly increased, and the number of male deliveries was decreased during
employment. There was no increase in the number of congenital
malformations. No specific anesthetic agent could be indenti-
fied to produce these effects. As a result of these investigations particular care must be taken to protect pregnant female
anesthetists during the first three months of pregnancy against
exposure to inhalational anesthetics. Of further importance to
pregnant personnel in the operating room is the possibility of
exposure to ionizing radiation.

To obtain some idea about the contamination with anesthetic
gases, concentrations of inhalation agents in the air of the
operating room and in the exhaled air of patients have been
measured. The samples were analyzed by gas chromatography. Since
it is possible that even minimal amounts of ionizing radiation
may potentiate the effect of inhalational agents, the amount

of ionizing radiation was also measured. If a non-return system was used for anesthesia a considerable contamination of the operating room was observed. This contamination could be reduced by 90 % when the expiratory air from the patient was led to the floor. Using a semi-closed system considerable contamination of the room air both during induction of anesthesia and during awakening was also found. By leading the gases to the floor this contamination could be reduced. Ionizing radiation was only small, i.e. 1-2 mR for each operation where X-ray pictures were taken.

The results of this study show that the anesthetist is exposed to considerable amounts of anesthetic gases. Whether these gases in the inhaled air have a toxic effect cannot be determined at the present time, but protective measures should be used. A special type of valve has been constructed to lead all expiratory air from the patient to the floor. From here gases should be drawn away to the open air.

Literature

1. FINK, B.R., SHEPHARD, T.H., BLANDAU, R.J.: Teratogenic activity of nitrous oxide. Nature 214, 146 (1967).
2. LASSEN, H.C.A., HENRIKSEN, E., NEUKIRCH, F., KRISTENSEN, H.S.: Treatment of tetanus: Severe bone-marrow depression after prolonged nitrous-oxide anesthesia. Lancet 1, 527 (1956).
3. LINDE, H.W., BRUCE, D.L.: Occupational exposure of anesthetists to halothane, nitrous oxide and radiation. Anesthesiology 30, 363-368 (1969).
4. MALLORY, T.B., GALL, E.A., BRICKLEY, W.J.: Chronic exposure to benzene (benzol): The pathologic results. J.Indust. Hyg. Toxicol. 21, 355 (1939).

4. TERATOGENE SCHÄDEN DURCH NARKOTIKA [+] [++]

Von A. Doenicke, G. Heinrich, K.F. Böll, H. Pausch, G. Walter
und M.A. Haehl

Die im Jahre 1964 veröffentlichte Novelle zum Deutschen Arzneimittelgesetz enthält die Forderung, daß bei der Anmeldung
neuer Arzneimittel, die Stoffe bisher noch nicht bekannter Wirksamkeit enthalten, detaillierte Angaben über Art und Umfang
der tierexperimentellen Prüfungen gemacht werden müssen.

Hierbei kommt der Prüfung auf teratogene Wirkung im Rahmen der
tierexperimentellen Untersuchung ganz besondere Bedeutung zu.
Wenn auch der Tierversuch weder die Unschädlichkeit eines Me-
dikamentes gewährleistet noch jedes teratogene Risiko für den
Menschen ausschließt - auch dann nicht, wenn die Versuche bei
verschiedenen Tierarten negativ verlaufen - kann er dieses Risiko immerhin vermindern. So konnten durch das Tierexperiment
bei einer Reihe von Substanzen, darunter auch zahlreichen Arzneimitteln, teratogene Effekte beobachtet werden. Die Frage,
ob teratologische Versuche durchgeführt werden sollten, wird
in der Literatur grundsätzlich befürwortet, auch wenn ein all-
gemein gültiger Modellversuch, um im Tierversuch gewonnene,
positive Ergebnisse ohne weiteres auf den Menschen übertragen
zu können, noch nicht erarbeitet wurde.

Seit der Thalidomidkatastrophe von 1961 mit ihren schwerwiegen-
den Folgen beschäftigen sich zahlreiche Untersucher in aller
Welt in verstärktem Maße mit den teratogenen Wirkungen therapeu-
tisch oder diagnostisch verabreichter Substanzen. Es wurde eine
große Anzahl von Pharmaka entdeckt, die bei vielen Tierspezies
oder Menschen Mißbildungen oder Entwicklungsstörungen hervorrufen, wenn sie den Müttern während der Phase der Embryogenese
zugeführt werden. Die Zahl der Stoffe mit potentiell teratogenen Wirkungen ist so groß, daß manche Autoren vermuten, jede
zugeführte Substanz habe die Fähigkeit, Mißbildungen zu erzeugen, wenn sie in genügend großer Menge und zu einem Zeitpunkt
besonderer Empfänglichkeit appliziert würde.

Im Rahmen der teratologischen Forschung wurden auch moderne
Inhalationsnarkotika untersucht. Besondere Aufmerksamkeit fanden wegen der weiten Verbreitung und der häufigen Anwendung
Halothane und Lachgas. Angeregt durch die sensationell wirken-
den Ergebnisse einer 1968 von BASFORD und FINK (1) veröffentlichten Studie über Halothane haben wir 1970 unsere Untersuchungen auf diesem Gebiet begonnen. Sie wurden mit Unterstützung
des Bundesministeriums für Jugend, Familie und Gesundheit vorgenommen.

[+] Herrn Prof. Dr. F. HOLLE zum 60. Geburtstag gewidmet

[++] Mit Unterstützung des Bundesministeriums für Jugend, Familie
und Gesundheit

Die Ergebnisse sind in zwei große Gruppen einzuteilen:
1. Halothane - Lachgas - Sauerstoff
2. Thiopental - Etomidate

1. Halothane - Lachgas - Sauerstoff

Die Untersuchungsanordnung von BASFORD und FINK (1) über Halothane haben wir nicht nur kontrolliert, sondern vor allem modifiziert, um nachzuprüfen, ob Halothane tatsächlich für die embryotoxischen Erscheinungen verantwortlich zu machen ist oder ob andere Faktoren wie Versuchsdauer, Versuchsanordnung, Sauerstoff, Lachgas, Hungern, Dursten und Konzentrationsunterschiede des Inhalationsnarkotikums wesentlichere Faktoren für die embryotoxischen Erscheinungen waren. Als Ausgangspunkt möchte ich Ihnen die hohen Prozentzahlen der Fink'schen Untersuchungen demonstrieren. Die untersuchten Feten wiesen dabei folgende Anomalien auf:
1. Wirbelanomalien, durchschnittlich 40,7 %, max. 54,2 % am 9. Versuchstag
2. Rippenanomalien, durchschnittlich 30,7 %, max. 65,4 % am 9. Versuchstag

Der Prozentsatz der Anomalien war in beiden Fällen gegenüber einer unter Versuchsbedingungen gehaltenen Kontrollgruppe signifikant erhöht.

1.1. Methodik

Ausgehend von den Literaturkenntnissen über die BASFORD- und FINK-Halothane-Studie, führten wir in der Gruppe I folgendes Programm durch (Tabelle 1):

Tabelle 1. Versuchsprogramm Gruppe I

Versuchs-gruppe	Anzahl d. Muttertiere	Versuchs-dauer (Std.)	Gaskonzentrationen			Flow l/min
			Sauerst. l/min	Lachgas l/min	Halothane l/min	
K	20	-	Kontrollgruppe			-
A	71	12	1,5	0,5	0,8 %	2,0
B	36	12	nur Preßluft(Vergleichgr.)			2,0
C	36	12	2,0	-	-	2,0
D	36	12	2,0	-	0,8 %	2,0
E	36	6	1,5	0,5	0,8 %	2,0
F	36	6	1,5	0,5	1,2 %	2,0

Die Versuche werden zwischen dem 6.-10. Schwangerschaftstag durchgeführt

Die Versuchsgruppen A-F mit je 36 Muttertieren (ausgenommen
Gruppe A, welche die sogenannte klassische Finkstudie darstellte
(71 Muttertiere)), wurden mit folgender Versuchsanordnung anaesthesiert: Der Flow, in allen Versuchen 2 l/min, wurde mit Hilfe
eines gewundenen Kupferrohres durch ein Wasserbad geleitet und
auf 31° C gebracht. Anschließend strömte er in die Versuchskammern (Abb. 1). Der Boden der Versuchskammern war mit Atem-
kalk bedeckt, der regelmäßig erneuert wurde. Während des Versuches wurden die Versuchskammern in das Wasserbad gesenkt, so
daß die Temperaturen in der Umgebung der Tiere nicht nur konstant, sondern auch unabhängig von der Außentemperatur waren.

Trat bei einem Versuchstier bis zum 10. Tag nach Auffinden eines sogenannten Vaginalpfropfes keine Gewichtszunahme ein, so
galt es als nicht schwanger. Es wurde ein neues Versuchstier
begattet, um die Zahl der schwangeren Tiere in den einzelnen
Gruppen konstant zu halten.

Unsere modifizierte Versuchsanordnung mit Anwärmen des Gasge-
misches hielten wir gegenüber der Fink'schen Studie für wesentlich, weil wir annahmen, daß die Unterkühlung der Versuchstiere
eine gewisse embryotoxische Wirkung haben könnte.

1.2. Ergebnisse

Die Fetengewichte und die Fetenlängen zeigten bei den einzelnen
Gruppen keine signifikanten Unterschiede und waren auch gegenüber denen der Kontrollgruppe nicht verschieden. Auch die Anzahl der Resorptionen (Tabelle 2) gegenüber der Kontrollgruppe
war nicht signifikant verschieden.

1.2.1. Gewicht der Muttertiere

Den Einfluß des Versuches auf das Gewicht der Muttertiere zeigen die Abbildungen 2 und 3. Hier war in den ersten 2 Tagen
in den behandelten Gruppen eine deutliche Abnahme nachweisbar.

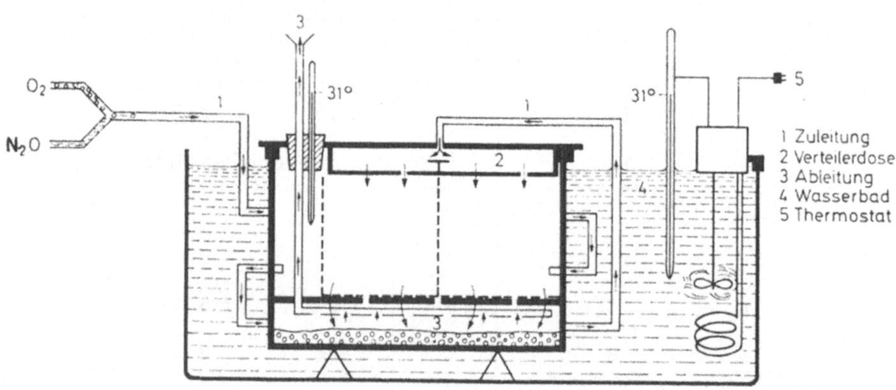

Abb. 1. Schematische Darstellung der Versuchsanordnung Gruppe I

Tabelle 2. Anzahl der Resorptionen in %

Versuchs-gruppe	Gasgemisch	Versuchsdauer (Stunden)	Resorption
A	0,8 Vol.-% Halothane 1,5 l O_2 0,5 o N_2O	12	5,6 %
B	Preßluft	12	5,5 %
C	2 l O_2	12	5,7 %
D	2 l O_2 0,8 Vol.-% Halothane	12	5,6 %
E	0,8 Vol.-% Halothane 1,5 l O_2 0,5 l N_2O	6	2,2 %
F	1,2 Vol.-% Halothane 1,5 l O_2 0,5 l N_2O	6	6,6 %

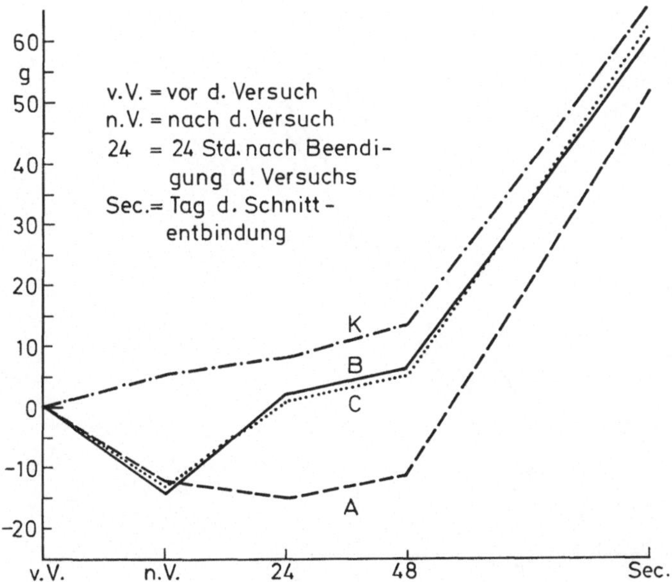

Abb. 2. Einfluß des Versuchs auf das Gewicht des Muttertieres. Die Versuchsgruppen (A,B,C,K) sind im Programm der Tabelle 1 beschrieben

Die mit Halothane narkotisierten Tiere (Gruppe A) verloren gegenüber den nur mit Sauerstoff (Gruppe C) bzw. Preßluft (Gruppe B)
behandelten signifikant an Gewicht. Auch alle Tiere, die mit
einem Zusatz von Halothane zum Gasgemisch anaesthesiert wurden
(Gruppen A, D, E, F), nahmen gegenüber der Kontrollgruppe signifikant an Gewicht ab. Ein merklicher Gewichtsunterschied
zwischen Versuchs- und Kontrolltieren war auch noch 48 Stunden
nach Beendigung des Versuches nachweisbar, doch nahmen hier die
Muttertiere schon teilweise wieder zu. Am Tag der Schnittent-
bindung lagen alle Gruppen mit dem Durchschnittsgewicht im gleichen Bereich.

1.2.2. Abortrate

Die Übersicht über die abortive Wirkung von Halothane ist von
besonderer Aktualität.

Studien an der Stanford-Universität in Kalifornien haben ergeben, daß in einem Zeitraum von 5 Jahren 29,7 % von Schwangerschaften bei Operationsschwestern durch Spontanabort vorzeitig
beendet wurden, während bei einer aus Pflegeschwestern gebil-
deten Kontrollgruppe die Abortrate nur 8,8% betrug. Anaesthesistinnen hatten in einem Zeitraum von 6 Jahren 37,8% Fehlgeburten
(durchschnittlich in der 8. Schwangerschaftswoche), bei ander-
weitig spezialisierten Ärztinnen waren es 10,3% (meist in der 10.
Schwangerschaftswoche).

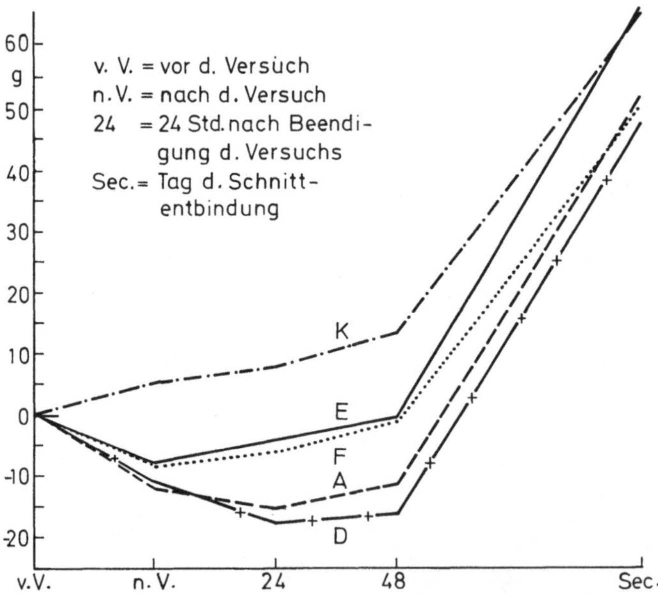

Abb. 3. Einfluß des Versuchs auf das Gewicht des Muttertieres.
Die mit 0,8 Vol.-% 12 Stunden lang behandelten Tiere hatten die
stärkste und die am längsten andauernde Gewichtsabnahme

Diese Mitteilung veranlaßte uns, insgesamt 505 schwangere Sprague-Dawley-Ratten auf die abortive Wirkung von Halothane zu untersuchen (2).

Es zeigte sich dabei, daß die Tiere, die Halothane-Narkosen bekamen (n = 310), eine wesentlich höhere Abortrate (44 %) hatten als die unter Lachgas-Sauerstoff stehenden (n = 123, Abortrate 13 %). Von 43 Ratten, die sich zwar in der Versuchskammer aufhielten, jedoch Luft einatmeten, abortierten 15 % (Abb. 4).

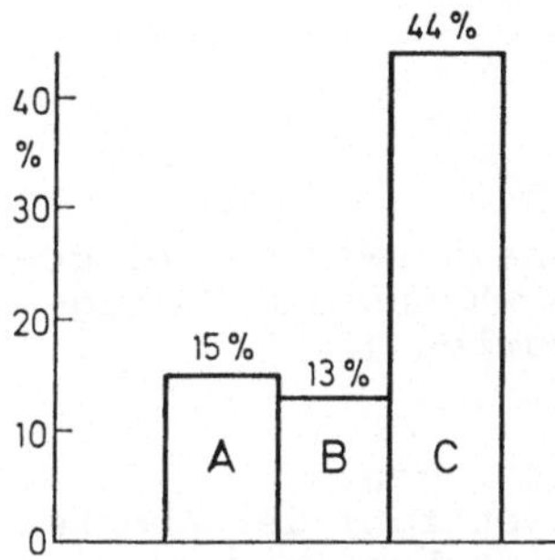

Abb. 4. Vergleich der Abortraten. A Luft, B Lachgas-Sauerstoff, C Lachgas-Sauerstoff + Halothane (2)

Am empfindlichsten reagierten die Tiere zwischen dem 7. und 9. Schwangerschaftstag auf Halothane (Abb. 5).

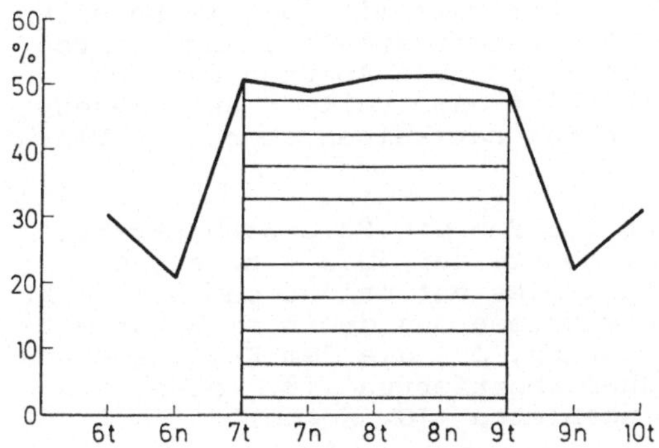

Abb. 5. Fehlgeburten zwischen dem 6. und 10. Schwangerschaftstag aller mit Halothane narkotisierten Tiere in % (2)

Um weiter zu untersuchen, wie sich die abortive Wirkung von Halothane zu Gaskonzentration und Zeitdauer der Applikation verhält, bildeten wir Gruppen mit verschiedener Halothane-Konzentration und Versuchsdauer:

Bei gleicher Halothane-Konzentration führte eine Verkürzung der Versuchsdauer zu einem Rückgang der Aborte, während eine Konzentrationserhöhung bei gleicher Versuchsdauer die Aborte steigerte.

Umgerechnet auf den Halothane-Verbrauch in Gramm kann man erkennen, daß sich die abortive Wirkung von Halothane proportional
zu der eingeatmeten Halothane-Menge verhält (Abb. 6).

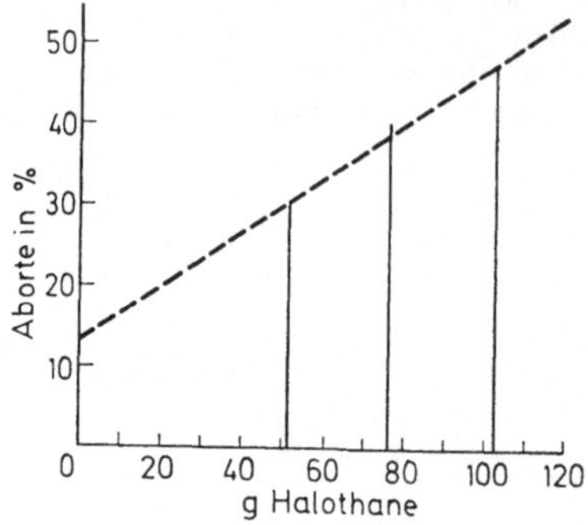

Abb. 6. Zusammenhang zwischen eingeatmeten Halothane-Mengen und Häufigkeit von Fehlgeburten (2)

Zu diesem Abschnitt läßt sich zusammenfassend sagen:
Nach unserer Statistik liegt die normale Prozentzahl der Aborte
bzw. Pseudograviditäten bei der Schwangerschaftsbestimmung
mittels Vaginalpfropf bei 15 %. Der Aufenthalt in der Versuchskammer bei Luftatmung erhöht die Zahl der Aborte nicht. Werden
die Tiere jedoch mit einem Halothane -Lachgas-Sauerstoff-Gemisch
anaesthesiert, steigt der Prozentsatz der Fehlgeburten auf 44 %.
Bei den Tieren, die ausschließlich einem Lachgas-Sauerstoff-
Gemisch ausgesetzt waren, lag die Abortrate mit 13 % im Bereich
der Norm. Die Tiere, die reinen Sauerstoff atmeten, abortierten
in 21 % der Fälle. Das häufige Vorkommen von Aborten bei den
mit Halothane narkotisierten Tieren ist daher allein auf dieses
Narkosemittel zurückzuführen, Lachgas hat keinen abortiven Einfluß.

Die Analyse unserer Studie ergab bei den mit Halothane narkotisierten Tieren einen Anstieg der Aborte auf 50,5 % zwischen
dem 7. und 9. Schwangerschaftstag. Dies entspricht dem Zeitpunkt
der Implantation und frühen Embryogenese und deckt sich gut mit
der in Stanford gemachten Beobachtung, daß die dem Halothane ausgesetzten Anaesthesistinnen früher abortierten (8. Woche) als
ihre Kolleginnen in anderen Fachgebieten (10. Woche).

Daß Halothane für schwangeres Operationssaal-Personal eine wirk-
liche Gefahr bedeutet, zeigt, wie aus unseren Ergebnissen erkennbar ist, der nahezu proportionale Anstieg von Fehlgeburten
zur eingeatmeten Halothane-Menge.

1.2.3. Skelettanomalien

Bei der mikroskopischen Untersuchung wurde zwar das gesamte
Skelettsystem erfaßt, das Hauptaugenmerk aber auf Wirbel- und
Rippenanomalien gerichtet, da sie die Mehrzahl der Skelettmiß-
bildungen ausmachten und nur sie statistisch verwertbar waren.
Abb. 7 zeigt den Fet eines unbehandelten Kontrolltieres. Alle
Wirbelkörper sind normal ausgebildet. Das Sternum fehlt. Es

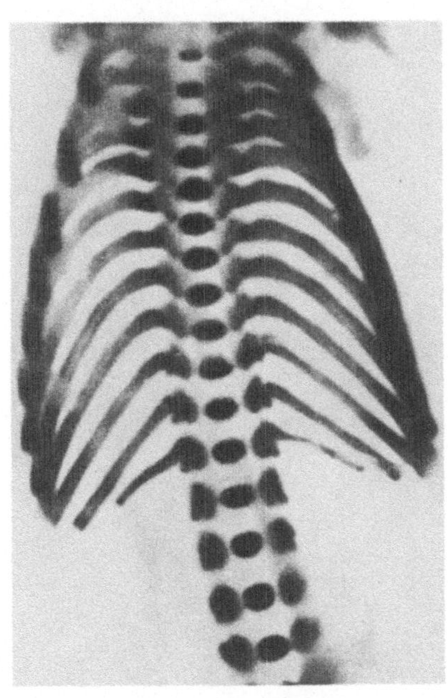

Abb. 7. Fet eines unbehandelten Kontrolltieres. Alle Wirbelkörper sind normal ausgebildet. Am LWK 1 befindet sich keine zusätzliche Rippe

wurde herausgeschnitten, um die darunterliegenden Ossifikationszentren der Wirbelsäule besser darstellen zu können.

1.2.3.1. Wirbelanomalien

Spontan kamen Wirbelanomalien mit 1,2 % relativ selten vor
(Kontrollgruppe). Es handelt sich hierbei vorwiegend um getrennte Ossifikationskerne der medialen Wirbelanlagen im Bereich
der unteren Brust- und oberen Lumbalwirbel, weiter um verti-
kale Doppelung der lateralen Kerne mit Skoliosebildung und
schließlich um gänzliches oder halbseitiges Fehlen der Medial-
kerne. Abb. 8 zeigt eine Wirbelanomalie mit Spaltbildung der
Wirbelkörper. Am 8. Brust- und am 1. Lendenwirbel sind die
Ossifikationszentren gehemmt. Zusätzlich findet sich eine Lum-
balrippe am LWK 1.

Abb. 9 zeigt die Anomaliefrequenz der Versuchsgruppe E (Versuchsbedingungen siehe Tabelle 1). Der deutliche Anstieg der
Wirbelanomaliequote am 9., teilweise auch am 10. Tag ist bemerkenswert.

1.2.3.2. Rippenanomalien

Spontan kamen Rippenanomalien bei unseren Tieren in 11,7 % vor.
Es handelt sich hierbei um zusätzliche Rippenelemente, die

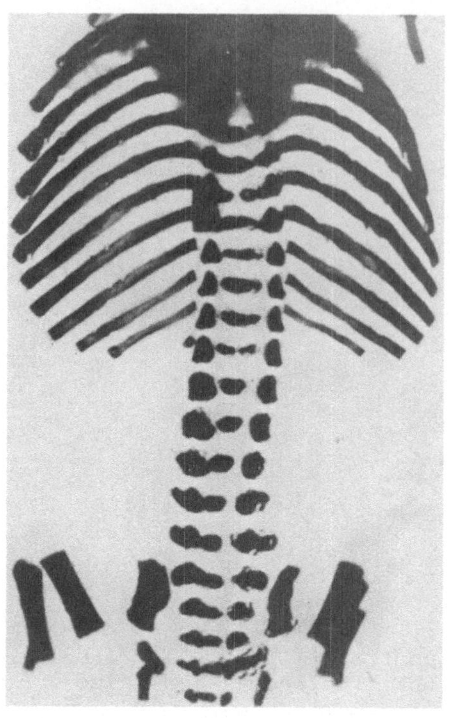

Abb. 8. Wirbelanomalie nach Halothane-Anaesthesie. Der Fet ist von dorsal fotografiert. Zusätzlicher Rippenstummel am 1. LWK

ihren Ursprung vom 1. Lumbalwirbel an hatten. Selten war die Diffusion zweier Rippen oder der Ursprung eines Rippenpaares von einem zusätzlichen Rippenkörper. Abb. 10 zeigt z.B. eine Rippenanomalie mit stark S-förmig deformierten Rippen und unregelmäßiger Ossifikation bei einem behandelten Tier.

In Tabelle 3 wurden die Durchschnittsquoten der Rippenanomalien den Maximalwerten gegenübergestellt. Die Rippenmißbildungen lagen am 9. Versuchstag besonders hoch, die durchschnittliche Anomaliequote war gegenüber der Kontrollgruppe signifikant erhöht (bis zu 28,3% - Versuchsgruppe F - gegenüber 11,7% s.o.). Im einzelnen ist zu sagen, daß eine Erhöhung der Halothanekonzentration auch zu einer Vermehrung der Rippenmißbildungen führt (Gruppe E: 0,8 % Halothane, 60 % Maximalwert; Gruppe F: 1,2 % Halothane, 92 % Maximalwert). Bei Betrachtung der Durchschnittswerte läßt sich dieser Trend bestätigen (Gruppe F: 1,2 % Halothane-Konzentration, höchster Durchschnittswert von 28,3 %). Einen hohen Durchschnittswert erhielten wir - analog zu den Wirbelmißbildungen - aber auch nach reinem Sauerstoff (Gruppe C: 27,3 %). Reiner Sauerstoff scheint demnach ebenfalls embryotoxisch zu wirken. Bei Zusatz von Halothane kommt eine teratogene Wirkung von Halothane nicht mehr zum Tragen.

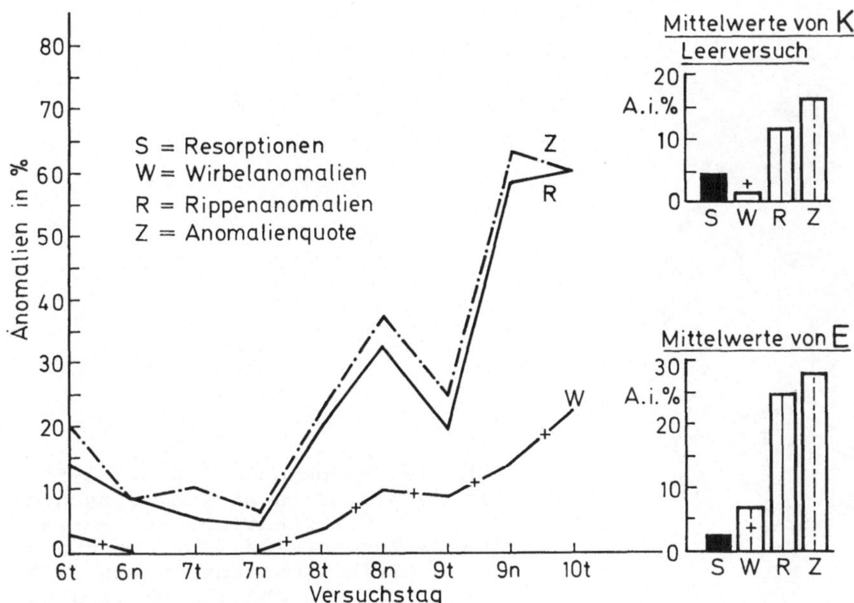

Abb. 9. Anomaliequote in %, Versuchsgruppe E (Versuchsbedingungen siehe Tabelle 1). Signifikante Zunahme der Rippenanomalien am 9. Tag

Tabelle 3. Gegenüberstellung der maximalen Rippenanomalien und der Durchschnittsquote

Versuchs-gruppe	Gasgemisch	Versuchsdauer (Stunden)	Rippenanomalien durchschnittlich	maximal
A	$0,8$ Vol.-% Hal. $1,5$ l O_2 $0,5$ l N_2O	12	$21,9$	$50,0$ %
B	Preßluft	12	$13,5$	$45,0$ %
C	2 l O_2	12	$27,3$	$47,0$ %
D	2 l O_2 $0,8$ Vol.-% Hal.	12	$27,5$	$82,8$ %
E	$0,8$ Vol.-% Hal. $1,5$ l O_2 $0,5$ l N_2O	6	$24,4$	$60,0$ %
F	$1,2$ Vol.-% Hal. $1,5$ l O_2 $0,5$ l N_2O	6	$28,3$	$92,0$ %

Hal. = Halothane

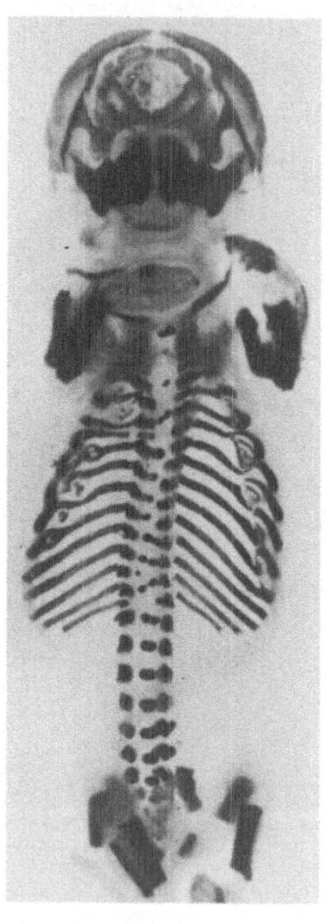

Abb. 10. Rippenanomalie mit s-förmig deformierten Rippen. Verschiebung der Ossifikationszentren im Brustwirbelbereich (BW). Trennung der Ossifikationszentren von BW 4-12. Der 2., 3. und 13. BW sind nur einseitig angelegt. Das Sternum fehlt. Es wurde herausgeschnitten, um den BW-Bereich besser darstellen zu können

Die Dauer der Exposition scheint, wenn sie in gewissen Grenzen liegt, keinen Einfluß auf die Zahl der Rippenmißbildungen zu haben; es besteht kein signifikanter Unterschied zwischen den 6stündigen (Gruppen E und F) und den 12stündigen Versuchen (Gruppen A und D). Wir können also annehmen, daß der Grad der Schädigung eines Rattenembryos weniger von der Dauer als von der Konzentration einer Halothane-Einwirkung abhängt.

Eine Übersicht über die Gesamtmißbildung des Skeletts, also über die Summe der Wirbel- und Rippenanomalien in den Versuchsgruppen D, E, F mit Halothane-Zusatz (Abb. 11) bestätigt nochmals die schon erwähnte Belastung gerade des 9. Versuchstages.

Zahlreiche Studien der letzten 30 Jahre haben gezeigt, daß die meisten Analgetika sowie auch einige Narkotika und Beruhigunsmittel die normale Zellteilung beeinflussen.

Wenn wir noch einmal zum Ausganspunkt unserer Studien, nämlich zu den Untersuchungen von BASFORD und FINK (1) zurückkehren, läßt sich sagen, daß die erschreckend hohen Prozentzahlen für Skelettanomalien, die damals sensationell waren, durch unsere Ergebnisse (andere Versuchsanordnungen: höhere Anzahl von Feten, gleichbleibende Versuchstemperatur) in Frage gestellt wurden (Tabelle 4).

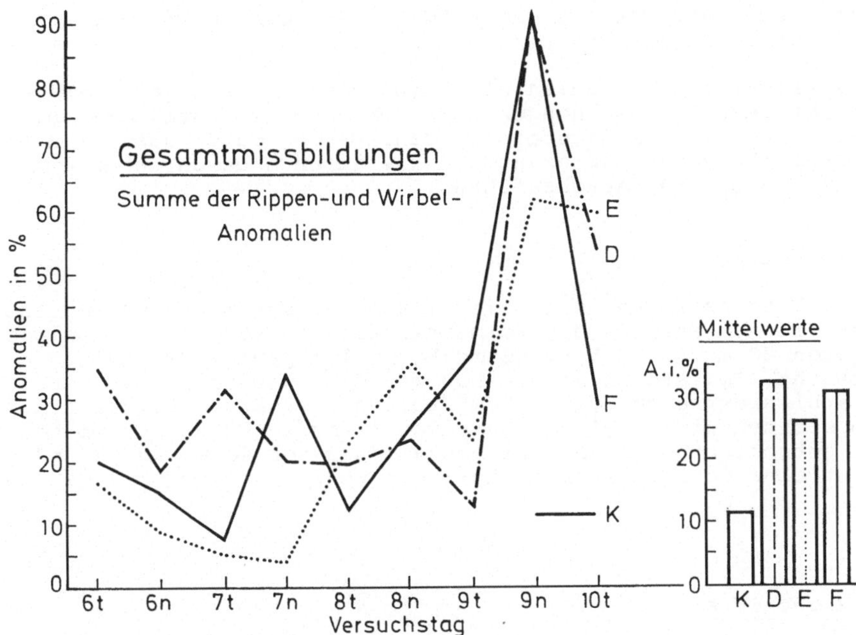

Abb. 11. Gesamtmißbildungen des Skeletts (Summe der Wirbel-
und Rippenanomalien). Signifikanter Anstieg am 9. Versuchstag
in den Gruppen mit Halothane-Zusatz (D,E,F)

2. Thiopental - Etomidate

Der folgende Vergleich über die teratogene Wirkung der Barbiturate läßt in noch größerer Deutlichkeit erkennen, daß den

Tabelle 4. Anomaliequote der Versuchsgruppe A (0,8 Vol.-% Halothane, 1,5 Liter Sauerstoff, 0,5 Liter N_2O).
Gegenüberstellung der Ergebnisse von BASFORD and FINK (<u>1</u>) und
dem eigenen Zahlenmaterial

Wirbelanomalien		
	BASFORD und FINK	DOENICKE et al.
Maximal	54,2 %	23,0 %
Durchschnitt	40,7 %	5,9 %

Rippenanomalien		
	BASFORD und FINK	DOENICKE et al.
Maximal	65,4 %	48,9 %
Durchschnitt	30,7 %	21,9 %

Erkenntnissen von BASFORD und FINK (1) aus dem Jahre 1968
Skepsis entgegengebracht werden muß.

Bei Literaturstudien fanden wir keine oder nur wenige Hinweise
auf teratogene Untersuchungen nach der Gabe von Barbituraten,
insbesondere nach Barbituratnarkosen. Es lag daher auf der Hand,
eine ähnliche Versuchsanordnung - wie anfangs beschrieben -
auch mit Thiopental durchzuführen.

2.1. Methodik

An zwei Rattenstämmen wurde die Wirkung dieser Substanz während
der kritischen Periode der Keimentwicklung durch eine einmalige
Dosis von 20 mg/kg KG bzw. 40 mg/kg KG Thiopental pro Ratte
untersucht. Im letzten Jahr haben wir die Untersuchungen mit
dem barbituratfreien Hypnotikum Etomidate ergänzt. Letzeres
verabreichten wir in einer Dosis von 12 mg/kg KG Ratte. Diese
Menge entspricht etwa der Thiopentaldosis von 40 mg/kg KG und
bewirkt eine Schlafzeit von 12-15 Minuten.

2.2. Ergebnisse

2.2.1. Thiopental

Während sich die Gewichtskurven der zum Vergleich mit Kochsalz
behandelten und der unbehandelten Tiere weitgehend deckten,
fiel die Gewichtskurve der mit Thiopental behandelten bis zum
2. Tag nach der Injektion hoch signifikant um 11,64 g ab
(Abb. 12). Bis zum Tag der Sektio konnte aber auch hier - wie
bei Halothane - der Gewichtsverlust wieder aufgeholt werden.

Bei den Gesamtanomalien hat der Stamm Wistar mit bis zu 64,77 %
eine dem Halothane vergleichbare Anomaliequote (Abb. 13). Die
Erhöhung der Thiopental-Dosis von 20 auf 40 mg/kg KG Ratte wirk-
te sich nur unwesentlich aus. Die Sprague-Dawley-Ratten lagen mit
nur bis zu 26,59 % deutlich tiefer (Abb. 14). Beide Stämme
waren am 9. bis 11. Tag der Schwangerschaft besonders empfind-
lich. Sowohl die Rippen- als auch die Wirbelanomalien entspra-
chen zahlenmäßig etwa denen nach Halothane.

Wie bei den Halothane-Untersuchungen haben wir auch in dieser
Serie den Schlaf-Wach-Rhythmus berücksichtigt. Wir konnten
feststellen, daß die Thiopental-Behandlung ohne Rücksicht auf
diesen sowohl am Mittag als auch am Abend dieselbe Anzahl an
Gesamtanomalien erzeugte.

2.2.2. Etomidate

Interessant war schließlich auch der Vergleich mit barbituratfreien Anaesthetika wie dem bei uns zur Erprobung verwendeten
Etomidate.

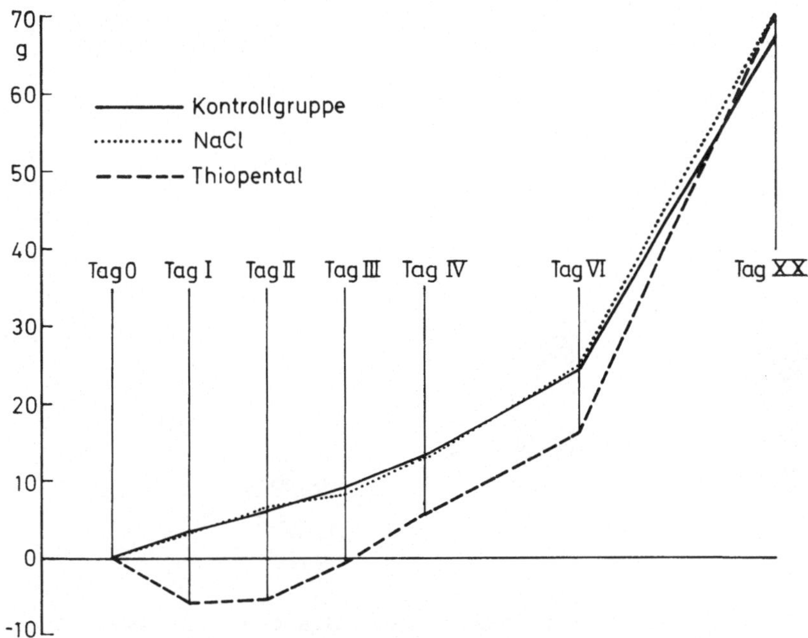

Abb. 12. Gewichtsverlauf der Muttertiere (in g) vom Stamm
Sprague-Dawley nach 40 mg Thiopental pro kg KG Ratte

Ein Gewichtsverlust der Muttertiere in den ersten Tagen nach
der Behandlung trat im Gegensatz zu den bisherigen Untersuchungen nicht ein (Abb. 15). Die Tiere begannen sofort nach der
Narkose wieder zu fressen.

Hinsichtlich der Skelettanomalien ist beim Sprague-Dawley-Stamm
unter Etomidate sogar eine signifikant geringere Zahl (2,69 %)
feststellbar als bei der Kontrollgruppe (9,31 %) (Abb. 14).
Bei den empfindlichen Wistar-Ratten lag die Gesamtzahl der
Anomalien nach Etomidate mit 10,28 % nur knapp über der Kontrollgruppe (9,21 %) (Abb. 13).

Auch die Zahl der Rippenanomalien erscheint nach Etomidate bei
beiden Stämmen im Vergleich zu Thiopental (Sprague-Dawley:
Steigerung vom Kontrollwert 9 auf 18 %, Wistar: Steigerung vom
Kontrollwert 20 auf 60 %) (Abb. 16) und auch zu Halothane (Tabelle 3, Gruppe A, Versuchswert 21,9 %) äußerst niedrig.

3. Zusammenfassung

Thiopental und Halothane - N_2O/O_2 führten in den ersten Tagen
nach der Anaesthesie zu einem hochsignifikanten Gewichtsverlust der Muttertiere.

Nach Thiopental erhöhte sich die Anzahl der spontanen Wirbelanomalien bei Sprague-Dawley-Ratten von 0 auf 4,6 %.

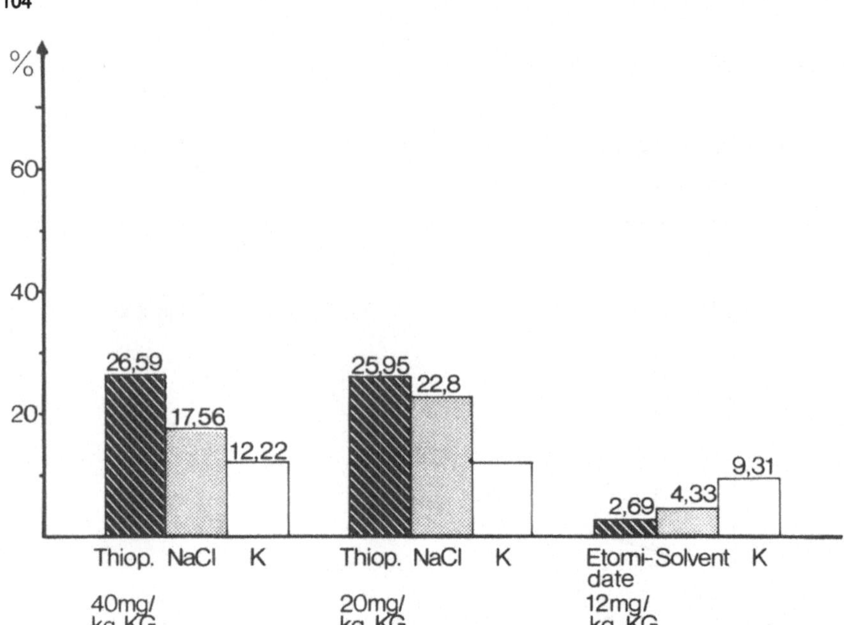

Abb. 13. Gruppe 2: Gesamtanomalien beim Stamm Wistar (Mittelwerte, 1258 Feten Thiopental, 1303 Feten Etomidate).
Die Kontrolltiere (K) der Thiopental- und der Etomidate-Serie
wurden jeweils parallel aus den zugehörigen Gruppen ausgewählt

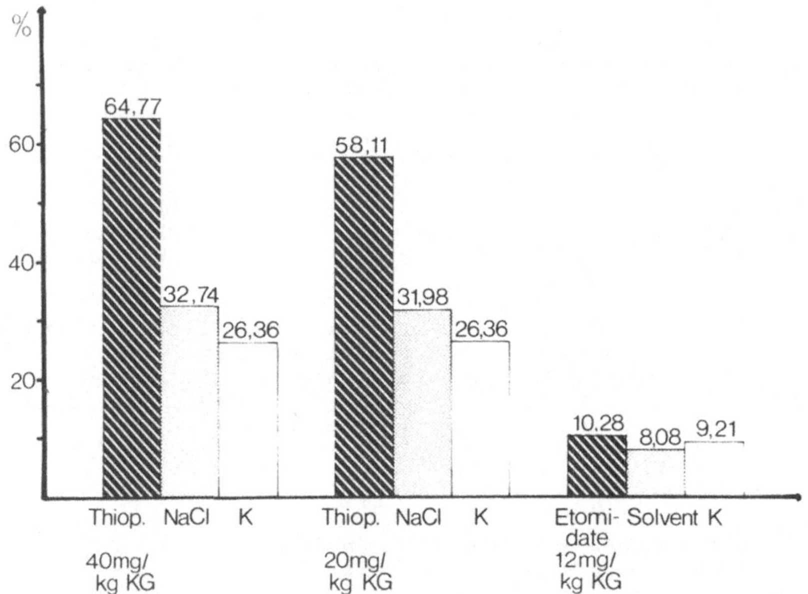

Abb. 14. Gruppe 2: Gesamtanomalien beim Stamm Sprague-Dawley
(Mittelwerte, 1288 Feten Thiopental, 1493 Feten Etomidate)
(Legende siehe Abb. 13)

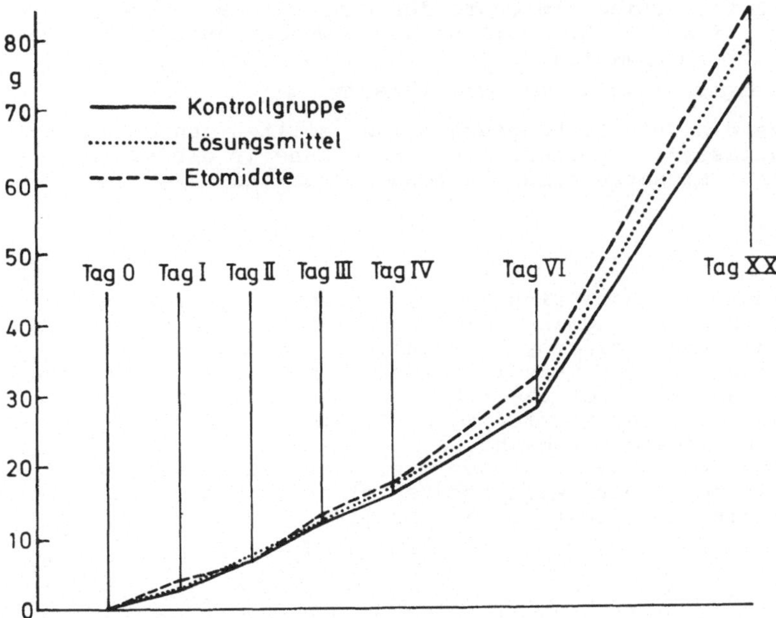

Abb. 15. Gewichtsverlauf der Muttertiere (in g) nach 12 mg/kg KG Etomidate. Stamm: Sprague-Dawley. Kein Gewichtsverlust nachweisbar

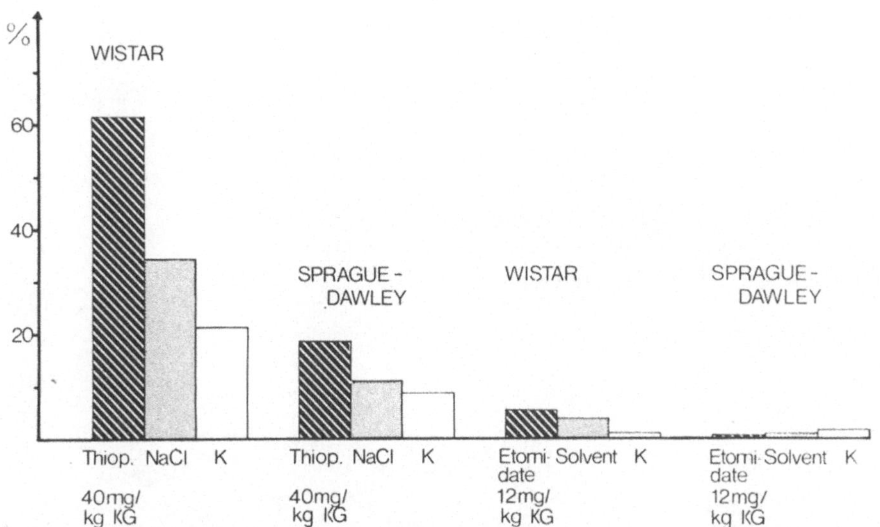

Abb. 16. Darstellung der Rippenanomalien (in %). Gegenüberstellung der Anomaliequote nach Thiopental und nach Etomidate (äquieffektive Dosierung)

Bei Wistar-Ratten stieg die Quote der Rippenanomalien von (Kontrollwert) 21 % auf 61 %. Ähnliche Werte wurden auch nach Halothane-Anaesthesie ermittelt.

Etomidate zeigte keine teratogene Wirkung.

Die vorliegenden Untersuchungsergebnisse sollten den Anaesthesisten veranlassen, Barbiturate und Halothane in den ersten Schwangerschaftsmonaten zurückhaltend zu verwenden.

4. Summary

Thiopental und halothane with N_2O/O_2 caused a highly significant weight loss in pregnant animals. Following administration of thiopental, the frequency of spontaneous anomalies of the spine in Sprague Dawley rats increased from O to 4.6 % and the incidence of anomalies of the ribs in Wistar rats increased from the control value of 21 % to 61 %. Similar results were obtained with halothane anesthesia.
Etomidate does not show teratogenic effects. The anesthesiologist should be careful with the use of barbiturates and halothane during the first few months of pregnancy.

Literatur

1. BASFORD, A., FINK, B.R.: The Teratogenicity of Halothane in the Rat. Anesthesiology **29**, 1167 (1968).
2. WITTMANN, R., DOENICKE, A., HEINRICH, H., PAUSCH, H.: Die abortative Wirkung von Halothane. Anaesthesist **23**, 30 (1974).

5. DIE WIRKUNG VON HALOTHAN [+] AUF DIE MIT ALLYLALKOHOL VORGESCHÄDIGTE RATTENLEBER

Von J. Lohmann, H. Schriewer, B. Beusker, W. Hillinger,
H. Freitag und H.M. Rauen

Die für die Anaesthesiepraxis bedeutungsvolle Frage nach einer
leberschädigenden Wirkung von Halothan (2-Brom-, 2-Chlor-,
1,1,1- trifluoräthan) behandelten wir vor kurzem monographisch
(1). Nach allen seitherigen Untersuchungen ist Halothan kein
primäres Hepatotoxikon, weder für das Versuchstier noch für den
Menschen. Den äußerst selten beobachteten Leberschädigungen
nach wiederholten Halothannarkosen bei Patienten mit Leberan-
amnese liegt möglicherweise eine Autoimmunreaktion (2) zugrunde.
Ein Halothanmetabolit, während der ersten oder zweiten Narkose
"stigmatisierter" Patienten entstanden, wirkt nach Bindung an
ein Protein als Vollantigen, das zur Sensibilisierung und bei
nachfolgender Halothannarkose zur Leberschädigung führt (3).
Hier handelt es sich also nicht um eine Organschädigung durch
direkte Wirkung des Anaesthetikums oder eines seiner Metaboliten, sondern um einen ganz anderen, im Einzelablauf noch un-
geklärten Wirkungsmechanismus.

Wirkt Halothan aber auf die nach allen zugänglichen Merkmalen
gesunde Leber nicht im Sinne einer über längere Zeit nachweisbaren, letztlich aber reparablen herdförmigen Nekrotisierung,
sondern vielleicht nur sehr vorübergehend zellmembranöffnend,
so daß einige lebereigene Enzyme kurzzeitig im Serum nachweisbar werden, stellt sich die Frage, wie dieses Mittel eine vorgeschädigte Leber beeinflußt.

Mit der Einschränkung, wieweit tierexperimentelle Beobachtungen
auf den Menschen übertragbar sind, haben wir diese Frage an
743 männlichen Ratten geprüft. Der Studie lagen Schädigungs-
modelle mit Tetrachlorkohlenstoff, Thioacetamid, Äthionin,
Dodecylsulfat und Allylalkohol zugrunde. Nur mit dem letzteren
Stoff beobachteten wir eine superponierende Leberschädigung
durch Halothan, mit den vorgenannten dagegen nicht.

Aus dem gesamten Kollektiv haben wir eine Gruppe von 50 mul-
tiplen Einzelergebnissen als repräsentativ ausgewählt. Die
übrigen konnten, da mit dem Teilkollektiv übereinstimmend, zunächst unberücksichtigt bleiben.

Als Parameter dienten leberspezifische Serumenzymaktivitäten,
freie Fettsäuren des Serums sowie die Gesamtlipide der Leber.
Sie wurden nach Wilcoxon-Test, t-Test und U-Test statistisch
behandelt sowie der Korrelations- und Diskriminanzanalyse

[+] Halothane ist der generic name. Die einzelnen Fabrikate besitzen geschützte Handelsnamen. Wir verwendeten ausschließlich Halothan Hoechst. Im folgenden gebrauchen wir die ver-
einfachte Bezeichnung Halothan.

- teilweise auf der IBM 360/65 des hiesigen Rechenzentrums -
unterworfen.[+]

Methodik

Substanzen: Allylalkohol rein, Merck; Halothan Hoechst

Methoden: Als Versuchstiere verwendeten wir etwa 200 g schwere,
männliche Wistarratten eines konventionellen Stammes der Zucht
S. Wündrich, 4401 Altenberge/Westf. Die Tiere blieben drei Tage
vor Versuchsbeginn zur Milieuadaptation unbeeinflußt in Makro-
lonkäfigen auf Holzspan- und Strohhäckseleinlage und bekamen
Altromin-Futter und Wasser ad libitum.

Allylalkohol wurde als 1,25 %ige wässrige Lösung unter leichter
Äthernarkose zweimal wöchentlich oral gegeben. Die Mengen sind
aus Tabelle 1 (Legende) zu ersehen.

Zur Halothanapplikation diente der handelsübliche Halothan-Vapor
der Fa. Dräger, Lübeck. Das Halothan-Luft-Gemisch wurde in einen
150 Liter fassenden Behälter gepumpt, in den die Versuchstiere
gesetzt wurden. Die Begasungszeit rechnete man ab Seitenlage
der Tiere.

Die Bestimmung der Serumenzymaktivitäten und der freien Fettsäuren des Serums wurde früher beschrieben (4). Die Gesamtli-
pidanalyse erfolgte nach FOLCH et al. (5), die der Triglyceride
mit dem Boehringer-Test Nr. 1598 unter Verwendung des Reaktions-
geschwindigkeitsanalysators 8600 der Firma LKB, die Phosphat-
bestimmung nach BARTLETT (6).

Abkürzungen

Die Numerierungen der Kürzel erscheinen auch in Tabelle 2
 1.   GOT = Glutamat-Oxalacetat-Transaminase (Serum)
 2.   GPT = Glutamat-Pyruvat-Transaminase (Serum)
 3.   GLDH = Glutamat-Dehydrogenase (Serum)
 4.   GL = Gesamtlipide (der Leber)
 5.   PL = Phospholipide (der Leber)
 6.   TG = Triglyceride (der Leber
 7.   C14 = Myristinsäure (Serum)
 8. C16:1 = Palmitoleinsäure (Serum)
 9.   C16 = Palmitinsäure (Serum)
10.   C18 = Stearinsäure (Serum)
11. C18:1 = Ölsäure (Serum)
12. C18:2 = Linolsäure (Serum)
        n = Anzahl der Meßwerte
       $\bar{m}$ = arithmetisches Mittel

[+] Bei der Rechenprogrammerstellung für den Großrechner halfen
uns die Herren Dipl.Ing. L. PENIN und Dipl. Math. R. FISCHER,
Institut für Arterioskleroseforschung, Münster/Westfalen,
wofür wir ihnen auch an dieser Stelle danken.

Tabelle 1. <u>GOT-, GPT- und GLDH-Aktivitäten sowie freie Fett-</u>
<u>säuren des Serums und Gesamtlipid-, Phospholipid- und Triglyce-</u>
<u>ridkonzentrationen der Leber</u>
Normalgruppe: Vier Wochen unbehandelte Tiere.
Kontrollgruppe: Tiere nach chronischer Allylalkoholintoxikation;
1. Woche zweimal je 5 mg, 2. Woche zweimal je 10 mg, 3. Woche
zweimal je 12,5 mg und 4. Woche zweimal je 15 mg Allylalkohol
(als 1,25 %ige wässrige Lösung) oral; am Ende der 4. Woche an
drei aufeinanderfolgenden Tagen jeweils einstündige Begasung
mit Luft (4 Liter/min).
Versuchsgruppe: Allylalkoholintoxikation wie bei der Kontrollgruppe, doch am Ende der 4. Woche an drei aufeinanderfolgenden
Tagen jeweils einstündige Begasung mit Halothan-haltiger Luft
(1,2 Vol.-%, 4 Liter/min).
Enzymaktivitäten in $U \cdot Liter^{-1}$; freie Fettsäuren in $\mu Mol \cdot Liter^{-1}$,
Lipide in mg pro g Leberfeuchtgewicht. - Angegeben sind Mittel-
werte und Standardabweichungen. Statistische Behandlung: Normal-
und Kontrollgruppe: * $2\alpha < 0,05$ (Rangsummentest nach Wilcoxon).
- Kontroll- und Versuchsgruppe: ↑ = $2\alpha < 0,05$, ↑↑ = $2\alpha < 0,01$,
↑↑↑ = $2\alpha < 0,001$ (t-Test)

		Normalgruppe	Kontrollgruppe	Versuchsgruppe	
Serum	GOT	$\bar{m}$ = 55,6±10,1 n = 10	$\bar{m}$ = 76,5±14 n = 20	$\bar{m}$ = 86,9±14,1 n % 20	↑
	GPT	$\bar{m}$ = 13,6±1,7 n = 10	$\bar{m}$ = 23,25±3,7 n = 20	$\bar{m}$ = 28,3±10,4 n = 20	
	GLDH	$\bar{m}$ = 0,6± 0,4 n = 10	$\bar{m}$ = 0,6±0,45 n = 20	$\bar{m}$ = 1,0±1,3 n = 20	
Serum	C14	$\bar{m}$ = 17,3±4,75 n = 10	$\bar{m}$ = 9,0±2,85 n = 20	$\bar{m}$ = 5,1±2,1 n = 20	↓↓↓
	C16:1	$\bar{m}$ = 43,6±13,8 n = 10	$\bar{m}$ = 30,45±14,3 n = 20	$\bar{m}$ = 17,5±5,7 n = 20	↓↓
	C16	$\bar{m}$ = 220,0±65,7 n = 10	$\bar{m}$ = 189,7±59,8 n = 20	$\bar{m}$ = 120,7±37 n = 20	↓↓↓
	C18	$\bar{m}$ = 46,6±10,1 n = 10	$\bar{m}$ = 63,8±12,9 n = 20	$\bar{m}$ = 48,95±11,3 n = 20	↓↓
	C18:1	$\bar{m}$ = 136,9±46,2 n = 10	$\bar{m}$ = 235,85±83,6 n = 20	$\bar{m}$ = 144,5±62,7 n = 20	↓↓↓
	C18:2	$\bar{m}$ = 412,7±120,8 n = 10	$\bar{m}$ = 519±226,9* n = 20	$\bar{m}$ = 338±115 n = 20	↓
Leber	GL	$\bar{m}$ = 38,1±2,7 n = 10	$\bar{m}$ = 35,9±4,3 n = 20	$\bar{m}$ = 41,6±3,8 n = 20	↑↑↑
	PL	$\bar{m}$ = 30,5±2,4 n = 10	$\bar{m}$ = 32,2±4,0 n = 20	$\bar{m}$ = 35,0±4,3 n = 20	↑
	TG	$\bar{m}$ = 8,1±1,7 n = 10	$\bar{m}$ = 7,2±2,9 n = 20	$\bar{m}$ = 11,85±3,5 n = 20	↑↑↑

110

Ergebnisse

Der Versuchsanlage entsprechend erfolgt die Ergebnisbeurteilung
aus statistischer Sicht und bezieht sich selbstverständlich
auf die Versuchsmodalität. Gegenüber den normal gehaltenen Tieren sind Enzymaktivitäten und freie Fettsäuren des Serums der
chronisch mit Allylalkohol intoxikierten Tiere (Kontrollgruppe)
dem Trend nach, aber nicht signifikant, erhöht oder vermindert
(Tabelle 1). Eine Ausnahme macht Linolsäure: sie ist auf dem
5%-Niveau signifikant erhöht. Gesamtlipide, Phospholipide und
Triglyceride der Lebern sind unverändert.

Die auf die chronische Allylalkoholintoxikation aufgepfropfte
Halothanbehandlung (Versuchsgruppe) bewirkt im Serum einen
signifikanten Aktivitätsanstieg an GOT, einen tendenziösen Anstieg an GPT und GLDH, einen signifikanten Abfall an freien
Fettsäuren (~ 35 %) und in der Leber einen signifikanten Anstieg an Gesamtlipiden, Phospholipiden und Triglyceriden
(~ 64 %)(die beiden letzteren als Fraktionen der ersteren).

Bei Kontroll- und Versuchsgruppen bestehen zwischen einigen,
aber nicht allen Parametern, positive Korrelationen (Tabelle 2).
Die Serum-GOT der Kontrollen korreliert(mit Ausnahme der Ölsäure) mit den freien Fettsäuren, GPT und GLDH korrelieren
nicht. Die Serum-GOT und -GPT der Versuchsgruppe korrelieren
nur mit der Serum-GLDH. Eine Korrelation zu den freien Fettsäuren des Serums wird vermißt, obgleich die letzteren signifikant vermindert sind und eine negative Korrelation erwartet
werden könnte. Bei beiden Gruppen korrelieren die Leberlipide
teilweise mit den freien Fettsäuren des Serums, es bestehen
aber keine Übereinstimmungen.

Tabelle 2. Korrelationsanalyse der Analysendaten aus Tabelle 1
für Kontroll- und Versuchsgruppen. + = positive Korrelation
(p < 5 %). Merkmalsbezeichnung s. Kürzeltabelle im Text

Kürzel	Nr.	Kontrollgruppe												Versuchsgruppe											
		1	2	3	4	5	6	7	8	9	10	11	12	1	2	3	4	5	6	7	8	9	10	11	12
GOT	1							+	+	+	+		+			+									
GPT	2															+									
GLDH	3																								
GL	4					+	+				+								+						
PL	5																								
TG	6										+														
C14	7								+	+	+										+	+	+	+	
C16:1	8									+	+											+	+	+	
C16	9										+	+											+	+	
C18	10																								+
C18:1	11																								
C18:2	12																								

Tabelle 3. Diskriminanzanalyse der Parameter aus Tabelle 1
I. Gegenüberstellung von Kontroll- und Versuchsgruppe; Merkmale: GOT, GL, PL, TG, C14, C16, C18:1 und C18.
II. Gegenüberstellung von Normalgruppe + Kontrollgruppe gegen Versuchsgruppe, Merkmale GOT, GPT, C16 und C18; von Normal-+ Versuchsgruppe gegen Kontrollgruppe, Merkmale: GOT, GPT, C16 und C18.
III. Gegenüberstellung von Normalgruppe gegen Versuchsgruppe, Merkmale: GL, TG, C14 und C18:1, bzw. Normalgruppe gegen Kontrollgruppe, Merkmale: GL, TG, C14 und C18:1; bzw. Kontrollgruppe gegen Versuchsgruppe, Merkmale: GL, TG, C14 und C18:1.
Die Merkmalauswahl erfolgte aufgrund ihrer Normalverteilung und annähernd gleicher Varianzen.

Gruppeneinteilung	Zuordnungswahr-scheinlichkeit in die richtige Gruppe			Zuordnungswahr-scheinlichkeit in die andere Gruppe	Differenz der Standardkoeffizienten	
I	>90%	>80%	>80%		GOT	-2,08
					GL	-1,05
Kontrollgruppe	11	4	1	1	PL	-0,99
n = 17					C14	-0,95
					C18	-0,95
Versuchsgruppe	10	2	4	1	TG	-0,85
n = 17					C18:1	-0,26
					C16	-0,17
Mahalanobiswert = 61 bei 8 Freiheitsgraden						
II	>90%	>80%	>80%			
Normalgruppe					C16	1,61
n = 10					C18	-0,83
+	4	4	12	8	GPT	-0,46
Kontrollgruppe					GOT	-0,14
n = 18						
Mahalanobiswert = 16 bei 4 Freiheitsgraden						

Tabelle 3. (Fortsetzung)

Gruppeneinteilung	Zuordnungswahr-scheinlichkeit in die richtige Gruppe			Zuordnungswahr-scheinlichkeit in die andere Gruppe	Differenz der Standardkoeffizienten	
II	$>90\%$	$>80\%$	$>80\%$			
Normalgruppe n = 10 + Versuchsgruppe n = 18	1	1	17	9	C18 GOT C16 GPT	0,58 0,21 −0,16 −0,02
Kontrollgruppe n = 18	O	O	14	4		
Mahalanobiswert = 6 bei 4 Freiheitsgraden						
III	$>90\%$	$>80\&$	$>80\%$			
Normalgruppe n = 10	5	2	O	3	C14 C18:1 TG GL	−3,19 −2,64 −2,63 −1,44
Versuchsgruppe n = 18	13	2	2	1		
Mahalanobiswert = 42 bei 4 Freiheitsgraden						
Normalgruppe n = 10	5	2	1	2	C18:1 C14 GL TG	−2,38 −1,73 −1,68 −0,18
Kontrollgruppe n = 19	9	2	7	1		
Mahalanobiswert = 35 bei 4 Freiheitsgraden						

Tabelle 3. (Fortsetzung)

Kontrollgruppe n = 19	9	2	6	2	GL TG	-0,77 -0,65
					C18:1	-0,64
Versuchsgruppe n = 18	5	2	9	2	C14	-0,45

Mahalanobiswert = 30 bei 4 Freiheitsgraden

Die Diskriminanzanalyse (Tabelle 3) zeigt, daß sich die Indi-
viduen der Kontroll- und Versuchsgruppen deutlich voneinander
trennen. Die Versuchsgruppe unterscheidet sich stärker von der
Normalgruppe als die Kontrollgruppe von der Normalgruppe. Faßt
man Normal- und Versuchsgruppen zu einer Gruppe zusammen, so
erreicht sie gegenüber der Kontrollgruppe nur einen Mahalanobiswert von 6. Normal- und Kontrollgruppe weisen gegenüber der
Versuchsgruppe einen solchen von 16 auf. (Die Höhe des Maha-
lanobiswertes ist ein Maß für die Trennwirksamkeit (7)). Wählt
man andere Parameter zur Diskriminierung zwischen Normal- und
Versuchsgruppe (Tabelle 3, III), erhält man einen Mahalanobiswert von 42, bei Gegenüberstellung der Normal- zur Kontrollgruppe 35 und bei Versuchs- gegen Kontrollgruppe 30.

Diskussion

15 Stunden nach einmaliger Allylalkoholintoxikation mit 7,5 mg
haben wir früher eine GOT-Aktivität von $194^{\pm}115,2$ (n = 19) und
eine GLDH-Aktivität von $34,3^{\pm}45,1$ (n = 19) im Rattenserum gemessen (8). Jetzt finden wir nach chronischer Allylalkoholintoxikation mit insgesamt 85 mg - über vier Wochen verteilt und
drei Tage nach der letzten Applikation - Werte von $76,5^{\pm}14$ bzw.
$0,6^{\pm}0,45$, gegenüber den Normalwerten von $55,6^{\pm}10,1$ bzw. $0,6^{\pm}0,4$.
Es entspricht der Erfahrung, daß auch nach chronischer Schädi-
gung mit anderen lebertoxischen Substanzen, zum Beispiel mit
Tetrachlorkohlenstoff (9), die Serumenzymaktivitäten niedriger
liegen als nach akuter Schädigung, doch sind bei den hier erwähnten und auch bei anderen Beobachtungen die Enzymaktivitäten nach chronischer Schädigung gegenüber den "Ruhewerten"
nicht statistisch zu sichern. Das gleiche gilt für die freien
Fettsäuren des Serums, mit Ausnahme von Linolsäure, und für
die Leberlipide. Der akute Nekrotisierungsprozeß scheint bis
auf einen Rest abgeklungen zu sein, das Primärtoxikon wird
nicht mehr ausreichend metabolisiert (Allylalkohol $\longrightarrow$ Acrolein;
$CCl_4 \longrightarrow {}^{\cdot}CCl_3$), weil die zu diesen Vorgängen enzymaktivsten
Parenchymzellen eingegangen sind oder das Primärtoxikon zu
enzymaktiven Zellen nicht mehr in ausreichenden Konzentrationen transportiert wird.

Bei akuter Vorschädigung mit Allylalkohol erzeugt Halothan,
beobachtet anhand der Serumenzymaktivitäten keine Zusatzintoxikation (10). Anders ist es bei chronischer Vorschädigung:
Serumenzymaktivitäten steigen an, Serumfettsäuren fallen ab
und Leberlipide steigen an. Der Lebernekrose-Prozeß wird in
der chronisch vorgeschädigten Leber deutlich, aber nicht sehr
stark aktiviert, die Lipidhomöostase wird gestört. Was die
Serumenzymaktivitäten anbelangt, so mag daran erinnert werden,
daß in der Rattenleber GOT zu 59 % mitochondriales und zu 41 %
cytosolisches, GPT ausschließlich cytosolisches und GLDH ausschließlich mitochondriales Enzym ist (11, 12). Da GOT und
GPT stärker ansteigen als GLDH, darf mit Vorsicht geschlossen
werden, daß die Zusatzintoxikation durch Halothan nicht bevorzugt die Mitochondrienmembran, sondern die Zellmembran schädigt,
doch liegen keine Kenntnisse über die Zeitfunktionen der Halo-
than-Zusatzintoxikation vor.

Wir können nichts darüber aussagen, ob die Störung der Lipidhomöostase durch Halothan im vorgeschädigten Organ leberexogen
oder -endogen ist. Im ersteren Fall würde der Fettsäurenabfall
im Serum auf einer Hemmung der Triglyceridlipase in den Fett-
speichern, im letzteren auf einer erhöhten katabolen oder ana-
bolen Fettsäurenutilisierung beruhen. Der Lipidanstau in der
Leber hinwiederum, der wohlgemerkt nicht nur Triglyceride sondern auch Phospholipide betrifft, könnte auf erhöhtem Anabolis-
mus oder - infolge verminderter Proteinbiosynthese - auf verminderter Ausfuhr aus der Leber beruhen.

Wie auch diese Interpretationen sein mögen, die hier vorgeleg-
ten Ergebnisse sollten über das Experiment hinaus den Praktiker
im klinischen Bereich veranlassen, dem Leberstatus vor Halo-
than-Applikation - so wie es in der eingangs erwähnten Monogra-
phie auf Seite 7 unter Punkt 3 heißt: "der Funktionszustand
der Leber muß vor seiner Anwendung unter allen Umständen ermittelt werden" - erhöhte Aufmerksamkeit zu widmen.

Summary

Chronic treatment of rats with allyl alcohol produces liver
damage. When these pretreated animals were exposed to halothane
further damage of the liver was produced. Parameters studied
and compared were GOT, GPT, GLDH, and free fatty acids of the
serum as well as total lipids, phospholipids, and triglycerides
of the liver. Several statistical tests were performed to
evaluate the result.

Zusammenfassung

Auf die chronisch mit Allylalkohol vorgeschädigte Rattenleber
wirkt Halothan zusätzlich schädigend. Parameter waren GOT-,
GPT-, GLDH-Aktivitäten sowie freie Fettsäuren des Serums und
Gesamtlipide, Phospholipide und Triglyceride der Leber. Zur
statistischen Bearbeitung der Meßgrößen dienten außer Signi-
fikanztests multivariante Rechenverfahren für Korrelation und
Diskriminanz.

Literatur

1. RAUEN, H.M.: In: Halothane und Leber, Arzneimittelforschung,
   24. Beiheft, Editio Cantor KG., Aulendorf/Württ., 1973.
2. KLATSKIN, G.: Halothane-induced hepatic injury. III. Internat. Freiburger Lebersymposion "Arzneimittel und Leber",
   Freiburg, 12.-14.10.1973.
3. STIER, A.: Metabolism of halothane. III. Internat. Freiburger Lebersymposion "Arzneimittel und Leber", Freiburg,
   12.-14.10.1973.
4. RAUEN, H.M., SCHRIEWER, H., GEBAUER B., ABU TAIR, M.,
   RÜTHER, N., THE, L.G.: Multivariate Analyse experimenteller
   Leberschädigungen. Normalparameter des Rattenserums. Arznei-
   m.-Forsch. (Drug Res.) $\underline{23}$, 108 (1973).
5. FOLCH, J., LEES, M., SLOANE-STANLEY, G.A.: A simple method
   for the isolation and purification of total lipides from
   animal tissues. J. biol. Chem. $\underline{226}$, 497 (1957).

6. BARTLETT, G.R.: Phosphorus assay in column chromatography, J. biol. Chem. $\underline{234}$, 466 (1959).

7. ROSSNER, R.: Diskriminanzanalyse. In: E. Walter: Statistische Methoden II, Springer-Verlag Berlin-Heidelberg-New York, 1970.

8. RAUEN, H.M., SCHRIEWER, H.: Die antihepatotoxische Wirkung von Silymarin bei experimentellen Leberschädigungen der Ratte durch Tetrachlorkohlenstoff, D-Galaktosamin und Allylalkohol. Arzneim.-Forsch. (Drug Res.) $\underline{21}$, 1194 (1971).

9. SCHRIEWER, H., PENIN, L., RAHMEDE, D., RIESE, B., RÜTHER, N., THE, L.G., GEBAUER, B., ABU TAIR, M., RAUEN, H.M.: Multivariate Analyse der chronischen Leberschädigung der Ratte durch CCl_4 und die Wirkung des Silymarins. Arzneim.-Forsch. (Drug Res.) $\underline{23}$, 149 (1973).

10. SCHOLLER, K.L., SCHRÖTER, R.: Zur Frage der Verstärkung des Allylalkoholschadens der Rattenleber durch Halothan. Klin. Wschr. $\underline{46}$, 207 (1968).

11. DEDUVE, C., WATTIAUX, R., BAUDHUIN, P.: Distribution of enzymes between subcellular fractions in animal tissues, Adv. Enzymol. $\underline{24}$, 291 (1962).

12. SCHMIDT, E., SCHMIDT, F.W.: Das Verteilungs-Muster einiger Enzyme in der menschlichen Leber und seine Veränderungen unter der Zell-Schädigung, Enzymol. biol. clin. $\underline{3}$, 73 (1963).

6. Cytologische Leberveränderungen nach chronischer Anwendung von Halothan und Methoxyfluran im Tierexperiment

Von G. Schaude

Wir wissen schon seit geraumer Zeit, daß viele Fremdstoffe und Pharmaka im Tierexperiment zu einer Vergrößerung der Leber führen. Zu diesen Substanzen gehören auch Halothan und Methoxyfluran, die nach biochemischen und elektronenmikroskopischen Befunden einem Wirkungstyp zuzuordnen sind, der die Neutralfette vermehrt, den Glykogenstoffwechsel beeinträchtigt und die Mitochondrien schädigt.

Bei der Albinomaus ist die wichtigste, histologisch erkennbare Veränderung neben einer im Läppchenzentrum beginnenden Vergrößerung und Verfettung der Leberzellen (Abb. 1 und 2) die Glykogenentspeicherung, wobei auch Kernglykogen auftritt (Abb. 3). Außerdem sind Einzelzellnekrosen zu beobachten.

Ich berichte hier über einige, für den anstehenden Fragenkomplex nicht unwesentliche, cytologische Ergebnisse.
Wir versuchten, neben lichtmikroskopischen Gewebsanalysen mit zähl- und meßtechnischen Methoden in der Leber der weißen Maus

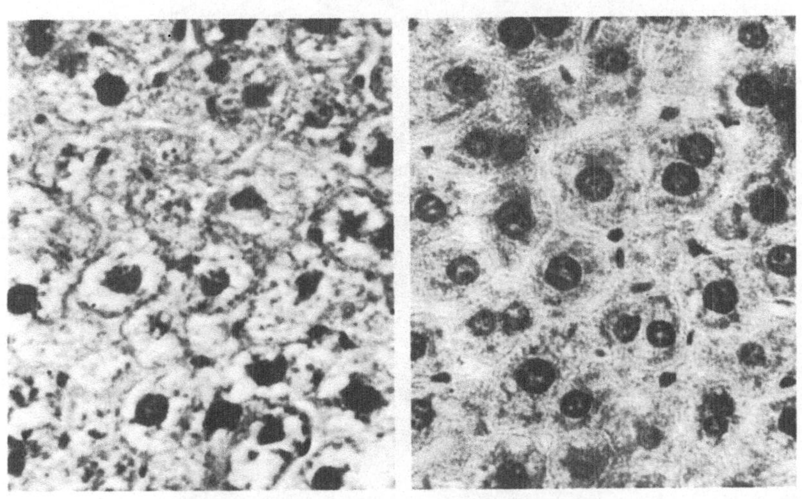

Abb. 1. Mittlere Leberzellgröße bei der Maus (♂) nach 6-monatiger Inhalation von tgl. 1 Std 0,7 Vol.-% (SK 50) Halothan (Verfettung und Glykogenentspeicherung) im Vergleich mit der Kontrolle SK 50 = 50 %ige Seitenlagenkonzentration
Formalinfixierte Paraffinschnitte, PAS-Reaktion
Vergrößerung: Orthomat-Objektiv 1:40, Okular 10

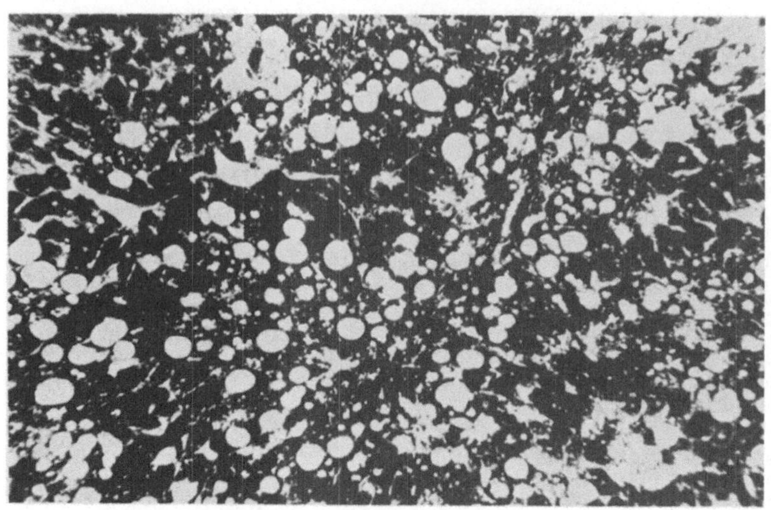

Abb. 2. Großtropfige zentrale Leberzellverfettung bei der Maus
(♂) nach 4-wöchiger Inhalation von täglich 1 Std. 0,6 Vol.-%
(SK 100) Methoxyfluran
SK 100 = 100 %ige Seitenlagenkonzentration
Formalinfixierter Gefrierschnitt, Fettfärbung mit Scharlachrot
Vergrößerung: Orthomat-Objektiv 1:10, Okular 10
Schwarz-Weiß-Kontrastbild

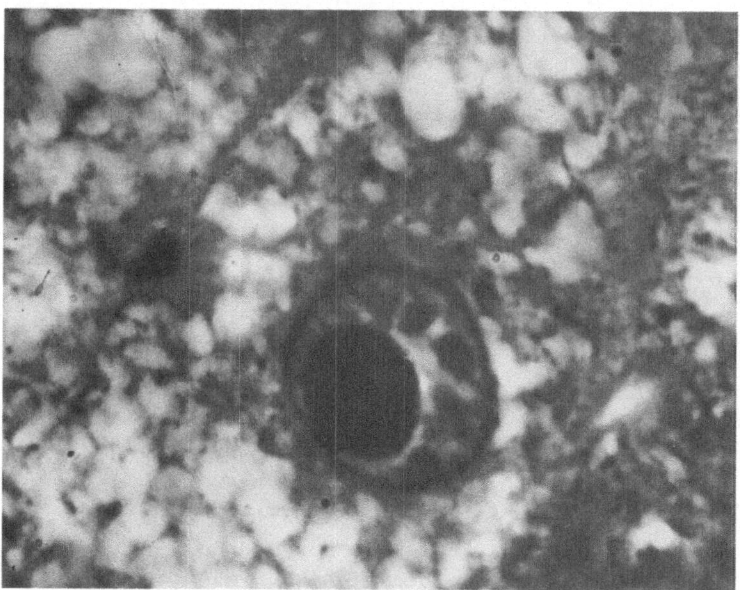

Abb. 3. Leberzelle der Maus nach 4 Wochen Methoxyfluran (tgl.
1 Std. 0,6 Vol.-%).
Kernglykogen und Verfettung

(Stamm NMRI, IVANOVAS, Kisslegg/Allgäu) morphologische Äquivalente für das Leberwachstum nach Fremdstoffeinwirkung zu erfassen und zu differenzieren.

Ein Parameter für die Beurteilung der Art des Organwachstums
ist die Zelldichte, d.h., die Zellzahl pro Flächeneinheit im
histologischen Schnitt. Die Zelldichte nimmt unter der chronischen Einwirkung von Halothan und Methoxyfluran ab. Das bedeutet, daß die Leber - zumindest für eine bestimmte Zeit - vorwiegend durch Volumenzunahme der einzelnen Leberzelle, also
durch Hypertrophie, nicht aber durch Zellvermehrung im Sinne
der Hyperplasie wächst. Innerhalb des Hepatons werden dabei
zentrale und intermediäre Zone bevorzugt. Zwar ist im Initial-
stadium der Applikation vorübergehend ein Anstieg der Mitoserate
festzustellen, es handelt sich hierbei jedoch um eine temporär
begrenzte Zellumsatzsteigerung, die auf die Lebergröße selbst
keinen Einfluß hat (3, 8, 11).

Untersuchen wir die Leber autoradiographisch, indem wir die
Tiere radioaktiv markieren (z.B. mit ^{3}H-Thymidin), so wird
dieses Thymidin während der DNS-Verdoppelungsphase des Zell-
zyklus in die DNS eingebaut. Belegt man auf diese Weise markierte Organschnitte mit einem hochempfindlichen Film, so entsteht
nach ausreichend langer Expositionszeit und nach Entwicklung
der Filmpräparate als photographisches Bild eine schwarze Kör-
nelung von metallischem Silber über synthetisierenden, also
^{3}H-Thymidin einbauenden Kernen: Man hat ein Autoradiogramm (9).
Diese Silberkörner werden mit geeigneter Mikroskopbeleuchtungs-
einrichtung zur Reflexion gebracht. Sie leuchten hellgrün auf
und erscheinen im Schwarz-Weiß-Bild hart weiß (Abb. 4). Der
prozentuale Anteil dieser markierten Kerne an der Gesamtzellzahl
pro Flächeneinheit ergibt den ^{3}H-Index als Maß für die DNS-
Syntheseaktivität des Gewebes.

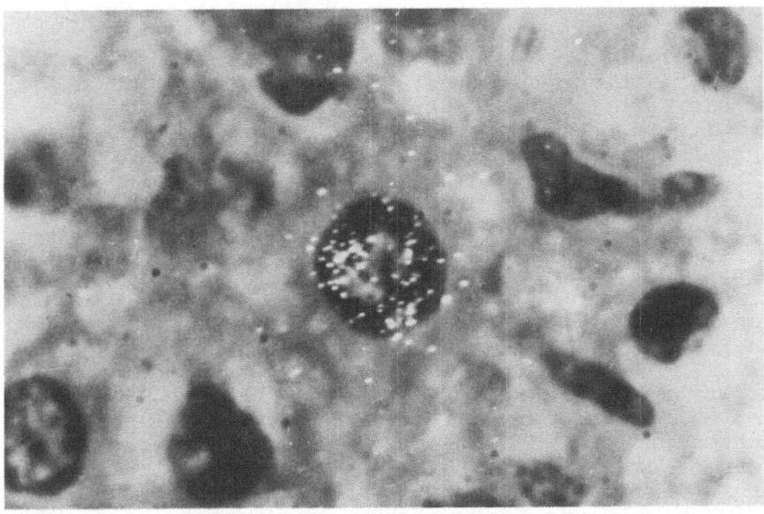

Abb. 4. ^{3}H-Thymidin-markierter Leberzellkern (Autoradiogramm)

Im allgemeinen erwarten wir als Folge der DNS-Verdoppelung eine mitotische Teilung und bestimmen analog zum ^{3}H-Index durch Auszählung der Mitosefiguren den Mitose-Index. Bei chronischer Anwendung von Halothan und Methoxyfluran ist der ^{3}H-Index gesteigert, Mitosen fehlen aber weitgehend. Daraus resultiert, daß weitaus die Mehrzahl der Synthesekerne ihr Volumen im Sinne der Polyploidisierung vermehrt hat.

Für die Analyse von Zell- bzw. Kerngröße und Leberwachstum hat das Ploidiespektrum des Organs große Bedeutung (7).

Bekanntlich hat die Körperzelle einen diploiden Kern, d.h. der Kern enthält den doppelten Chromosomensatz. Durch ganzzahlige Vervielfachung des diploiden Chromosomensatzes - also DNS-Replikation ohne Kernteilung - kommt es zur Tetra-, Octo- und höheren Ploidie, zur Polyploidie. Da es sich hierbei um vollständige Chromosomensätze handelt, spricht man von Euploidie.

Begrenzte Polyploidisierung ist im Verlauf des normalen Leberwachstums ein physiologischer Vorgang. Das Kernspektrum der Maus ist z.B. von Haus aus polyploid, vorwiegend tetraploid.

Enthält ein Kern ganzzahlige Vielfache des haploiden Chromosomensatzes, ist er beispielsweise tri- oder hexaploid. Wir sprechen dann von Heteroploidie, wie sie nach Phenobarbital zu beobachten ist (Abb. 5).

Auch hierbei handelt es sich um Euploidie, da ja vollständige Chromosomensätze vorliegen. Vergrößert sich der Kern nur um einen Teilbetrag des Chromosomensatzes, so sprechen wir von Hyperploidie, Hyperdi-, Hypertetraploidie. Diese Hyperploidie ist aneuploid, da solche Kerne gestörtes Chromosomenmaterial enthalten (Abb. 6).

Zur Klassifizierung des Ploidiespektrums kann man den Kerndurchmesser für die Ermittlung von Karyogrammen (1) (Abb. 5 und 7) verwenden oder die DNS der Einzelkerne quantitativ nach spezifischer DNS-Darstellung, z.B. durch die FEULGEN-Reaktion bestimmen. Mit dem Mikroskopphotometer wird dann die Farbstoffabsorption oder die Farbstofffluoreszenz als Lichtmeßwert, für radioaktiv markierte Kerne in Autoradiogrammen dementsprechend der Reflexionsmeßwert erfaßt. Die größenordnungsmäßige Häufigkeitsverteilung der Meßwerte ergibt das DNS-Histogramm (10) (Abb. 6 und 8). Hieraus läßt sich der Ploidiestatus des Gewebes ablesen. Bei Autoradiogrammen wird nicht das Gesamtspektrum sondern werden nur die zum Untersuchungszeitpunkt synthetisierenden Kernklassen erfaßt (Abb. 6).

Und nun zu den entsprechenden Ergebnissen nach Halothan und Methoxyfluran:

Chronische Exposition - die Tiere inhalierten täglich 1 Stunde lang 0,7 Vol.-% Halothan, bzw. 0,4 Vol.-% Methoxyfluran (= 50 %ige Seitenlagenkonzentration - SK -) - ruft zunächst eine reguläre Polyploidisierung hervor, aus der, bei Methoxyfluran früher als bei Halothan, hyperdi-, hypertetra- und hyperoctoploide Kerne, also ein aneuploides Kernspektrum, hervorgehen (Abb. 8). Die Aneuploidie verdient insofern höchste Aufmerksamkeit, als

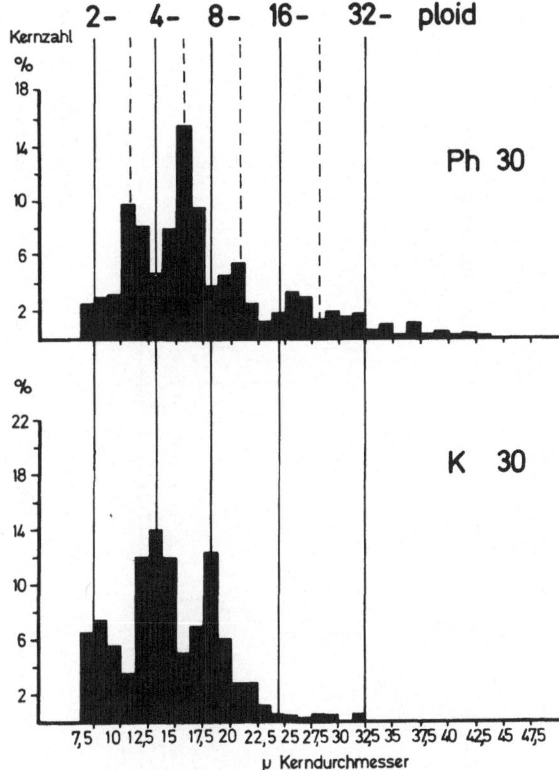

Abb. 5. Häufigkeitsverteilung der Kerngrößen in der Leber der
Maus (♂)
- Karyogramm -
K   30   Kontrolle
Ph   30   Heteroploidie nach 30-wöchiger Einwirkung von Phenobar-
          bital-Na
Formalinfixierte Paraffinschnitte, H.E.-Färbung

sie ein Charakteristikum maligner Tumoren darstellt und bei der
chemischen Carcinogenese, etwa durch Diäthylnitrosamin (2)
(DÄNA), lange vor der Tumormanifestation irreversibel aneuploide Kerne vorgefunden werden, d.h., selbst wenn die Substanz
in einem frühen Stadium abgesetzt wird, entstehen in jedem Falle Carcinome (Abb. 6).

Die Aneuploidie, die bei Halothan und Methoxyfluran auftritt,
ist aber nach Behandlungsstop - wir haben eine 30-wöchige Exposition mehrere Monate nach Substanzentzug geprüft - noch
vollständig reversibel. Bei Dosierung des Methoxyfluran in nicht
meßbaren Spuren, aber durch Dauerinhalation, ist die Hyperploidie bereits nach 72 Stunden nachweisbar und ebenfalls reversibel (Abb. 8). (Die Leber ist nach dieser Zeit bereits
vergrößert und verfettet). Möglicherweise ist die aufgenommene

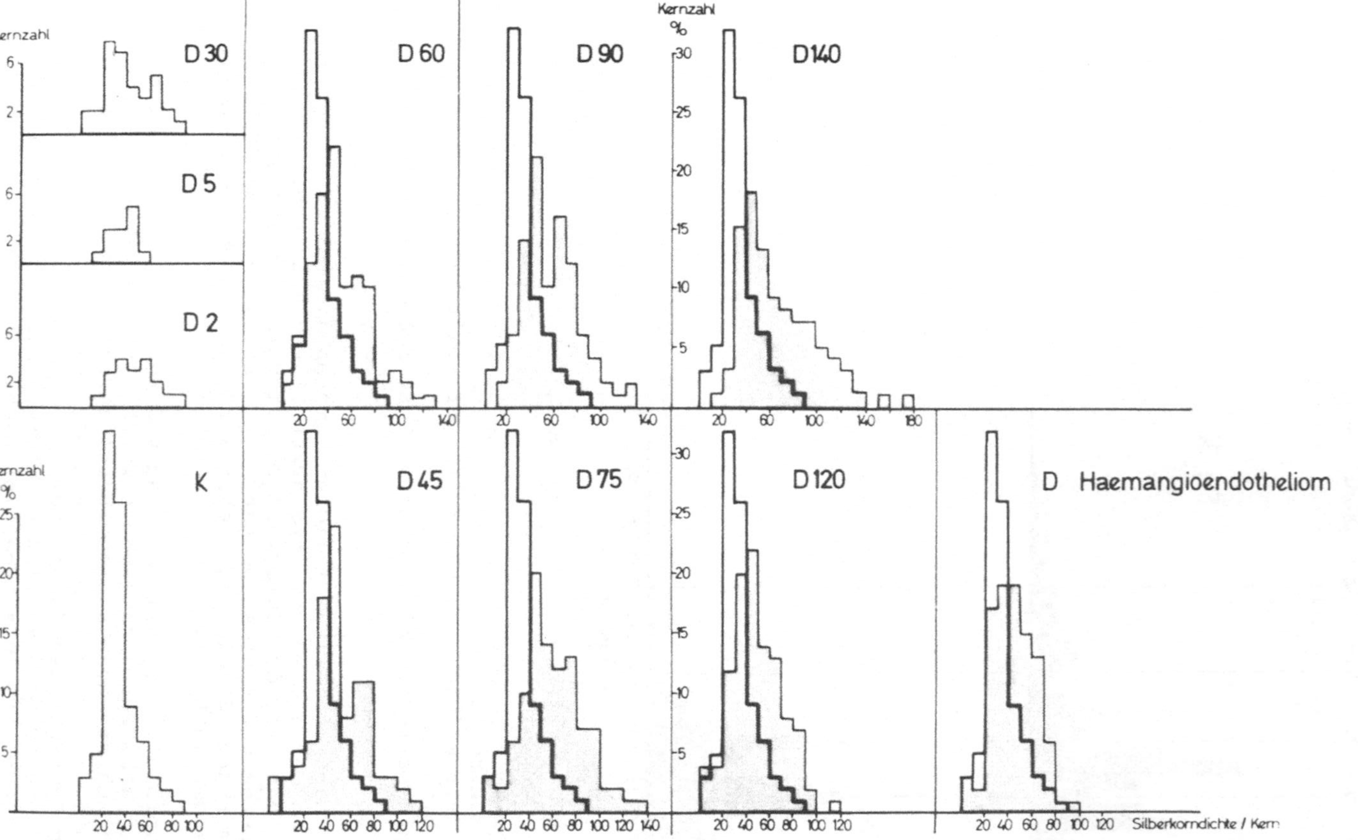

Abb. 6. Histogramme des Extraparenchyms der Leber ($\male$ Maus) während einer DÄNA-Langzeitbehandlung (2, 5, 30 usw. Einwirkungstage)
Reflexionsmessung der Silberkorndichte (^{3}H-Thymidininkorporation) der Kerne. Autoradiogramme: K = Kontrolle, D = DÄNA

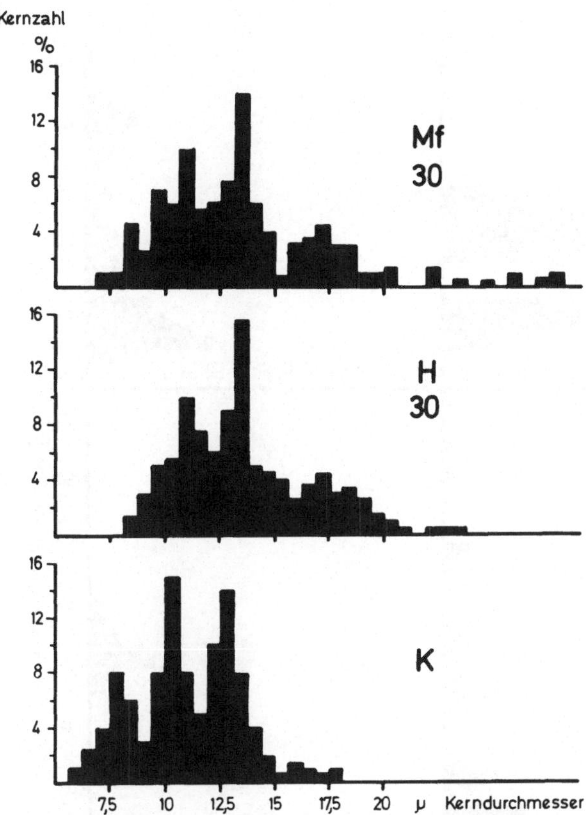

Abb. 7. Häufigkeitsverteilung der Kerngrößen in der Leber
(♂ Maus) - Karyogramm - nach 30-wöchiger Inhalation (tgl. 1
Stunde) der SK 50 von Halothan und Methoxyfluran
SK 50 = 50%ige Seitenlagenkonzentration
K   Kontrolle
H   30   Hyperploidie nach Halothan
Mf 30   Hyperploidie nach Methoxyfluran
H.E.-Färbung

Methoxyfluranmenge aber größer als angenommen, da wahrscheinlich die im Inhalationskäfig befindlichen Futterpellets Substanz adsorbiert hatten, so daß via Magen zusätzlich Methoxyfluran zur Wirkung kam. Die Tiere schliefen aber nicht.

Immerhin zeigte das Experiment, daß bei kontinuierlicher Verab-
reichung eine größere Schädlichkeit besteht als bei der Inter-
vallbehandlung von jeweils 1 Stunde Einwirkungsdauer und 23
Stunden Erholungspause.

Einen ähnlichen Effekt sehen wir bei Phenobarbital: Die täglich
einmalige intraperitoneale Injektion ergibt eine geringere
Lebervergrößerung als die orale Applikation, die zu einer gewissen Dauerwirkung führt. Jüngste Versuche zeigten nach

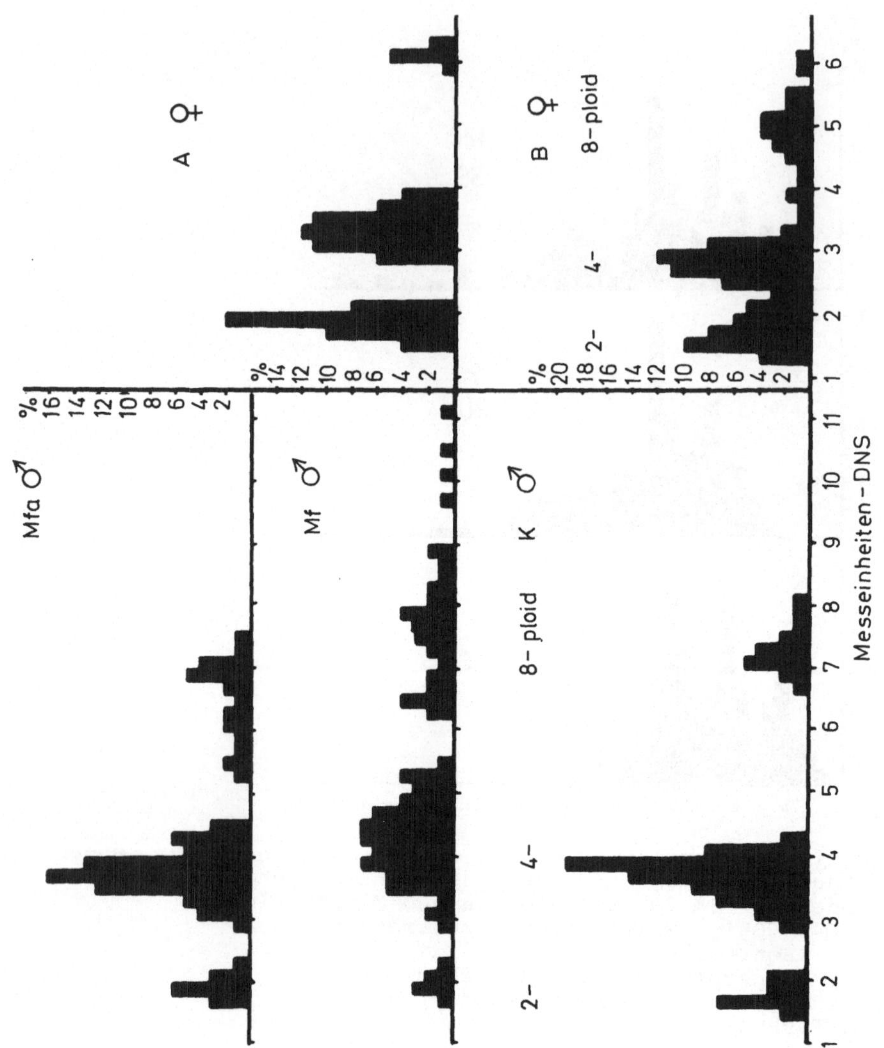
Mfa ♂
Mf ♂
K ♂
A ♀
B ♀
8-ploid
4-
2-
%
Messeinheiten-DNS

Abb. 8. Anaeuploidie nach Methoxyfluran und nach DÄNA
a. Histogramme der Leber (♂ Maus) nach 72-stündiger Dauerinhalation von
   weniger als 0,05 Vol-%
Methoxyfluran und 8 Tage nach Absetzen der Substanz
DNS-Absorptionsmessung
K   Kontrolle
Mf   Hyperploidie nach Methoxyfluran-Applikation
Mfa   Weitgehende Normalisierung des Kernspektrums nach Absetzen
      der Substanz
Formalinfixierte Tupfpräparate, Färbung nach FEULGEN
b. Histogramme der Leber (♀ Maus) nach 5-wöchiger DÄNA-Behandlung
DNS-Absorptionsmessung
A   Parenchymzellen
B   Extraparenchymzellen
      K   Kontrolle
      D   Hyperploidie nach DÄNA
Formalinfixierte Tupfpräparate, Färbung nach FEULGEN

einmaliger oraler Gabe von Halothan makroskopisch schon eine
deutliche Beeinträchtigung der Leber. Die Versuche sind noch
nicht abgeschlossen. Vielleicht ergibt diese Methode ein Modell
für die kontinuierliche Behandlung mit kleinen Dosen. Untersuchungen in dieser Richtung erscheinen sinnvoll, um zu erfahren,
nach welcher Dosis und Einwirkungsdauer wieviel Zeit erforderlich ist, um eine restitutio ad integrum zu erzielen.

Die Aneuploidie war also bei Halothan und Methoxyfluran bis
hierher reversibel.

Nach 48-wöchiger, somit fast einjähriger Applikation von Methoxyfluran (tgl. 1 Stunde 0,4 Vol.-%) fanden wir bei 3 überlebenden Tieren prämaligne Veränderungen, nämlich Hepatome. Halothan hingegen hatte während dieser Zeitspanne unter entspre-
chender Dosierung keine Tumoren hervorgebracht. Hepatome sind
aneuploid und entwickeln sich zum Carcinom. Hier ist also die
Aneuploidie irreversibel.

Dieser Befund läßt befürchten, daß die reversible Aneuploidie
in eine irreversible Form übergehen kann. Für Methoxyfluran
ist daher eine carcinogene Eigenwirkung mit letzter Sicherheit
nicht auszuschließen. Ein weiteres Resultat gibt zu denken:
Verabreicht man Halothan und Methoxyfluran in Kombination mit
DÄNA, so entstehen, wie unter DÄNA allein, Malignome (Abb. 9).
Der Prozentsatz an Lebertumoren ändert sich dabei zwar nicht,
wohl aber das Verhältnis der mesenchymalen Hämangioendotheliome
zu den epithelialen Leberzellcarcinomen. Letztere treten in
signifikant größerer Zahl als nach alleiniger DÄNA-Behandlung
auf. Unter DÄNA prävalieren bei der Maus die Hämangioendotheliome (4, 5, 12, 14) (Abb. 10). Hier kommt es also zu einem
Gestaltwandel der DÄNA-Lebertumoren. Er könnte einerseits auf
einem latent gebliebenen, durch die Halogenkohlenwasserstoffe
aktivierten DÄNA-Effekt beruhen, andererseits kann aber auch
eine im epithelialen Bereich primär cocarcinogene Valenz von
Halothan und Methoxyfluran gegeben sein.

Kehren wir noch einmal zur Ploidie zurück: Wir finden unter
DÄNA die Hyperploidie, sprich Aneuploidie, auch in extrahepa-
tischen Geweben, z.B. in Niere und Haut, wo wir nie Tumoren
feststellen. Es zeigt sich, daß diese Aneuploidie in einem
Frühstadium der DÄNA-Anwendung noch reversibel ist. Daher ist
denkbar, daß durch aneuploide Umwandlung auch in diesen Organen Malignome entstehen könnten, wenn das Agens lange genug
einwirkte und die Tiere nicht zuvor an ihren Lebertumoren zugrunde gingen.

Halothan und Methoxyfluran rufen aber ebenfalls extrahepatisch
reversible Aneuploidien hervor, nämlich in Niere und Lunge
(andere Organe wurden bisher nicht geprüft) und zwar - wie in
der Leber - bei Methoxyfluran schon nach 18, bei Halothan erst
nach 30 Behandlungswochen. Demnach müßten also auch hier mul-
tiple Valenzen vorliegen. Beim Vergleich von Halothan mit
Methoxyfluran fällt auf, daß zwar qualitativ Gemeinsamkeiten
bestehen, daß aber Methoxyfluran die Veränderungen immer früher
und quantitativ ausgeprägter entwickelt als Halothan.

Es kommt in späteren Applikationsstadien auch zu Bindegewebs-
wucherungen in der Peripherie des Hepatons, die wiederum bei

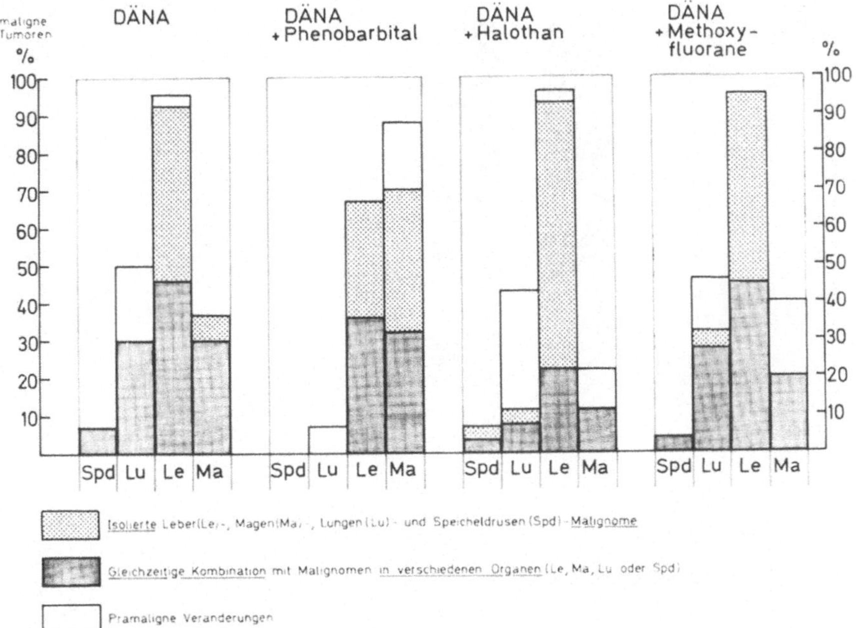

Abb. 9. Tumorfrequenz und Tumorlokalisation nach chronischer
Einwirkung von Phenobarbital (durchschnittlich 170 mg/kg Körpergewicht tgl.), Halothan (0,7 Vol.-% tägl. 1 Std) und Methoxyfluran (0,4 Vol.-% tägl. 1 Std) in Kombination mit Diäthylnitrosamin (durchschnittlich 7 mg/kg Körpergewicht) bis zum
Spontantod

Methoxyfluran schon nach 18, bei Halothan erst nach 30 Wochen
zur feinseptalen Fibrose geführt haben (Abb. 11). (18 und 30
Wochen waren die im Langzeitversuch gewählten Untersuchungs-
termine.) Die aus solchen Ergebnissen zu ziehenden Konsequenzen haben sich für uns nicht geändert, seit wir die chronische
Wirkung der halogenierten Narkotika kennen.

SIESS (13) berichtete 1964 über unsere ersten Halothan- und Pen-
thrane-Ergebnisse. Aus der damals vorgetragenen Schlußbetrach-
tung sei zitiert:
"Sie werden fragen, was haben diese chronischen Versuche am
Tier für die Praxis für eine Bedeutung? Sicher, der Patient
wird normalerweise nicht täglich über Wochen hinaus Halothan
und anderen Narkosegasen ausgesetzt. Sie selbst, das gesamte
Operationsteam, stehen aber jahraus, jahrein unter solchen
subnarkotischen Gaskonzentrationen. Da im Prinzip die im Tierversuch beobachteten Stoffwechselprozesse auch für den Menschen
zutreffen und wohl nur graduelle Unterschiede bestehen, möchte
ich dringend anraten, die Narkosegase aus den Operationsräumen
abzusaugen."

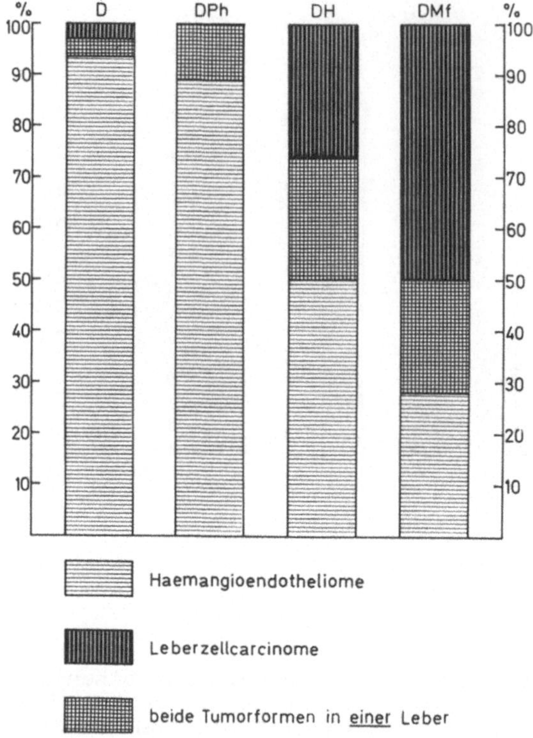

Abb. 10. Tumorformen in der Leber (Behandlung wie auf Abb. 9)

Zusammenfassung

Unter chronischer Einwirkung von Halothan und Methoxyfluran
kommt es im Tierversuch (Albinomaus, Stamm NMRI, IVANOVAS,
Kisslegg/Allgäu) zur Vergrößerung der Leber, die histologisch
bereits in den ersten Tagen mit azinuszentral beginnender Leberzellverfettung und Glycogenentspeicherung einhergeht und
nach elektronenmikroskopischen Ergebnissen Veränderungen an
den Mitochondrien verursacht. In späteren Stadien entwickelt
sich eine in der Peripherie des Hepatons lokalisierte Binde-
gewebsproliferation, die zur Ausbildung einer feinseptalen
Fibrose führen kann. Diese Befunde treten bei Methoxyfluran
früher auf und sind stärker ausgeprägt als bei Halothan.

Aufgrund quantitativer FEULGEN-DNS-Bestimmungen und nach dem
Einbau von ^{3}H-Thymidin in die DNS der Leberzellkerne verschiebt
sich das Kernspektrum der Parenchymzellen im Laufe der chronischen Exposition über eine reguläre Polyploidie zur Hyperploidie und wird damit aneuploid. Im Langzeitversuch zeigt
Methoxyfluran dieses Phänomen nach 18, Halothan erst nach 30
Wochen einer täglich einstündigen Inhalationsbehandlung mit
der 50 %igen Seitenlagenkonzentration (Methoxyfluran 0,4 Vol.-%,
Halothan 0,7 Vol.-%). Methoxyfluran induziert diese Ploidie-

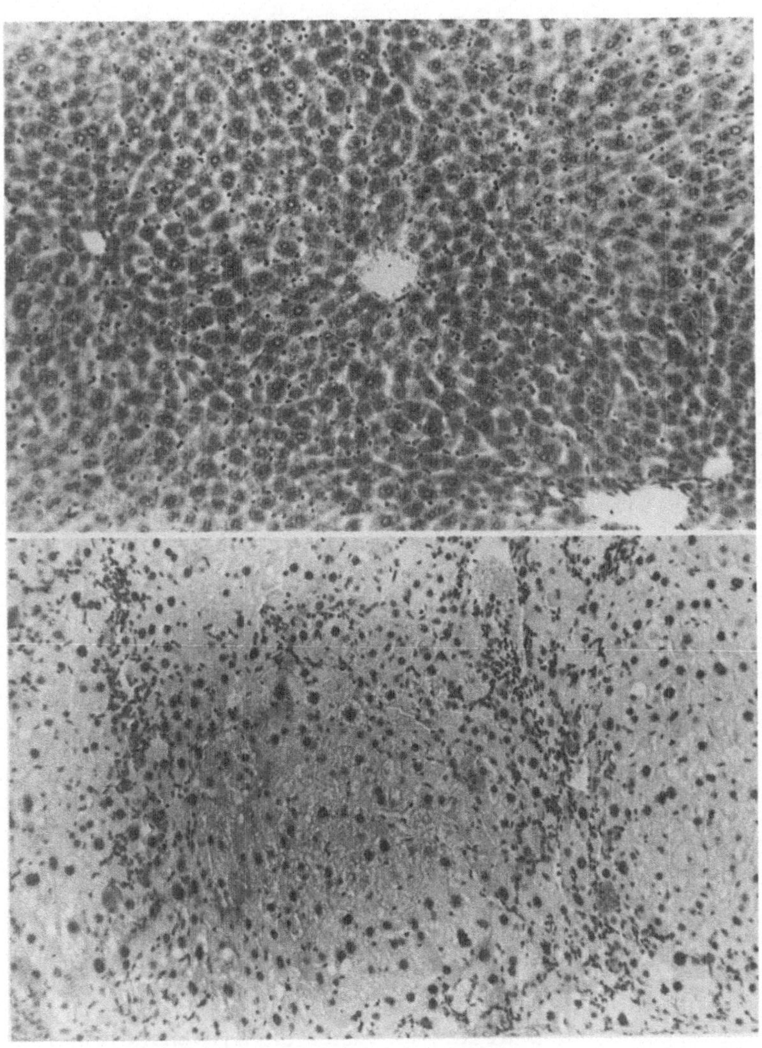

Abb. 11. K 30:   Kontrollversuch
Mf 30:   Feinseptale Fibrose und zentralintermediäre Verfettung
          der Leber bei der Maus (♂) nach 30-wöchiger Inhalation
          von täglich 1 Std. 0,4 Vol.-% (SK 50) Methoxyfluran
SK 50=   50 %ige Seitenlagenkonzentration
Autoradiogramme, H.E. Färbung
Vergrößerung: Orthomat-Objekt 1:10, Okular 10

änderung bei kontinuierlicher Spurendosierung sogar schon
nach 72 Stunden.

Zwischen Halothan und Methoxyfluran bestehen daher zwar qualitative Gemeinsamkeiten in der Wirkung, doch gibt es zeitlich

und quantitativ sehr deutliche Unterschiede. Methoxyfluran entwickelte nach 48-wöchiger Einwirkungsdauer bei 3 überlebenden
Tieren Hepatome, während unter Halothan nach dieser Zeit noch
keine Tumoren zu beobachten waren. Hepatome weisen aber auf
einen prämalignen Vorgang hin, so daß eine carcinogene Eigenwirkung des Methoxyfluran nicht mit letzter Sicherheit auszuschließen ist.

Das Carcinogen Diäthylnitrosamin (DÄNA) führt in der Leber der
Maus vorwiegend zu mesenchymalen Hämangioendotheliomen. Durch
Halothan und Methoxyfluran wird bei kombinierter Behandlung
die Zahl der Hämagioendotheliome herabgesetzt, die Frequenz
epithelialer Leberzellcarcinome jedoch erhöht. Dieser Gestaltwandel der DÄNA-Lebertumoren kann im Sinne einer cocarcinogenen
Wirkung interpretiert werden.

Bei der DÄNA-Carcinogenese entwickelt sich sehr frühzeitig irreversibel ein aneuploides Kernspektrum. Da aber durch Methoxyfluran prämaligne Hepatome mit aneuploiden Leberzellkernen erzeugt werden, besteht der Verdacht, daß die reversible Aneuploidie einen Vorläufer der irreversiblen Form darstellt und
somit letzlich die Möglichkeit zur Carcinombildung gegeben ist.

Summary

Chronic exposure to halothane and methoxyflurane in animals
(albino mice, breed NMRI, IVANOVAS Kisslegg/Allgäu) leads to
enlargement of the liver. Histologic examination shows fatty
degeneration within a few days as well as glycogen storage in
the center of the liver. Electron microscopy studies show
changes at the mitochondrial level. In advanced stages a lo-
calized proliferation of connective tissue develops in the
periphery of the liver lobule. This proliferation may lead to
septal fibrosis. These findings are observed earlier and are
more intense after methoxyflurane than after halothane exposure.
Based on quantitative Feulgen-DNS determinations and after
impregnation of ^{3}H-thymidine into the DNS of the liver cell,
the spectrum of the nucleus of the parenchyma changes during
chronic exposure from regular polyploidy to hyperploidy resulting in aneuploidy. This phenomenon is seen after 18 weeks of
methoxyflurane exposure and after 30 weeks of halothane exposure if the inhalation of the agents was for 1 hr daily using
methoxyflurane 0.4 Vol.-% or halothane 0.7 Vol.-% (50 % lateral
position concentration). Methoxyflurane induces these ploidy
changes even after only 72 hrs of continuous exposure. Even
though methoxyflurane and halothane exposure lead to the same
qualitative result, there is a difference in time and quantity
of the changes. Three animals developed hepatomas after 48
weeks of methoxyflurane exposure, however, none of the animals
exposed to halothane for the same time developed hepatomas.
Since the development of a hepatoma may be an early stage of
malignancy, carcinogenic action of methoxyflurane cannot be
excluded.

The carcinogenic substance diethylnitrosamine (DENA) produces
mainly mesenchymal hemangioendotheliomas in the liver of mice.

The combined use with halothane and methoxyflurane reduces the
number of hemangioendotheliomas although the frequency of
epithelial carcinomas of the liver cell increases.

Carcinogenesis induced by diethylnitrosamine results very early
in irreversible aneuploidy of the nucleus. Since methoxyflurane
produces premalignant hepatomas with aneuploidy of the liver-
cell nucleus one must assume the reversible aneuploidy to be a
precursor of the irreversible change. Thus methoxyflurane may
produce carcinomas.

Literatur

1. BUCHER, O.: Das Karyogramm ("Kernbild") als Ausdruck der
   Zellaktivität. Verh. anat. Ges. (Jena), Suppl. ad Anal.
   Anz. 205, 119 (1958).
2. DRUCKREY, H., PREUSSMANN, R., IVANKOVIC, S., SCHMÄHL, D.:
   Organotrope carcinogene Wirkungen bei 65 verschiedenen
   N-Nitroso-Verbindungen an BD-Ratten. Z. Krebsforsch. 69,
   103 (1967).
3. KUNZ, W., SCHAUDE, G., SCHMID, W., SIESS, M.: Lebervergrös-
   serung durch Fremdstoffe. Naunyn-Schmiedebergs Arch. Pharmak. u. exp. Path. 254, 470 (1966).
4. KUNZ, W., SCHAUDE, G., THOMAS, C.: Die Beeinflussung der
   Nitroseamincarcinogenese durch Phenobarbital und Halogenkohlenwasserstoffe. Z. Krebsforsch. 72, 291 (1969).
5. KUNZ, W., SCHAUDE, G., SIESS, M.: Differenzierung des Leberstatus bei chronischer Zufuhr wachstumsauslösender Pharmaka.
   Naunyn-Schmiedebergs Arch. exp. Path. Pharmak. 253, 63
   (1966).
6. LEUCHTENBERGER, C.: Quantitative determination of DNA in
   cells. By FEULGEN - Microspectrophotometry. Gener. Cytoche-
   mical Methods 1, 219 (1958).
7. PERA. F.: Mechanismen der Polyploidisierung und der soma-
   tischen Reduktion. Band 43, Heft 5, Ergebnisse der Anato-
   mie und Entwicklungsgeschichte, Springer Verlag.
8. PREIS, Chr. SCHAUDE, G., SIESS, M.: Histometrische Analyse
   der Lebervergrößerung nach chronischer Einwirkung von Barbituraten und Halothan. Naunyn-Schmiedebergs Arch. Phar-
   mark. u. exp. Path. 254, 489 (1966).
9. ROGERS, A.W.: Techniques of Autoradiolography. Elsevier
   Publishing Company, Amsterdam/London/New York (1967).
10. SANDRITTER, W., CARL, M., RITTER, W.: Cytophotometrie mea-
    surements of the DNA content of human malignant tumors by
    means of the FEULGEN reaction. Acta cytol. (Philad.) 10,
    26 (1966).
11. SCHAUDE, G., SIESS, M., VOGELL, W., NIESSING, J.: Histolo-
    gische, histochemische und elektronenmikroskopische Befunde
    bei der durch Fremdstoffe induzierten Lebervergrößerung
    der weißen Maus. Acta histochem. 26, 185 (1967).
12. SCHAUDE, G.: Cytologische Differenzierung des normalen und
    des fremdstoff-induzierten Leberwachstums bei der weißen
    Maus. Habilitationsschrift 1972, Universität Marburg.
13. SIESS, M.: Die chronische Toxizität von Narkotika im Tier-
    experiment. In: JUST, O.H. (ed.): Leberfunktion und opera-
    tiver Eingriff, p. 54. Stuttgart: Georg Thieme Verlag 1964.

14. THOMAS, C., SCHMÄHL, C.: Zur Morphologie der durch Diäthyl-
    nitrosamin erzeugten Lebertumoren bei der Maus und dem
    Meerschweinchen. Z. Krebsforsch. $\underline{65}$, 531 (1963).

7. Zur Leberschädigung durch Halothan

Von I. Rietbrock

Aus den bisher publizierten Berichten geht hervor, daß im Anschluß an Halothan-Narkosen, insbesondere bei wiederholter
Anwendung, Lebernekrosen auftreten können (7, 8).
Angaben über die Häufigkeit ihres Vorkommens schwanken zwischen
1 : 2.000 und 1 : 35.000 (8, 13, 26). Solche Leberschäden wurden der Toxizität des Halothans, einem interkurrenten Infekt
mit dem Hepatitis-Virus oder einer durch Halothan induzierten
Sensibilisierung zugeschrieben (1, 2, 8, 16, 24, 25).
In den letzten Jahren wurde die Frage aufgeworfen, ob der dauernde Kontakt mit Halothan auch beim Anaesthesisten und dem
übrigen Operations-Personal bei chronischer Einatmung geringer
Dosen zu einer Leberschädigung führen kann (3, 14, 15, 22).

Der Mechanismus der Leberschädigung ist bis heute unbekannt.
Obwohl sich die Inhalationsnarkotika über den gesamten Organismus verteilen, findet man Läsionen nur in den Organen, die für
den Metabolismus bzw. die Ausscheidung verantwortlich sind,
nämlich in Leber und Niere (36). Damit wird der Verdacht der
lebertoxischen Wirkung des Halothans primär auf die Metabolite
bzw. auf die während der Biotransformation entstehenden Zwi-
schenprodukte gelenkt.

Der Stoffwechsel der halogenierten Inhalationsnarkotika erfolgt
mit Hilfe des unspezifischen, arzneimittelabbauenden Enzymsystems der Leber und hat mit dem Abbau vieler lipoidlöslicher
Pharmaka die Lokalisation in der mikrosomalen Fraktion der
Leberzelle sowie die Abhängigkeit von molekularem O_2 und von
NADPH gemeinsam. Das Ausmaß der Metabolisierung eines Inhalationsnarkotikums steht in enger Beziehung zu einer Verteilung
im Organismus. Aufgrund der hohen Lipoidlöslichkeit stellt das
Fettgewebe ein Reservoir dar, das Halothan praktisch unbegrenzt
aufnehmen kann. Das hat zur Folge, daß nach Beendigung der
Halothan-Narkose die Elimination in der 2. Phase durch Rück-
verteilungsvorgänge aus dem Fettgewebe sehr verzögert abläuft.
Geringe Halothankonzentrationen, die im venösen Blut noch bis
zu 6 Tagen nach einer einmaligen Verabfolgung nachzuweisen sind
(9), werden fast vollständig in der Leber metabolisiert. Die
Metabolite belasten die Leberfunktion (23). Die Metabolisierungsrate beträgt für Halothan bei Mensch und Tier etwa 15 %
(17, 30, 31). Als Endprodukte der Halothan-Metabolisierung
wurde neben einer vermehrten Brom- und Chlorausscheidung Trifluoressigsäure im Urin nachgewiesen (27, 28, 34). Nach STIER
(29, 30) sind weder Brom und Chlor noch Trifluoressigsäure in
den nach ein- oder mehrmaligen Narkosen zu erwartenden Konzentrationen hepatotoxisch. Hervorzuheben ist, daß die Metabolite
sehr lange im Organismus verweilen. Zwischen Bildung und Elimination besteht nach TOPHAM und LONGSHAW (32) ein dynamisches
Gleichgewicht, wodurch ein Verweilen der Metabolite vorgetäuscht

wird. Trifluoressigsäure wird bei Mensch und Tier sehr verzögert ausgeschieden. Hierfür lassen sich 3 Gründe anführen. Nach
STIER (29, 30) wird die Trifluoressigsäure langsam in den Acetatstoffwechsel eingeschleust. COHEN (11) vermutet eine Affinität der Trifluoressigsäure zu Aminosäuren und Polypeptiden,
während TOPHAM und LONGSHAW (32) einen enterohepatischen Kreis-
lauf der Trifluoressigsäure annehmen.

Unbekannt sind bis heute die einzelnen Schritte des Halothan-
abbaues. VAN DYKE und CHENOWETH (35) diskutieren als Zwischenstufe das Trifluoräthanol, welches zum Trifluoracetaldehyd und
weiter durch Xanthinoxydase zur Trifluoressigsäure oxydiert
wird (1). Von diesen Zwischenprodukten wird vor allem das Trifluoräthanol als ursächliches Agens einer Leberschädigung diskutiert (1, 4). STIER vermutet (29, 30) eine Schädigung aufgrund
eines Radikalmechanismus. Radikale entstehen bevorzugt aus einer
Kohlenstoffverbindung, in der an einem Kohlenstoffatom neben
2 Halogenatomen ein H-Atom substituiert ist.
Die Wegnahme eines Protons verursacht vorübergehend eine labile
Zwischenstufe. Diese kann unter Abspaltung von Chlor und Brom
sofort eine Hydroxylgruppe und ein Sauerstoffradikal binden.
Bei der Umwandlung von Fremdstoffen zu hydroxylierten Metaboliten ist bekannt, daß hochaktive Radikale mit Makromolekülen
der Zelle reagieren können, wodurch sie ihre Funktion verän-
dern und schließlich den Zelltod herbeiführen.
Die Bestätigung der einen oder anderen Hypothese wird davon
abhängen, ob es gelingt, entweder die entsprechenden Zwischenstufen oder die freien Radikale nachzuweisen. Da im Gegensatz
zum Chloroform durch Halothan schwerwiegende Veränderungen der
Leber im Tierversuch nicht erzeugt werden können, bleibt die
Bedeutung der Metabolite und der möglichen Zwischenstufen in
der Pathogenese der halothanbedingten Leberschädigung bis
heute unklar.

Der Nachweis einer beginnenden toxischen Leberzellschädigung
ist schwierig, da bislang keine Methoden existieren, Frühschä-
den biochemisch und morphologisch exakt zu diagnostizieren.
Wir beschäftigten uns in Tierversuchen mit den Auswirkungen
ein- und mehrmaliger Halothan- bzw. Ethrane-Inhalationen sowie
dem Einfluß wiederholter oraler Trifluoressigsäuregaben auf
das mikrosomale Enzymsystem der Rattenleber
Auf wiederholte Gaben von lipoidlöslichen Substanzen kann die
Leber mit einem vermehrten Wachstum reagieren, welches auf
einer 2-3-fachen Zunahme des Protein- und Lipoidgehaltes beruht. Biochemisch resultiert ein gesteigerter Umsatz von Fremdstoffen als Folge einer vermehrten Synthese mikrosomaler Enzyme. Daher war als Ziel der Untersuchungen festzustellen, ob
sich nach wiederholter Gabe von Halothan und Ethrane sowie nach
mehrmaligen Applikationen von Trifluoressigsäure das Leberge-
wicht, das mikrosomale Eiweiß, die Hexobarbitalschlafzeit und
die N-Demethylierung von Aethylmorphin in vitro im Leberhomo-
genat ändern. Ferner sollten anhand der Bestimmungen der NADPH-
Cytochrom c-Reduktaseaktivität und des Gehaltes an Cytochrom
P450 in Lebermikrosomen Einblicke über den Funktionszustand
der Leberzelle gewonnen werden (Versuchsanordnung und Methodik:
s. RIETBROCK, 20, 21).
Weibliche Ratten wurden einer Halothankonzentration von 2 Vol.-%,
an 1, 3 und 5 aufeinanderfolgenden Tagen tgl. 1 Stunde ausgesetzt.

Hierbei zeigt sich, daß das relative Leberfeuchtgewicht
(g/100 g Körpergewicht) nur nach wiederholter Gabe von Halothan
zunimmt. Eine einmalige Narkose mit 2 Vol.-% Halothan über 1
Stunde bewirkt während einer nachfolgenden Beobachtungszeit von
14 Tagen keine Lebervergrößerung. Wiederholte Halothanbelastun-
gen führen zu einem signifikanten Anstieg (p < 0,01 und 0,0005)
des relativen Leberfeuchtgewichtes. Die Größenzunahme setzt ver-
spätet ein. Das Maximum wird zwischen dem 5. und 7. Tag nach der
letzten Narkose erreicht und beträgt nach 2 Vol.-% Halothan
(tgl. 1 Stunde an 3 bzw. 5 aufeinanderfolgenden Tagen) 15 bzw.
16 % (Abb. 1).

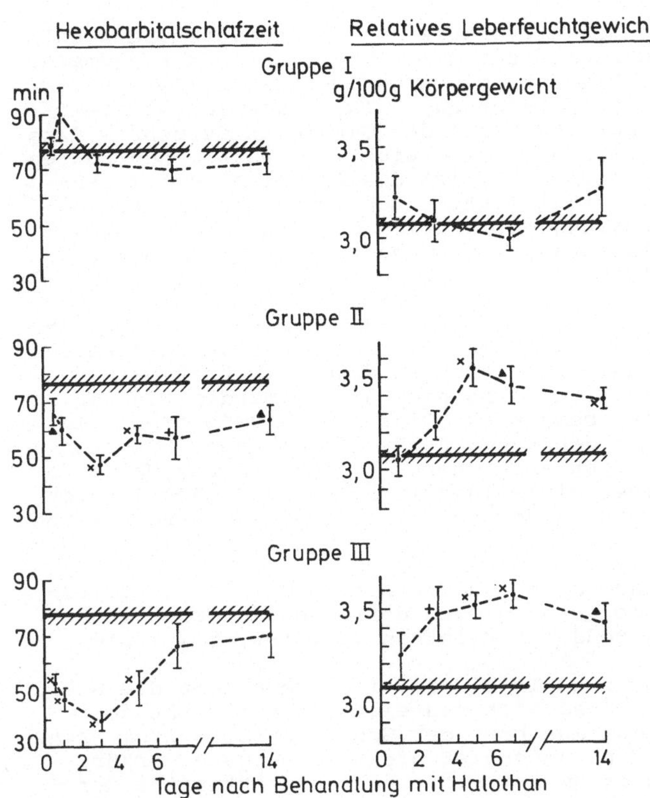

Abb. 1. Hexobarbitalschlafzeit und relatives Leberfeuchtgewicht
weiblicher Ratten vor und nach Behandlung mit 2 Vol.-% Halothan,
tägl. 1 Stunde an einem (I), drei (II) und fünf aufeinanderfolgenden Tagen (III). Jeder Punkt symbolisiert den Mittelwert ($\bar{x} \pm s\bar{x}$) von 6-8 Versuchstieren. An jedem Untersuchungstag wurden 2-3 Kontrolltiere mitgeführt und in einer gesonder-
ten Gruppe (schraffiertes Areal) zusammengefaßt, n = 34.
(gegenüber den Kontrollen signifikant: + p < 0,01;
▲ p < 0,005;   * p < 0,0005)
(nach I. RIETBROCK und Mitarb., Naunyn-Schmiedeberg's Arch.
Pharmacol. 273, 422-426 (1972) (19)

Nimmt man die Hexobarbitalschlafzeit als Maß für die Aktivität
des arzneimittelabbauenden Enzymsystems (12, 18), so führt eine
einmalige, einstündige Narkose mit 2 Vol.-% Halothan während
einer Beobachtungszeit von 12 Stunden bis 14 Tagen zu keiner
signifikanten Änderung der Schlafzeit (Abb. 1). Nach 3- und 5-
maligen Halothanexpositionen ist bereits 12 Stunden später eine
Verkürzung erkennbar. Sie erreicht ihren maximalen Wert jeweils
am 3. Tag und beträgt 39 bzw. 49 % (p < 0,0005). Im weiteren
Verlauf normalisiert sich die Schlafzeit, ohne jedoch den Aus-
gangswert zu erreichen.
Eine Verlängerung der Narkose von 1 auf 2 Stunden führt bei
gleicher Halothankonzentration und Frequenz zu keiner weiteren
Verkürzung.

Die festgestellte Schlafzeitverkürzung ließ vermuten, daß Halothan den Abbau von Hexobarbital durch Stimulation mikrosomaler
Enzyme beschleunigt. Die Untersuchungen wurden zum Zeitpunkt
der größten Schlafzeitverminderung, 3 Tage nach der letzten
Exposition, durchgeführt. Während der Gehalt an Cytochrom P_{450}
pro g Leber bzw. pro 100 g Körpergewicht bei weiblichen Ratten
unverändert bleibt (Tabelle 1), ist die Aktivität der NADPH-
Cytochrom c-Reduktase signifikant erhöht. Der Anstieg pro g
Leber beträgt bei Begasung mit 2 Vol.-% Halothan (5 x 1 Stunde
lang) 33 %, bei Verlängerung der Expositionszeit auf 5 x 2
Stunden 60 % (Tabelle 1).

Bemerkenswert ist, daß trotz Verlängerung der Halothanexposi-
tion zwar die Aktivität der NADPH-Cytochrom c-Reduktase weiter
ansteigt, die Schlafzeit aber nicht stärker verkürzt wird
(Tabelle 1). Offenbar macht sich hier ein hemmender Einfluß
der Halothanmetabolite bemerkbar. Dieses gilt umso mehr, als
die Metabolite sich in der Leber an Zellfragmenten, Mitochondrien und Mikrosomen fest anreichern, so daß sie bei Mäusen
noch 14 Tage nach einer einmaligen intravenösen Injektion von
^{14}C markiertem Halothan in der Leber nachgewiesen werden können
(10, 11).

In einer 2. Versuchsanordnung wurden Ratten mit 15 mg/kg Trifluoressigsäure per os an 5 aufeinanderfolgenden Tagen vorbehandelt bzw. anschließend mit Halothan (2 Vol.-%, 5 x 1 Std.)
begast.
Wie Abb. 2 zeigt, ist nach Trifluoressigsäure allein die Schlafzeit nicht verändert. Desgleichen steigt die Aktivität der
NADPH-Cytochrom c-Reduktase bzw. der Gehalt an Cytochrom P_{450}
der Leber nicht an. Eine anschließende Halothangabe verkürzt
wiederum die Schlafzeit um 2 % und erhöht die Aktivität der
NADPH-Cytochrom c-Reduktase um 39 %. Jedoch ist hier der Halothaneffekt wesentlich geringer als bei Tieren, die nicht mit
Trifluoressigsäure vorbehandelt wurden. Unverändert blieb
auch diesmal der Gehalt der Leber an Cytochrom P_{450}.

Das Ziel einer 3. Versuchsserie war, das Studium der Reaktionen des arzneimittelabbauenden Enzymsystems der Rattenleber
auf wiederholte Expositionen der Tiere in narkotisch und subnarkotisch wirksamen Konzentrationen von Halothan und Ethrane
vergleichend zu untersuchen.

Unter Anwendung äquinarkotischer Konzentrationen von 2,5 Vol.-%
Ethrane und 1,0 Vol.-% Halothan, tgl. 3 Stunden an 5 Tagen,

Tabelle 1. Gehalt an Cytochrom P_{450}, NADPH-Cytochrom c-Reduktaseaktivität der Leber pro g Feuchgewicht und pro 100 g Körpergewicht sowie Hexobarbitalschlafzeit weiblicher Ratten vor der und am dritten Tag nach der letzten Halothandosis ($\bar{x} \pm s\bar{x}$) von je 6-8 Kontroll- und Halothantieren

Vorbehandlung	Cytochrom P_{450} (n Mol)		NADPH Cytochrom c-Reduktase (μ Mol/min)		Hexobarbital-schlafzeit
	pro g Leber	pro 100 g Ratte	pro g Leber	pro 100 g Ratte	min
Kontrolle	35,9 ± 2,2	127,1 ± 6,6	6,2 ± 0,3	22,1 ± 1,2	73,5 ± 2,8
Halothan 2 Vol.-% 5 x 1 Std.	33,6 ± 1,5	144,4 ± 20,6	8,3 ± 0,3	35,3 ± 4,2	41,3 ± 2,1
p	ns	ns	$< 0,0005$	$< 0,01$	$< 0,0005$
Kontrolle	29,1 ± 4,2	98,2 ± 10,5	7,3 ± 0,7	24,8 ± 1,8	80,3 ± 3,0
Halothan 2 Vol.-%	32,1 ± 1,6	118,8 ± 7,0	11,7 ± 0,6	43,3 ± 3,4	48,0 ± 2,0
p	ns	ns	$< 0,0005$	$< 0,0005$	$< 0,0005$

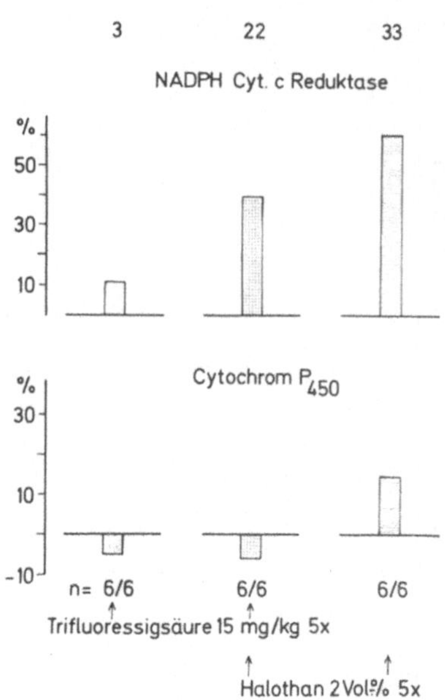

Abb. 2. Prozentuale Änderung des Cytochrom P_{450}-Gehaltes sowie der NADPH-Cytochrom c-Reduktaseaktivität der Leber und prozentuale Verkürzung der Hexobarbitalschlafzeit weiblicher Ratten vor und nach Behandlung mit Trifluoressigsäure (TFE 15 mg/kg tgl. per os an 5 aufeinanderfolgenden Tagen) sowie vor und nach Beendigung der auf die TFE-Behandlung folgenden Halothanbelastung mit 2 Vol-% tgl. 2 Stunden über 5 Tage

beträgt die maximale Schlafzeitverkürzung am 3. Tag nach der letzten Exposition durch Ethrane 23% (p < 0,005), durch Halothan 40% (p < 0,005). Die Zunahme des relativen Leberfeuchtgewichtes liegt entsprechend bei 11% (p < 0,05) und 14% (p < 0,0025).

Das Verhalten der mikrosomalen Enzyme in Abhängigkeit von der Zeit nach der letzten Exposition spiegeln die Tabellen 2 und 3 wider. Entsprechend früheren Befunden ist auch diesmal nach Halothan (1 Vol-%, 5 x 3 Std.) weder die Menge an mikrosomalem Eiweiß, noch der Gehalt an Cytochrom P_{450} der Leber erhöht. Nach 5-maliger 3-stündiger Exposition der Tiere in 2,5 Vol-% Ethrane ist lediglich am 3. Tag ein minimaler Zuwachs an Cytochrom P_{450} zu beobachten (Tabelle 2).
Im Gegensatz hierzu ist die Aktivität der NADPH-Cytochrom c-Reduktase sowohl nach Halothan als auch nach Ethrane gesteigert. Die Aktivitätssteigerung beträgt nach Halothan am 1. und 3. Tag zwischen 40 und 60 %, nach Ethrane etwa 28 % (Tabelle 3).

Die unterschiedliche Beeinflussung des mikrosomalen Enzymsystems durch Halothan und Ethrane wird noch deutlicher, wenn die Tiere subnarkotischen Konzentrationen ausgesetzt werden. Abb. 3 zeigt

Tabelle 2. Gehalt an Cytochrom P_{450} der Leber pro 100 g Körpergewicht weiblicher Ratten vor und nach Vorbehandlung mit Ethrane und Halothan in Abhängigkeit von der Zeit nach der letzten Exposition ($\bar{x} \pm s\bar{x}$) von je 6-8 Kontroll- und Versuchstieren

Tage nach der letzten Exposition	Cytochrom P_{450} (n Mol/100 g Ratte)				
	Kontrolle	Halothan 1,0 Vol.-% 5x3 Std.	p	Ethrane 2,5 Vol.-% 5x3 Std.	p
1. Tag	96,2 ± 4,9	93,9 ± 7,8	ns	102,5 ± 6,8	ns
3. Tag	114,5 ± 3,5	121,5 ± 2,6	ns	135,9 ± 6,0	< 0,01
7. Tag	101,6 ± 4,7	102,7 ± 7,4	ns	93,2 ± 4,8	ns

Tabelle 3. NADPH-Cytochrom c-Reduktaseaktivität der Leber pro 100 g Körpergewicht weiblicher Ratten vor und nach Vorbehandlung mit Ethrane und Halothan in Abhängigkeit von der Zeit nach der letzten Exposition ($\bar{x} \pm s\bar{x}$) von je 6-8 Kontroll- und Versuchstieren

Tage nach der letzten Exposition	NADPH-Cytochrom c-Reduktase (μ Mol/min x 100 g Ratte)				
	Kontrolle	Halothan 1,0 Vol.-% 5x3 Std.	p	Ethrane 2,5 Vol.-% 5x3 Std.	p
1. Tag	18,2 ± 1,8	27,0 ± 2,3	< 0,01	23,4 ± 1,3	< 0,025
3. Tag	25,7 ± 2,1	41,4 ± 0,7	< 0,0005	32,8 ± 2,1	< 0,025
7. Tag	23,3 ±1,1	27,1 ± 2,4	ns	22,2 ± 0,8	ns

das Verhalten des relativen Leberfeuchtgewichtes, der Hexobarbitalschlafzeit und der N-Demethylierung von Aethylmorphin nach Vorbehandlung der Tiere mit 0,3 Vol.-% Halothan bzw. 0,6 und 0,8 Vol.-% Ethrane, tgl. 2 Stunden über 4 Wochen appliziert. Während 0,3 Vol.-% Halothan bei weiblichen Ratten die Hexobarbitalschlafzeit um 44 % verkürzt, das relative Leberfeuchtgewicht um 11 % erhöht und die N-Demethylierung von Aethylmorphin um 71 % beschleunigt, wird durch 0,6 Vol.-% Ethrane keiner dieser Parameter verändert. Lediglich ist nach 0,8 Vol.-% die Hexobarbitalschlafzeit um 23 % vermindert und die N-Demethylierung von Aethylmorphin in vitro um 23 % gesteigert.

Entsprechend verhält sich das arzneimitteloxydierende System (Abb. 4). Der Cytochrom P_{450}-Gehalt der Leber ist unter den gewählten Bedingungen weder durch Halothan noch durch Ethrane beeinflußbar. Demgegenüber führt eine vierwöchige Behandlung der Tiere mit 0,3 Vol.-% Halothan zu einer Aktivitätssteigerung der NADPH-Cytochrom c-Reduktase um 47 %, während nach 0,8 Vol.-% Ethrane bei der weiblichen Ratte keine Aktivitätszunahme dieses Enzyms zu beobachten ist.

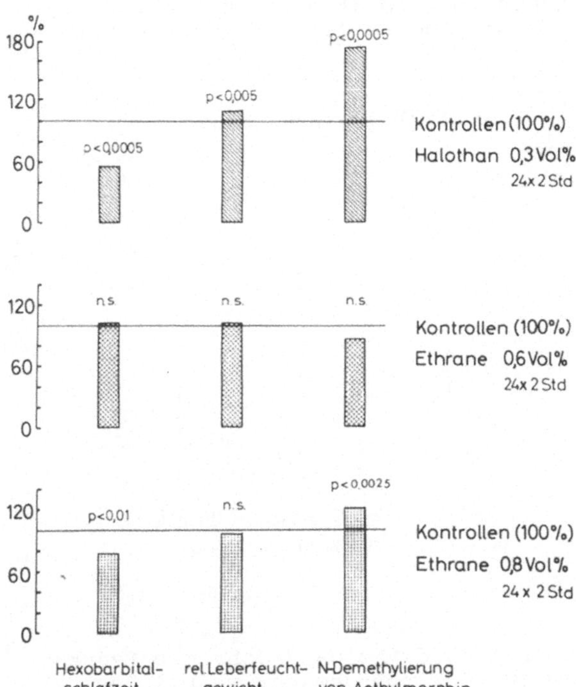

Abb. 3. Hexobarbitalschlafzeit, relatives Leberfeuchtgewicht und N-Demethylierungsrate von Aethylmorphin nach Vorbehandlung mit 0,3 Vol.-% Halothan oder 0,6 bzw. 0,8 Vol.-% Ethrane über 4 Wochen; n = 8 bei Versuchs- und Kontrolltieren (nach I. RIETBROCK, Prakt. Anaesth. <u>9</u>, 98-106 (1974) (<u>21</u>)

Zusammenfassung

Halothan führt in narkotisch und subnarkotisch wirksamen Konzentrationen zu einer Erhöhung des relativen Leberfeuchtgewichtes, zu einer Verkürzung der Hexobarbitalschlafzeit und zu einer beschleunigten N-Demethylierung von Aethylmorphin. Der erhöhte Umsatz von Arzneimitteln korreliert jedoch nicht mit einer Zunahme des mikrosomalen Eiweißes und des Cytochrom P_{450}-Gehaltes sondern mit einer Aktivierung der NADPH-Cytochrom c-Reduktase der Leber. Ähnliche Auswirkungen sind in geringerem Ausmaß auch nach wiederholten Narkosen mit Ethrane zu beobachten. Einen isolierten Anstieg der NADPH-Cytochrom c-Reduktase stellten in neueren Untersuchungen BROWN und SAGALYN (6) nach wiederholten subnarkotischen Methoxyflurangaben fest, die einen verzögerten Umsatz der NADPH-Cytochrom c-Reduktase diskutieren. Hingegen werden nach wiederholten Ätherinhalationen sowohl das mikrosomale Eiweiß und der Cytochrom P_{450}-Gehalt erhöht als auch die NADPH-Cytochrom c-Reduktase der Leber aktiviert. Somit stellt nur der Äther eine induzierende Substanz vom Phenobarbitaltyp dar. Ferner ist nach Befunden von BROWN (5) bei Phenobarbital-induzierten Ratten nach einer einmaligen Inhalation mit Halothan oder Chloroform, jedoch nicht nach Äther-Inhalation die Lipidperoxydation der Leber erhöht. Ob die bei der Ratte beobachteten Alterationen im Leberwachstum und im Enzymverhalten, insbesondere der isolierte Anstieg

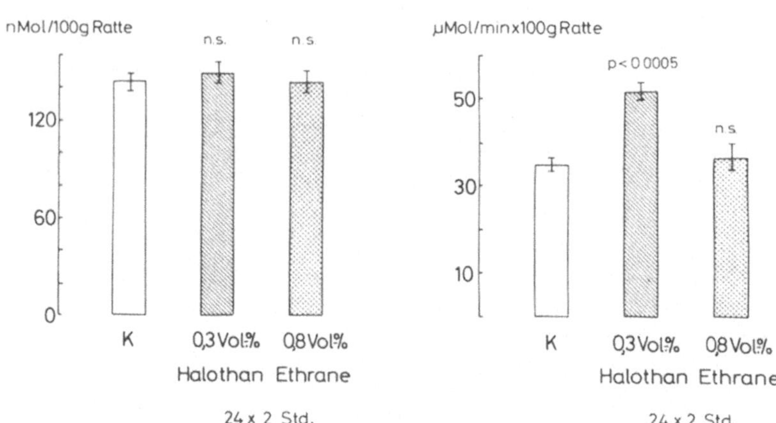

Abb. 4. Gehalt an Cytochrom P_{450} und NADPH-Cytochrom c-Reduktaseaktivität der Leber pro 100 g Körpergewicht weiblicher Ratten vor und nach Behandlung mit 0,3 Vol.-% Halothan bzw. 0,8 Vol.-% Ethrane über 4 Wochen.
Kontrolltiere: helle Säulen; Halothantiere: schrägschraffierte Säulen; Ethrane-Tiere: überkreuztschraffierte Säulen; n = 6; $\bar{x} \pm s\bar{x}$
(nach I. RIETBROCK, Prakt. Anaesth. 9, 98-106 (1974) (21))

der NADPH-Cytochrom c-Reduktase, Äquivalente toxischer Leber-
zellschädigungen oder funktioneller Abweichungen der Norm wider-
spiegeln, ist bis heute ungeklärt.

Die im Tierexperiment nachgewiesene Aktivierung arzneimittel-
abbauender, mikrosomaler Enzyme durch halogenierte Alkane ist
speziell für den Anaesthesisten und für das Operationssaal-
Personal, sofern eine Induktion bei diesem Personenkreis nachgewiesen werden kann, von erheblicher Relevanz. Eine Persistenz
gesteigerter Enzymaktivitäten kann über einen längeren Zeitraum die Elimination und Wirkungsdauer anderer Pharmaka beeinflussen. So können nach Beobachtungen von CASCORBI und Mitarb.
(9) Inhalationsnarkotika in subnarkotischen Konzentrationen
auch beim Menschen den Arzneimittelabbau aktivieren. Anaesthesisten wiesen gegenüber Pharmazeuten nach Applikation von Halothan eine wesentlich höhere Metabolisierungsrate auf.

Trifluoressigsäure, die sich nach COHEN (11) an Zellfragmente,
Mitochondrien und Mikrosomen fest anreichert, wird sehr langsam ausgeschieden. Wiederholte Trifluoressigsäure-Gaben führen
bei der Ratte zu einer Lebervergrößerung ohne Beschleunigung
des Arzneimittelumsatzes. Vorherige Gaben von Trifluoressigsäure können den induktiven Halothaneffekt auf den Arzneimittel-
stoffwechsel negativ beeinflussen. Dieser Befund steht im Einklang mit Beobachtungen von UEHLEKE und Mitarb. (33), die zeigen konnten, daß Halothan oder seine Metabolite irreversibel
an das mikrosomale Enzymprotein gebunden werden und diese Bindung die monoxygenaseabhängige Oxydation von Arzneimitteln
hemmt. Daher ist unter chronischer Halothaninhalation mit einer
eventuellen Kumulation von seiten des Operationssaal-Personals
zu rechnen.

Summary

Halothane administered in anesthetic and subanesthetic concentrations leads to an increase of the relative wet weight of
the liver, to a decrease of the hexobarbital sleeping time
and to an increase in N-demethylation of ethylmorphine. The
increased metabolism of drugs however, does not correlate with
an increase of protein in the microsomes or the cytochrome
P_{450} but with an activation of the NADPH-cytochrome c-reductase
of the liver. Similar changes have been observed after repeated
anesthetics with ethrane. BROWN and SAGALYN observed an isolated increase of NADPH-cytochrome c-reductase after repeated
subanesthetic exposure to methoxyflurane. This observation may
be explained by delayed metabolism of NADPH-cytochrome c-reductase. However, after repeated inhalation of ether the protein in the microsomes and the cytochrome P_{450} is increased
and the NADPH-cytochrome c-reductase is activated. Thus only
ether seems to be an inductive substance like the phenobarbi-
tals. BROWN observed an increase of the lipid peroxidation of
the liver after a single inhalation of halothane or chloroform
in rats pretreated with phenobarbital. This effect was not
observed after inhalation of ether. It is not yet known whether
these somatic and enzymatic changes of the liver, especially
the isolated increase of the NADPH-cytochrome C-reductase, are
a sign of toxicity or just a functional deviation.

The activation of drug metabolizing enzymes by halogenated al-
kanes in animals is of special importance for the anesthesiologist and other personnel working in the operating room. The
persistent increase in enzyme activity for a long period of time
can influence elimination and duration of the action of other
drugs. CASCORBI et al. noted an activation of drug metabolism
in humans after inhalation of subnarcotic concentrations of
anesthetic gases. Anesthesiologists unlike pharmacologists
showed a significant increase in metabolism after inhalation
of halothane.

Trifluoracetic acid, a product of the halothane metabolism,
accumulates in cell fragments, mitochondria, and microsomes.
It is slowly excreted. Repeated treatment of rats with trifluoracetic acid leads to enlargement of the liver without increase
in drug metabolism. Pretreatment with trifluoroacetic acid can
have a negative influence on the inductive effect of halothane
on drug metabolism.

This confirms the observations of UEHLEKE et al. (33). These inves-
stigators showed an irreversible linkage of halothane or its
metabolites to the microsomal enzyme protein. This linkage
inhibits the monooxygenase dependent oxidation of drugs. The
chronic exposure of the operating room personnel to halothane
may very well have a cumulative effect.

Literatur

1. AIRAKSINEN, M.M., TAMMISTO, T.: Toxic actions of the metabolites of halothane; LD_{50} and some metabolic effects of
   trifluoroethanol and trifluoroacetic acid in mice and guinea
   pigs. Ann. Med. Exp. Biol. Fenn. 46, 242, (1968).
2. AIRAKSINEN, M.M., ROSENBERG, P.H., TAMMISTO, T.: A possible
   mechanism of toxicity of trifluoroethanol and other halothane metabolites. Acta pharmacol. toxicol. (Kbh) 28, 229,
   (1970).
3. BELFRAGE, S., AHLGREN, J., AXELXON, S.: Halothane hepatitis
   in an anesthetist. Lancet II, 1466 (1966).
4. BLAKE, D.A., CASCORBI, H.F., ROZMAN, R.S.: Animal toxicity
   of 2,2,2-trifluoroethanol.Toxicol.Appl. Pharmacol. 15, 83
   (1969).
5. BROWN, B.R.: Hepatic microsomal lipoperoxidation and inhalation anesthetics. Anesthesiology 36, 458 (1972).
6. BROWN, B.R., SAGALYN, A.M.: Hepatic microsomal enzyme induction by inhalation anesthetics. Anesthesiology 40, 152,
   (1974).
7. BUNKER, J.P., FORREST, W.H. jr., MOSTELLER, F., VANDAM,
   L.D.: The National Halothane Study. A study of the possible
   association between halothane anesthesia and postoperative
   hepatic necrosis. Washington DC, Government Printing Office,
   1969.
8. CARNEY, F.M.T., VAN DYKE, R.A.: Halothane hepatitis: a critical review. Anesth. Analg. Curr. Res. 51, 135, (1972).
9. CASCORBI, H.F., BLAKE, D.A., HELRICH, M.: Differences in
   the biotransformation of halothane in man. Anesthesiology
   32, 119 (1970).
10. COHEN, E.N.: Metabolism of halothane-2 ^{14}C in the mouse.
    Anesthesiology 31, 560 (1969).

11. COHEN, E.N.: Metabolism of the volatile anesthetics. Anesthesiology 35, 193 (1971).
12. CONNEY. A.H.: Pharmacological implications of microsomal enzyme induction Pharmacol. Rev. 19, 317 (1967).
13. DYKES, M.H.M., WALZER, S.G., SLATER, E.M., GIBSON, J.M., ELLIS, D.S.: Acute parenchymateous hepatic disease following general anesthesia. Clinical appraisal of hepatotoxicity following administration of halothane. J. Amer. med. Ass. 193, 399 (1965).
14. GRIMMEISEN, H.: Chronische Halothan-Exposition:Leberschäden bei Anaesthesisten. Anaesthesist 22, 41 (1973).
15. KLATSKIN, G., KIMBERG, D.V.: Recurrent hepatitis attributable to halothane sensitization in an anesthetist. New Eng. J.Med. 280, 515 (1969).
16. POPPER, H., SCHAFFNER, F.: Structural studies in alcohol and drug induced liver injury. In: Alcoholic cirrhosis and other toxic hepatopathias. (Ed. A. Engel and T. Larsson, P 15) Nordiska Bokhandeln, Stockholm, 1970.
17. REHDER, K., FORBES, J., ALTER, H., HESSLER, O., STIER, A.: Halothane biotransformation in man: a quantitative study. Anesthesiology 28, 711 (1967).
18. REMMER, H., SCHENKMAN, I., ESTABROOK, R.W., SASAME, H., GILLETTE, J., NARASIMHULU, S., COOPER, D.Y., ROSENTHAL, O.: Drug interaction with hepatic microsomal cytochrome. Molec. Pharmacol. 2, 187 (1966).
19. RIETBROCK, I., LAZARUS, G., OTTERBEIN, A.: Effect of halothane on the hepatic drug metabolizing system. Naunyn-Schmiedeberg's Arch. Pharmacol. 273, 422 (1972).
20. RIETBROCK, I.: Beeinflussung der Leberzellaktivität der Ratte durch wiederholte Halothannarkosen unter besonderer Berücksichtigung der Arzneimittelelimination. Habilitationsschrift, Universität Würzburg (1973).
21. RIETBROCK,I.: Tierexperimentelle Untersuchungen der Leberfunktion unter Ethrane und Halothan. Z. prakt. Anaesth. 9, 98 (1974).
22. ROMMEL, A.J.: Zur Frage der beruflichen Schädigung des Anaesthesisten durch Halothandämpfe. Dissertation Universität Tübingen (1971).
23. SAWYER, D.C., EGER, E.J., BAHLMAN, S.H., CULLEN, B.F., IMPELMAN, D.: Concentration dependence of hepatic halothane metabolism. Anesthesiology 34, 230, (1971).
24. SHERLOCK, S.: In: Diseases of the liver and biliary system. 4. Aufl. S. 17, 350, Blackwell Sci. Publ., Oxford, 1968.
25. SHERLOCK, S.: Drugs and the liver. In: Alcoholic cirrhosis and other toxic hepatopathias (Ed. A. Engel and T. Larsson, P. 235). Nordiska Bokhandeln, Stockholm, 1970.
26. SIMPSON, B.R., STRUNIN, L., WALTON, B.: The halothane dilemma: A case for the defence. Brit. med. J. 4, 96 (1971).
27. STIER, A.: Trifluoroacetic acid as metabolite of halothane. Biochem. Pharmacol. 13, 1544 (1964).
28. STIER, A., ALTER, H., HESSLER, O., REHDER, K.: Urinary excretion of bromide in halothane anesthesia. Anesth. Analg. Curr. Res. 43, 723 (1964).
29. STIER, A.: Der Stoffwechsel des Halothane und seine pharmakologisch-toxikologische Bedeutung. Habilitationsschrift Universität Würzburg (1965).
30. STIER, A.: The biotransformation of halothane. Anesthesiology 29, 388 (1968).

31. STRUNIN, L., SIMPSON, B.R.: Halothane in Britain today.
    Brit. J. Anesth. 44, 919 (1972).
32. TOPHAM, J.C., LONGSHAW: Studies with halothane. I. The dis-
    tribution and excretion of halothane metabolites in animals.
    Anesthesiology 37, 311 (1972).
33. UEHLEKE, H., HELLMER, K.H., TABARELLI-POPLAWSKI: Metabolic
    activation of halothane and its covalent binding to liver
    endoplasmic proteins in vitro. Naunyn-Schmiedeberg's Arch.
    Pharmacol. 279, 39 (1973).
34. VAN DYKE, R.A., CHENOWETH, M.B., VAN POZNAK, A.: Metabolism
    of volatile anesthetics. I. Conversion in vivo of several
    anesthetics to 14 CO_2 and chloride. Biochem. Pharmacol.
    13, 1239 (1964).
35. VAN DYKE, R.A., CHENOWETH, M.B.: Metabolism of volatile
    anesthetics. Anesthesiology 26, 348 (1965).
36. VAN DYKE, R.A.: Introduction: Metabolic pathways and anes-
    thetic detoxification. In: Toxicity of Anesthetics. (Ed. by
    B.R. Fink, p. 61) Baltimore, Williams and Wilkins Co.
    (1968).

8. Der Einfluss von Halothan auf Syntheseleistungen und Sauerstoffverbrauch der Leber

Von E. Götz

Um Veränderungen in der Dynamik des intermediären Stoffwechsels der Leber zu erfassen, wurden Untersuchungen an der isolierten perfundierten Rattenleber durchgeführt[+]. Die Geschwindigkeit des Sauerstoffverbrauchs und der Biosynthesen wurde aus den portocavalen Konzentrations-Differenzen errechnet (5, 11).

Unter dem Einfluß von Halothan wurde der Sauerstoffverbrauch der Leber vermindert (Abb. 1). Die maximale Hemmung, die mit 5 Vol.-% Halothan in der Gasphase des Oxygenators erzielt wurde, beträgt ca. 40 % der Ausgangsatmung. Die Konzentration für halbmaximale Hemmung lag im Bereich von 1,5-2,0 Vol.-%. Die Hemmung der Zellatmung bildete sich rasch und vollständig zurück, wenn Halothan abgesetzt wurde. Zusammen mit dieser Atmungshemmung wurde ein Anstieg der Redoxpotentiale (errechnet aus den Redoxindikatoren Lactat/Pyruvat für das cytosolische und ß-Hydroxybutyrat/Acetoacetat für das mitochondriale NADH-System) beobachtet, der einen Anstau von reduzierenden Äquivalenten in den zellulären Redoxsystemen anzeigt (Abb. 1). Außerdem war ein Abfall im Potential der energiereichen Phosphate unter der Einwirkung von Halothan zu erkennen. Dies kommt in einer drastischen Erniedrigung des ATP/ADP-Quotienten (berechnet aus den Gewebsgehalten der Adenosinphosphate) zum Ausdruck (Tabelle 1).

Die Ergebnisse stehen im Einklang mit Beobachtungen an isolierten Mitochondrien, bei denen eine Hemmung der Atmungskette durch Halothan gefunden wurde (2, 3, 8, 9, 12). In der Zelle entsteht durch die Hemmung der Atmungskette ein Zustand, der in seinen Auswirkungen einer Hypoxie entspricht. Das bedeutet, daß diese Zellen für eine Hypoxie, wie sie z.B. durch Hypoxämie oder unzureichende Durchblutung entsteht, besonders anfällig sein können.

Eine Hemmung der oxydativen Phosphorylierung in der mitochondrialen Atmungskette bedeutet für den zellulären Stoffwechsel eine verminderte Bereitstellung von energiereichem Phosphat und führt deshalb zwangsläufig zu einer Drosselung energieabhängiger Stoffwechselleistungen. Dies konnte für Gluconeogenese und Harnstoffsynthese nachgewiesen werden (1, 6, 7). Abbildung 3 zeigt das Ergebnis eines Perfusionsexperimentes, in dem die Wirkung von Halothan (4 Vol.-%) auf den Stoffwechsel des Alanins in der Leber einer hungernden Ratte untersucht wurde. Gluconeogenese und Harnstoffsynthese werden deutlich gehemmt. Auch

---

[+] Die Experimente wurden in Zusammenarbeit mit Prof. Dr. R. SCHOLZ im Institut für physiologische Chemie und physikalische Biochemie der Universität München durchgeführt.

Tabelle 1. Einfluß von Halothan auf den energetischen Zustand
und auf die Gluco- und Lactogenese

Perfundierte Rattenlebern unter verschiedenen metabolischen
Bedingungen; ATP/ADP- Quotienten, berechnet aus den Adenosin-
phosphatgehalten im gefrierfixierten Lebergewebe nach 60 minü-
tiger Perfusion; Geschwindigkeiten der Bildung von Glucose und
Lactat, berechnet aus den portocavalen Konzentrationsdifferen-
zen (bezogen auf das Feuchtgewicht der Leber); Einwirkung von
Halothan: 12 Minuten mit 4 Vol.-% in der Gasphase des Oxygenators

Bedingungen		ohne Halothan			HALOTHAN		
Ernährungs-zustand	Substrat	$\frac{ATP}{ADP}$	Glucose $\mu Mol \cdot g^{-1} \cdot h^{-1}$	Lactat	$\frac{ATP}{ADP}$	Glucose $\mu Mol \cdot g^{-1} \cdot h^{-1}$	Lactat
gefüttert	–	5,1 ± 0,2	59 ± 25	62 ± 23	2,6 2,3	77 50	147 159
nüchtern	–	2,8 ± 0,3	6 ± 1	2 ± 1	1,0 1,4	7 3	9 5
nüchtern	Dihydroxy-aceton 2mM	2,7 ± 0,1	87 ± 4	75 ± 10	1,1 1,3	42 53	177 218
nüchtern	Lactat 2mM	3,7 ± 0,3	63 ± 10	–	1,3 1,3	23 21	–

ohne Halothan: Mittelwerte ± S.E.M (n=4); HALOTHAN: Einzelwerte
(jeweils 2 Exp.)

dieser Halothan-Effekt ist reversibel. Bei Halothan-Konzentrationen, die den klinisch angewandten entsprechen (d.h. 0,5 -
1,5 Vol.-%), ist diese Hemmung im Alaninstoffwechsel ebenfalls
vorhanden; sie ist jedoch abgeschwächt und zeigt eine Konzen-
trationsabhängigkeit, wie sie für die Atmungshemmung gefunden
wurde.

Wie sehr diese Syntheseleistungen mit dem ATP-Verbrauch in Zusammenhang stehen, zeigt Abb. 4. Hier wurden die Geschwindigkeiten des ATP-Verbrauchs während der Gluconeogenese aus Lactat oder Dihydroxyaceton aus der Glucosebildung errechnet. Man
erkennt deutlich, daß der APT-Verbrauch schon durch niedrige
Halothan-Konzentrationen (1 MAC = 0,8 Vol.-% entspricht einer
Perfusionskonzentration von 0,25 mM) reduziert ist. In diesem
Diagramm sind auch die Werte für Ethrane eingetragen. Bei gleichen Konzentrationen im Perfusat ergeben sich keine Unterschiede
in der hemmenden Wirkung von Halothan und Ethrane auf die Gluconeogenese.

Im Falle des Dihydroxyaceton konnte ein interessantes Phänomen
beobachtet werden. Bei der Einschleusung des Dihydroxyaceton
in den Stoffwechsel zur Gluconeogenese wird ATP verbraucht.
Dagegen wird, wenn Dihydroxyaceton zu Lactat abgebaut wird, ATP
für die Zelle gewonnen. Unter der Einwirkung von Halothan kommt

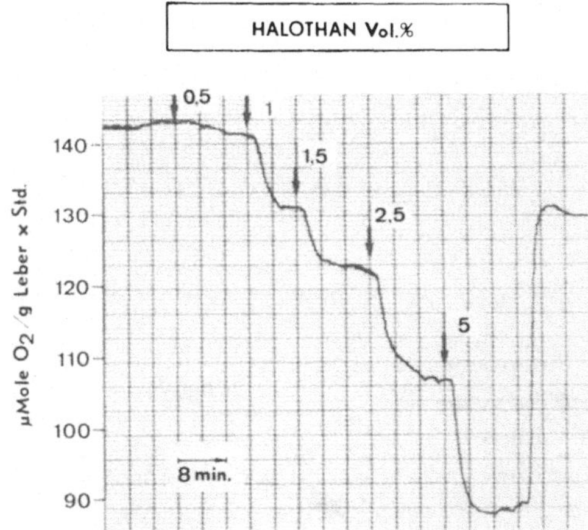

Abb. 1. Wirkung von Halothan auf den Sauerstoffverbrauch einer perfundierten Rattenleber
Die Leber einer normal gefütterten Ratte wurde im zirkulieren-
den System perfundiert (10). Halothan wurde in schrittweise
steigenden Konzentrationen in die Gasphase des Oxygenators ein-
geleitet. Registrierung der Sauerstoffkonzentration im aus-
fließenden Perfusat mit Hilfe einer Platin-Elektrode. Die Geschwindigkeit des Sauerstoffverbrauchs wurde aus der konstanten Perfusionsgeschwindigkeit und der portocavalen Differenz
der Sauerstoffkonzentrationen berechnet, wobei der arterielle
Wert ohne Halothan-Zugabe zugrunde gelegt wurde (11). Der Feh-
ler bei hohen Halothan-Konzentrationen als Folge einer gerin-
geren arteriellen Sauerstoffkonzentration ist kleiner als 5 %

es zu einer Umschaltung im Dihydroxyaceton-Stoffwechsel in dem
Sinne, daß weniger Substrat zu Glucose umgewandelt wird. Durch
diese Wirkung wird nicht nur der Verbrauch von ATP einge-
schränkt, sondern auch ATP durch gesteigerte Glykolyse gewonnen.
Durch diese extramitochondriale Energiegewinnung können die
Folgen der Atmungshemmung durch Halothan partiell kompensiert
werden. Ähnliche Bedingungen liegen bei glykogenreichen Lebern
vor, bei denen die Glykolyse unter Halothan ebenfalls gesteigert ist, so daß die Zelle ATP vermehrt aus einem sauerstoff-
unabhängigen Prozess gewinnt und damit die deletären Folgen
der Atmungskettenhemmung abgeschwächt werden können. Auch wenn
nicht sicher ist, inwieweit von der Leber parenteral zugeführte
Glucose zur Glykolyse verwendet werden kann, ist die Glucose-
Infusion während einer Halothan-Narkose insbesondere bei nüch-
ternen Patienten sinnvoll, da zumindest ein Glucose-Mangel aufgrund der verminderten Gluconeogenese vermieden werden kann.
Die Infusion anderer Kohlenhydrate, wie Fructose, ist sicher
ungünstig, da sie das durch Halothan ohnehin beeinflußte ener-
getische Potential über eine Reduktion der Adenosinphosphate
noch stärker belasten. Außerdem würde die durch Halothan ebenfalls erhöhte Lactat-Produktion zusätzlich angehoben.

Eine weitere interessante Beobachtung ergibt sich aus der Messung der Sauerstoffaufnahme. Es fiel auf, daß die Dosis-

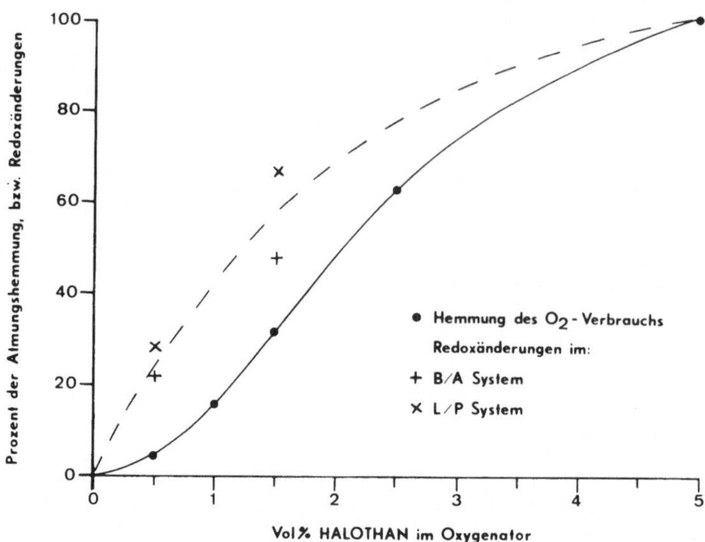

Abb. 2. <u>Effekte von Halothan auf Sauerstoffverbrauch und Redox-system der perfundierten Leber</u>
Mittelwerte aus 5 Experimenten, Durchführung wie Abb. 1. Die
Änderung der arteriellen Sauerstoffkonzentration bei hohen
Narkosegas-Konzentrationen wurde korrigiert. Redoxquotienten
wurden mit Hilfe der Metabolitpaare Lactat/Pyruvat und ß-Hy-
droxybutyrat/Acetoacetat im Perfusat als Redoxindikatoren berechnet

Wirkungs-Kurve der Atmungshemmung (Abb. 2) einen sigmoidalen
Verlauf hat, ein Phänomen, das weder bei den Redoxindikatoren
noch bei den Biosynthesen zu erkennen war. Der Sauerstoffverbrauch ist jedoch eine komplexe Meßgröße, zu der mitochondriale und extramitochondriale Prozesse beisteuern. Es liegt daher
nahe, daß die mitochondriale Hemmung des Halothan durch die
Stimulierung eines extramitochondrialen sauerstoffverbrauchen-
den Prozesses überlagert wird. Tatsächlich läßt sich eine
solche Stimulierung durch Halothan nachweisen, wenn die mitochondriale Atmungskette durch Rotenon gehemmt und damit die
Halothan-Wirkung an den Mitochondrien vorweggenommen wird. Besonders deutlich ist dieser Effekt in Lebern von Tieren, die
mit Phenobarbital vorbehandelt wurden und bei denen das arzneimittelabbauende System durch Induktion aktiviert ist. In diesem Falle führen niedrige Halothan-Konzentrationen zu einer
Atmungssteigerung. Erst bei höheren überwiegt die Hemmung
(vergleiche Abb. 1 und 5). Noch deutlicher ist das Phänomen,
wenn in diesen Lebern die mitochondriale Atmungskette durch
Rotenon gehemmt ist (Abb. 5).

Wahrscheinlich steht dieser Sauerstoffverbrauch im Zusammenhang mit der Biotransformation des Halothan, an dem NADPH- und
Sauerstoff-verbrauchende Prozesse beteiligt sind (4). Wegen
der hohen Affinität des mikrosomalen arzneimittelabbauenden
Systems zu Halothan scheint die Geschwindigkeit dieser Bio-

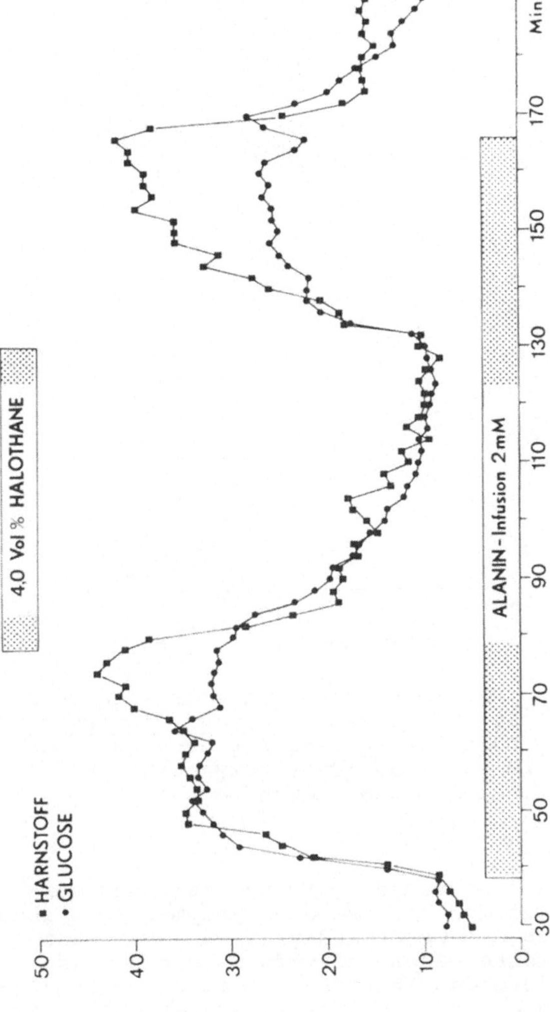

Abb. 3. Gluconeogenese und Harnstoffsynthese aus Alanin
Geschwindigkeiten der Glucose- und Harnstoff-Produktion in der Leber einer Ratte, die durch 24-stündigen Nahrungsentzug weitgehend glykogenfrei war, bezogen auf das Leberfeuchtgewicht; Perfusion im nicht zirkulierenden System (5). Der Zeitraum der Infusion von Alanin (Endkonzentration im arteriellen Perfusat 2 mM) und das Einleiten von Halothan in den Oxygenator (4 Vol.-% in der Gasphase) ist angegeben

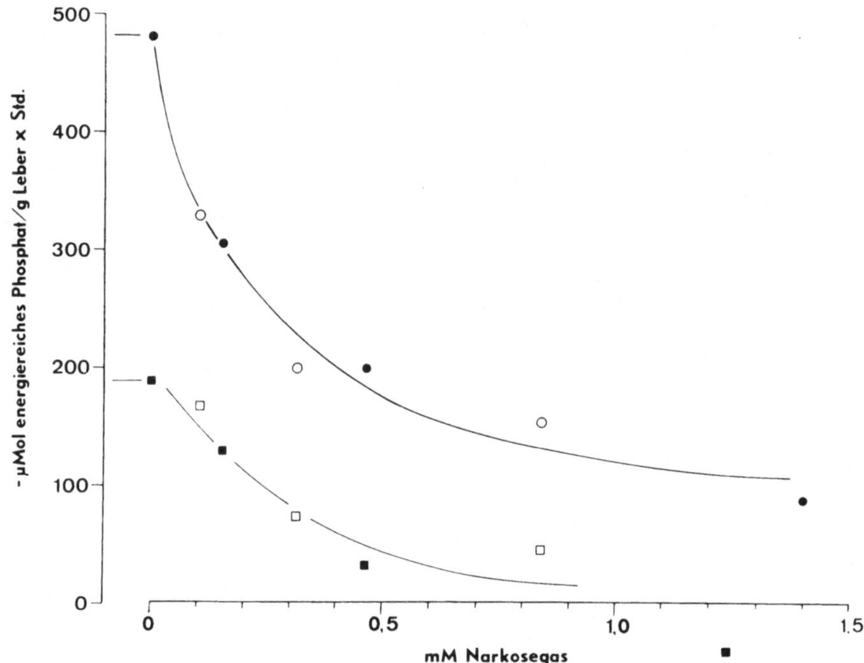

Abb. 4. <u>Geschwindigkeiten des Verbrauchs von energiereichem Phosphat bei Gluconeogenese aus Lactat (● o) und Dihydroxyaceton (■ □) in der perfundierten Rattenleber</u> berechnet aus der Glucose-Produktion. Im Falle des Dihydroxyaceton wurde der Gewinn an energiereichem Phosphat durch Lactat-Bildung berücksichtigt

transformation in klinisch angewandten Konzentrationen vorwiegend vom Induktionsgrad des mikrosomalen Enzymsystems abzuhängen. Daraus folgt, daß die Geschwindigkeit des Halothan-Abbaus von der Vorgeschichte eines Individuums abhängt (d.h. Vorbehandlung mit induzierenden Pharmaka, regelmäßige Inhalation von subnarkotischen Dosen beim Operations-Personal, etc.) und deshalb innerhalb einer Personengruppe sehr unterschiedlich ist.

<u>Summary</u>

The effect of halothane on the isolated and perfused liver of rats was studied with regard to gluconeogenesis, urea synthesis, and oxygen consumption. Both synthesis performance and oxygen consumption were dependent on the halothan concentration. This is explained by inhibition of the respiratory chain in the mitochondria and the resulting decrease of oxydative phosphorylation. The measurements of the oxygen consumption in the presence of inhibitory substances of the respiratory chain indi-

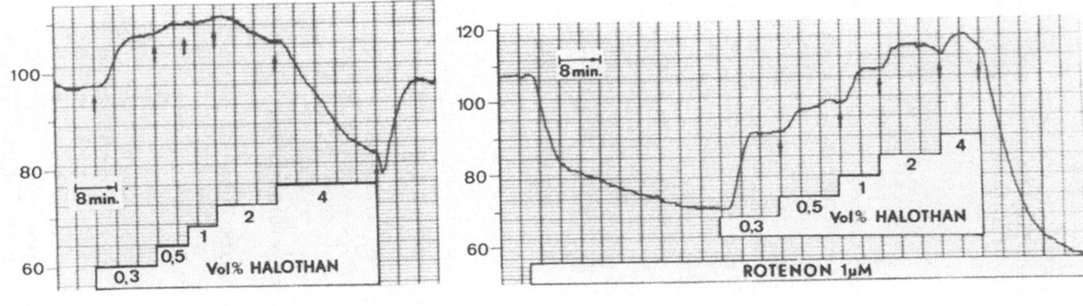

Abb. 5. Wirkung von Halothan auf den Sauerstoffverbrauch von perfundierten Lebern phenobarbital-vorbehandelter Ratten
Perfusion im nicht zirkulierenden System. Messung wie auf Abb. 1. Zeitraum der Infusion von Rotenon (gelöst in Dimethylsulfoxid; Endkonzentration im arteriellen Perfusat: 1 µM Rotenon, 5 µM Dimethylsulfoxid) ist angegeben

cated an oxygen dependent biotransformation of halothane. This
biotransformation is markedly increased when the microsomal
drug metabolism system of the liver cell is induced by pretreatment with phenobarbital.

Zusammenfassung

In der isolierten, perfundierten Rattenleber wurde die Wirkung
von Halothan auf Gluconeogenese, Harnstoffsynthese und Sauerstoffverbrauch untersucht. Die Syntheseleistungen und der Sauerstoffverbrauch werden durch Halothan konzentrationsabhängig
vermindert. Diese Effekte beruhen auf einer Hemmung der mitochondrialen Atmungskette und einer sich daraus ergebenden Einschränkung der oxydativen Phosphorylierung. Die Messungen des
Sauerstoffverbrauchs in Anwesenheit von Hemmstoffen der Atmungskette ergaben Hinweise für eine sauerstoffabhängige Biotransformation des Halothans, die erheblich beschleunigt ist,
wenn das mikrosomale, arzneimittelabbauende System der Leberzellen durch Phenobarbital-Vorbehandlung der Tiere induziert
ist.

Literatur

1. BIEBUYCK, J.F., LUND, P., KREBS, H.A.: The effects of halothane on glycolysis and biosynthetic processes of isolated
   perfused rat liver. Biochem. J. 128, 711 (1972).
2. COHEN, P.J., MARSHALL, B.E.: Effects of halothane on respiratory control and oxygen consumption of rat liver mitochondria. In: Toxicity of Anesthetics (Fink, B.R., Ed.,
   p. 24) Baltimore: Williams and Wilkins Co., 1958.
3. COHEN, P.J.: Effect of anesthetics on mitochondrial function. Anesthesiology 39, 153 (1973).
4. VAN DYKE, R.A., CHENOWETH, M.B.: The metabolism of volatile
   anesthetics - II. in vitro metabolism of methoxyflurane
   and halothane in rat liver slices and cell fractions. Biochem. Pharmacol. 14, 603 (1965).
5. FRÖHLICH, J., HANSEN, W., SCHOLZ, R.: Gluconeogenesis in
   rat livers perfused with nonrecirculating Krebs-Henseleit-
   Buffer. In: Isolated Liver Perfusion and its Application
   (BARTOSEK, I., Ed., p. 205) New York: Raven Press 1973.
6. GÖTZ, E., SCHOLZ, R.: Stoffwechselwirkungen von Ethrane
   und Halothan in der isolierten perfundierten Rattenleber.
   In: Erstes europäisches Symposium über moderne Anaesthetika,
   (Anaesthesie und Wiederbelebung) Berlin-Heidelberg-New
   York: Springer—Verlag im Druck.
7. GÖTZ, E., SCHOLZ, R.: Über die Wirkung halogenierter Kohlenwasserstoffe auf den Stoffwechsel der isolierten perfundierten Rattenleber. Manuskript in Vorbereitung.
8. HALL, G.M., KIRTLAND, S.J., BAUM, H.: The inhibition of
   mitochondrial respiration by inhalational anesthetic agents.
   Brit. J. Anesth. 45, 1005 (1973).
9. HARRIS, R.A., MUNROE, J., FARMER, B., KIM, K.C., JENKINS, P.:
   Action of halothane upon mitochondrial respiration. Arch.
   Biochem. Biophys. 142, 435 (1971).
10. SCHOLZ, R., SCHWARZ, F., BÜCHER, Th.: Barbiturate und ener-
    gieliefernder Stoffwechsel in der hämoglobinfrei durch-
    strömten Leber der Ratte. Z. Klin. Chem. 4, 179 (1966).

11. SCHOLZ, R., HANSEN, W., THURMAN, R.G.: Interaction of
    mixed-function oxidation with biosynthetic processes. Eur.
    J. Biochem. $\underline{38}$, 64 (1973).
12. SNODGRASS, P.J., PIRAS, M.M.: The effect of halothane on
    rat liver mitochondria. Biochem. $\underline{5}$, 1140 (1966).

C. Welche Massnahmen müssen ergriffen werden, um die permanente
Konfrontation und eine daraus resultierende Schädigung des
Anaesthesiepersonals zu vermeiden?

1. Zur Verhütung von Schädigungen durch Narkose-Gase und -Dämpfe

Von H. Bellwinkel

Sehr bald nach der Veröffentlichung eines kurzen Aufsatzes von
HARDER über die durch bestimmte "moderne" Inhalations-Anaesthesiemittel verursachten Schadensereignisse gab die Berufsgenossenschaft für Gesundheitsdienst und Wohlfahrtspflege ein Heft über
"Moderne Inhalations-Anaesthesiemittel: Gesundheitsgefahren
ausschalten" (Merkblatt M 638, Stand 3.72) heraus und sorgte
dafür, daß es jeder Anaesthesist bekam.

Die Berufsgenossenschaft konfrontierte darüber hinaus - und
das ist wohl der wichtigste Teil ihrer Aufgabenstellung - die
Hersteller von Anaesthesiegeräten mit folgenden Fragen:
1. Was können wir tun, um die Gefahren zu eliminieren?
2. Welche Verfahren sind dazu zu verwenden?
3. Wie lassen sich die Probleme konstruktiv lösen?
4. Wie können vorhandene Geräte nachgerüstet werden?
5. Wie lassen sich die Kosten in tragbaren Grenzen halten?

Es muß festgestellt werden, daß alle Hersteller von Anaesthesiegeräten fast auf der Stelle reagierten, soweit sie nicht schon
früher entsprechende Überlegungen angestellt hatten.

Die nächste Frage - und sie wurde auch hier schon gestellt -
ist: Genügt es, zu bitten, daß etwas geschehen möge, oder sollte
die zuständige Stelle Regulative mit Anforderungen erstellen?

Vorweg sei gesagt, daß Schadensereignisse, wie sie hier diskutiert werden, bisher nicht zu Leistungen der Berufsgenossenschaft führten. Es sind uns lediglich drei Fälle bekannt, bei denen
jedoch Ursache und Wirkung nicht befriedigend klärbar waren,
die also nicht Anlaß zu Zahlungen seitens der Berufsgenossenschaft sein konnten.

Alle bestehenden Unklarheiten werden durch Probleme der Hepatitis
zusätzlich vermehrt: Die der Berufsgenossenschaft durch Hepa-
titis-Erkrankungen entstehenden Kosten stiegen in den letzten
Jahren nämlich jährlich um rund 1.000.000 DM. Wir sind der festen
Überzeugung, daß die hier diskutierten Schadensereignisse bei
uns z.T. in Form der Hepatitis auftauchen und entschädigt werden, weil Genese, Ursache und Auswirkung nicht genau geklärt
werden konnten.

Wir sind aus zwei Gründen froh, daß die möglicherweise schädigenden Einflüsse von Inhalations-Anaesthesiemitteln diskutiert
werden:
Einerseits werden solche Schädigungen damit besser diagnosti-
zier- und belegbar, so daß sie entschädigt werden können und
müssen.
Andererseits haben wir noch "alte" Sorgen: Äther und Cyclo-

propan, die im Gemisch mit Sauerstoff und Lachgas extrem explosibel sind, werden nach wie vor angewendet.

Wenn dieser Workshop zu der Erkenntnis führte, daß moderne Inhalations-Anaesthesiemittel, d.h. Halogen-Kohlenwasserstoff-Verbindungen, in den Mengen, in denen sie im mehr oder weniger gut durchlüfteten Operationssaal vorkommen, bereits Noxen sind, müssen sie den Beschäftigten ebenso wie die oben erwähnten Stoffe "vorenthalten", also aufgefangen und ins Freie abgeleitet werden.

Dies ist vom Standpunkt der Sicherheitstechnik aus sehr zu begrüßen. Mit der Lösung des ersten Problems wäre die Lösung des zweiten sozusagen als "Beigabe ohne weiteren Aufwand" verbunden und deshalb besonders bedeutsam, weil eine Reihe von im Operations- oder Narkosebereich benötigten Geräten nicht "operationssicher", d.h. mit einem auf die Erfordernisse der Medizin zugeschnittenen Explosionsschutz versehen, hergestellt werden können. Regulative sind also nötig, sie dürfen jedoch die Arbeit des Arztes und seiner Helfer nicht über Gebühr behindern.

Es ist schließlich zusätzlich zu bedenken, daß die Inhalations-Anaesthesiemittel nicht die einzigen zu erwartenden Schadstoffe sind, sondern daß auch die Substanzen der Spraydesinfektion, der Hautreinigung und der Substerilisation Noxen liefern können und es auch oftmals tun. Damit wird das Angebot an fakultativ oder obligat schädigenden Stoffen nach Zahl und Menge immer größer. Wir haben also alle Ursache, zu eliminieren, was mit vertretbarem Aufwand eliminiert werden kann. Wird auf diesem Workshop der Nachweis erbracht, daß "moderne" Inhalations-Anaesthesiemittel, aber etwa auch das Lachgas, die Beschäftigten gefährden, dürfen Sie versichert sein, daß wir daraus lernen und darauf reagieren werden.

Auf das eingehend, was bisher gesagt wurde, möchte ich auf einige Dinge verweisen, die bei der nachfolgenden Diskussion von Bedeutung sein könnten: Einige Male hörte ich den Hinweis, alles sei besser, wenn nicht gar gut, wenn die Klimatisierung verbessert, also die Luftwechselzahl gesteigert würde. Wenn ich an das erinnern darf, was wir darüber in den letzten Jahren in der Zeitung lasen und aus der Berufspraxis wissen, sind gegenüber fast allen Klimaanlagen zumindest hinsichtlich der Hygiene einige Vorbehalte angebracht. Wie wenig die Lösung in einer Optimierung der herkömmlichen Klimaanlagen zu finden ist, ergibt sich schon daraus, daß bisher nur recht unklare Vorstellungen entwickelt wurden, wie Klimaanlagen in hygienischer Hinsicht auch nur geringfügig "verbessert" werden können. Ihr Luftstrom ist nämlich nur schwer von Partikeln und diesen möglicherweise anhaftenden Keimen freizuhalten. Dieses Risiko wird durch erhöhte Luftumwälzung zwangsläufig gesteigert.

Zusätzlich zu den erheblichen Mitteln, die erforderlich sind, um eine Klimaanlage keimfrei zu machen und zu erhalten, würden Investitionen und Unterhalt für eine Steigerung der Luftwechselzahl den Kostenaufwand, bedingt durch die Notwendigkeit ungleich aufwendigerer Temperatur- und Feuchteführung, vervielfachen.

Erinnert sei hier an Operationskabinen mit "kolbenartiger Ver-
drängungsströmung" (Laminar Air Flow) bei Luftwechselzahlen
von etwa 300 pro Stunde und optimaler Luftreinheit. Das mag
für manche Zwecke wünschenswert sein (Chirurgie der großen Ge-
lenke), bedingt jedoch in Aufbau und Unterhaltung ebenfalls
einen extrem hohen Aufwand und kann deshalb nicht Allgemein-
gut werden.

Selbst bei einer optimalen Klimaanlage wäre es im übrigen noch
fraglich, ob eine Anreicherung der gefährdenden Stoffe in der
Atemluft zuverlässig vermieden werden könnte. Bei Lachgas als
gasförmigem Narkosemittel ist dies rechnerisch noch einiger-
maßen erfaßbar, nicht aber bei Halogen-Kohlenwasserstoffen,
die als Dämpfe oder Nebel auftreten und Schwaden bilden. Wir
hörten, daß es noch verfrüht sei, für die fraglichen Stoffe
MAK-Werte festzulegen und haben folglich auch keinen definier-
ten Beurteilungsmaßstab für die Größe der Gefährdung verfügbar.

Als die Diskussion darüber begann, ob man die Erfassung und
Ableitung ausgeatmeter Inhalations-Anaesthesiemittel fordern
müsse - die heutigen Vorträge werden zeigen, ob und mit welcher Dringlichkeit diese Forderung erhoben werden muß - ent-
wickelten sich scharfe Kontroversen. So wurde z.B. argumentiert,
es seien bislang keine Schäden nachgewiesen worden, folglich
auch keine zu erwarten. Dieser Ansicht steht bereits jetzt
eine große Zahl wissenschaftlicher und teilweise gut belegter
Veröffentlichungen entgegen.

Es wurde weiterhin behauptet, das Erfassen und Ableiten sei
zu teuer.Nun, die benötigten Einrichtungen sind keineswegs so
teuer, wie angenommen wurde und werden noch billiger werden,
wenn die erforderlichen Apparaturen in Serie gefertigt werden
und eine zweckmäßige Installationstechnik angewendet wird.
Der technische Aufwand ist also - wenn notwendig - zumutbar
und wird damit gefordert werden müssen.

Zeigt dieser Workshop, daß die fraglichen Stoffe in zu erwar-
tender und gemessener Konzentration für die im Operationssaal
Beschäftigten eine Gefahr sind, müssen sie erfaßt und abgeleitet werden. Jeder Kompromiß wäre unverantwortlich.

Zusammenfassung

Die Berufsgenossenschaft für Gesundheitsdient und Wohlfahrtspflege bemühte sich unmittelbar nach dem Bekanntwerden erster
Diskussionen und Untersuchungsergebnisse, die breite Öffent-
lichkeit durch das Merkblatt M 638 (März 1972) "Moderne Inhalations-Anaesthesiemittel: Gesundheitsgefahren ausschalten"
über eventuelle Schädigungen zu informieren und die Hersteller
von Anaesthesiegeräten zur Abgasbeseitigung zu veranlassen.

Bisher eingelaufene Schadensmeldungen wurden von den Berufsgenossenschaften nicht anerkannt, weil keine exakten diagno-
stischen Möglichkeiten bestehen.

Die Berufsgenossenschaft für Gesundheitsdienst und Wohlfahrtspflege, die hinsichtlich der Belastungen des Anaesthesieperso-

nals durch toxische Wirkungen der Narkose-Inhalationsmittel
Abhilfe schaffen möchte, erhofft sich von den Ergebnissen dieser Tagung und den unter Umständen erforderlichen nachfolgenden Untersuchungen sowohl die Festlegung genauer Meßwerte zur
Beurteilung der Gefährdung und Diagnose, bzw. Differentialdiag-
nose als auch endgültige Vorstellungen der Industrie über optimale Abgasbeseitigungen. Damit wäre gleichzeitig ein zweites,
älteres, aber immer noch aktuelles Problem, die Explosionsgefahr, gelöst.

Bezüglich der Abgasbeseitigung tendiert die Berufsgenossenschaft
für Gesundheitsdienst und Wohlfahrtspflege zu der Auffassung,
daß die Mitbenützung von Klimaanlagen keine befriedigende Lösung darstellt.

Summary

The professional association for public health and welfare
tried to inform the broad public with the memorandum M 638
(March 1972) "Moderne Inhalations-Anaesthesiemittel: Gesundheitsgefahren ausschalten" about possible health hazards and
asked manufacturers of anesthesia equipment to provide exhaust
systems for anesthetic gases.

Health damage due to anesthetic gases have not yet been acknow-
ledged by the professional association because of lack data
and exact diagnostic possibilities. The association is very
much concerned about the health of anesthesia personnel and
hopes for guidelines from this meeting, especially in regard
to exact measurements and differential diagnosis of possible
diseases. The association also expects guidelines on exhaust
systems for anesthetic gases. The problem of explosion due to
the use of volatile anesthetic agents in the operating room
could also be solved in this way.

The association of public health and welfare believes air-conditioning systems in operating rooms to be insufficient to exhaust anesthetic gases.

2. Technische Aspekte bei der Beseitigung von Narkosegasen aus der Operationssaalluft[+]

Von H. Oehmig

Bei Narkosen mit inhalierbaren Narkosemitteln wird es sich nie
ganz vermeiden lassen, daß Narkosegase aus dem eigentlichen Narkosesystem entweichen.
Schon beim Einfüllen flüssiger Narkosemittel in den Verdampfer
kann es zu erheblichen Konzentrationen in der Nähe der Ein-
füllstelle kommen. Unbeabsichtigtes Verschütten dieser Flüssig-
keiten steigert den Effekt.
Auch beim präoperativen Testen des Narkosegerätes entweichen
größere Narkosemengen in den Raum. (Um die Funktion eines Ver-
dampfers zu überprüfen, sollte auf keinen Fall von der früher
gelegentlich empfohlenen "Schnuppermethode", also vom Riechen
am Frischgasschlauch, Gebrauch gemacht werden.)
Bei Maskennarkosen sind Gasverluste über die meist undichte
Verbindungsstelle Maske-Gesicht die Regel.

Wenn mit hohen Gasströmen - womöglich im halboffenen System -
gearbeitet wird, gehört der Gasaustritt in den Operationssaal
zum Prinzip des Verfahrens.

Beim halbgeschlossenen Kreissystem entweicht über das Überdruckventil mit jedem Atemzug eine gewisse Gasmenge, die von
der Höhe des Frischgaszustromes abhängig ist.

Möglichkeiten zur Senkung der Konzentration von Narkosegasen
im Operationssaal sind:

1. Wenn immer möglich, Anwendung des Narkosekreissystems mit
   Rückatmung und CO_2-Absorption (halbgeschlossenes System),
   wobei der Frischgasstrom so niedrig als möglich gehalten
   werden sollte.

2. Aufsammeln und aktives Ableiten (Absaugen) (am besten ins
   Freie) des am Überdruckventil austretenden Gases (Gassammelgehäuse nach CLAUBERG) (Abb. 1).

3. Diese Absaugung kann erfolgen
   a) über die zentrale Vakuumanlage (cave: zusätzliche per-
      manente Belastung der Vakuumanlage durch ein konstantes
      "Leck"!)
   b) durch eine Gasstrahlpumpe (Injektor)
   c) mit einem geräuschlosen Elektrogebläse (Abb. 2).

4. Die Ableitung der so abgesaugten Gase kann entweder ins
   Freie (Abb. 3) oder aber in den Abluftkanal der Klimaanlage

---

[+] Kurzfassung. Ausführlich erschienen in "Anaesthesiologische
Informationen" <u>13</u>, 119 (1972).

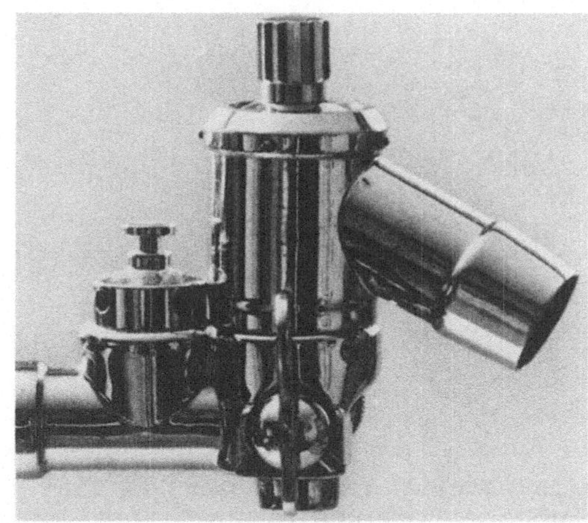

Abb. 1. Clauberg-Tülle, auf Überdruckventil montiert

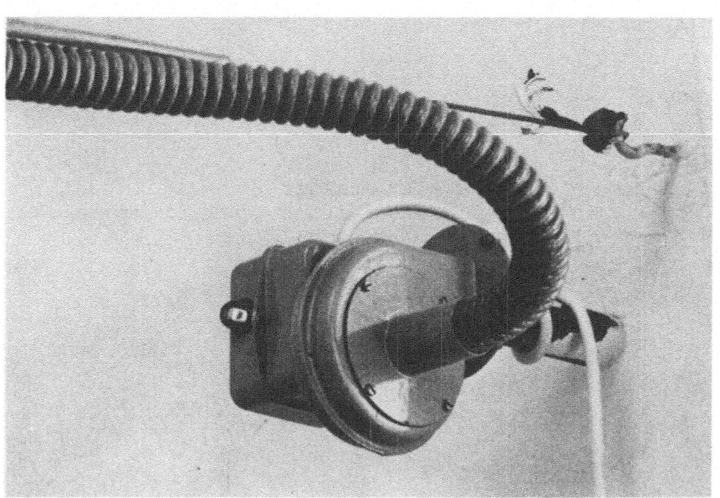

Abb. 2. Absauggebläse, an Außenwand montiert. Beachte: straff gespanntes Stahlseil zur Aufhängung von Abgasschlauch und Elektro-Leitungen

geleitet werden. Voraussetzung für den letzteren Weg ist, daß die Klimaanlage mit 100 %iger Frischluft arbeitet (Abb. 4 und 5).

5. Die Absorption von Narkosegasen mit einem "Gas-Schutz-Filter" (Abb. 6) ist beim Kreissystem leicht möglich (Gassammel-Gehäuse nach Clauberg, Kreissystem VII von Dräger), jedoch auf die Dauer teuer. Es bietet sich überall dort an, wo eine Absauganlage nicht zur Verfügung steht oder nicht installiert werden kann (keine Außenwand, kein Abluftkanal).

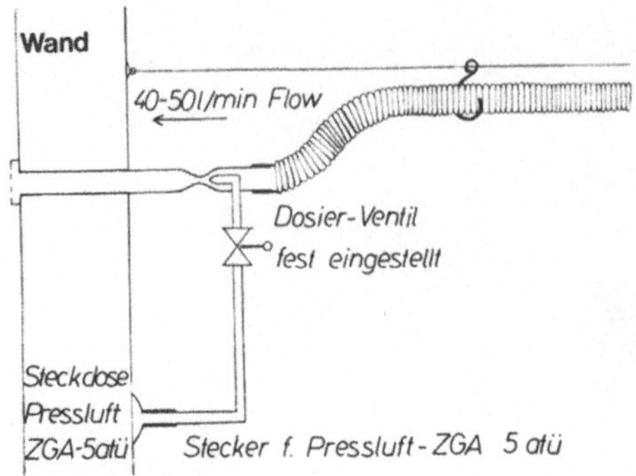

Abb. 3. Beispiel eines Absaug-Injektors, der aus der ZGA (5 atü Preßluft) über ein fest eingestelltes Dosierventil betrieben wird. Geforderte Injektor-Leistung: 40 bis 50 1/min bei vorgeschaltetem Absaugschlauch von 5 bis 7 m Länge

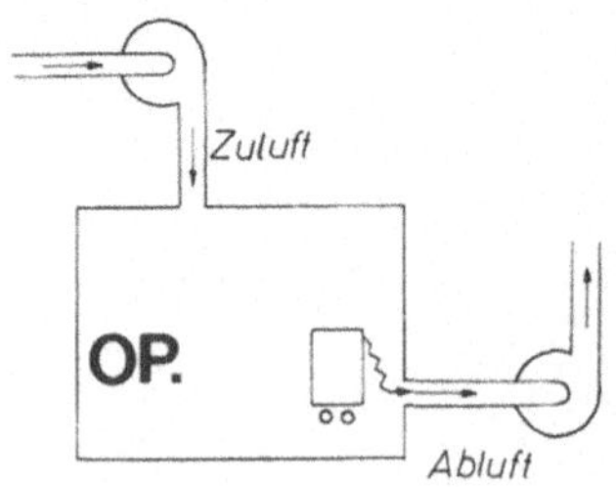

Abb. 4. Schema der Be- und Entlüftungs-Anlage eines Operationssaales mit 100 % Frischluft

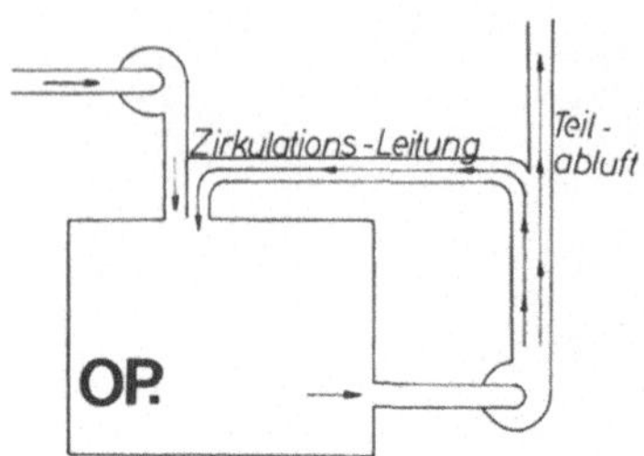

Abb. 5. Beispiel einer Be- und Entlüftungs-Anlage eines Operationssaales mit teilweiser Frischluft-Zufuhr und Rezirkulations-Leitung. Beachte: beim Vorliegen einer solchen Anlage ist das Ableiten von Narkosegasen in den Abluft-Kanal nicht möglich

6. Bei Anwendung von sogenannten "halboffenen" Systemen (einfaches Überdruckventil an der Maske, Ayre'sches T-Stück, Kuhn'sches System, Ruben-Ventil, Resutator-Ventil) muß das ausgeatmete Gas (=Atem-Minuten-Volumen!) ebenfalls aktiv abgesaugt werden (Abb. 7).

7. Auf keinen Fall sind Inhalationsnarkosen mit Schimmelbusch-Maske und "offener Tropf-Methode" durchzuführen!

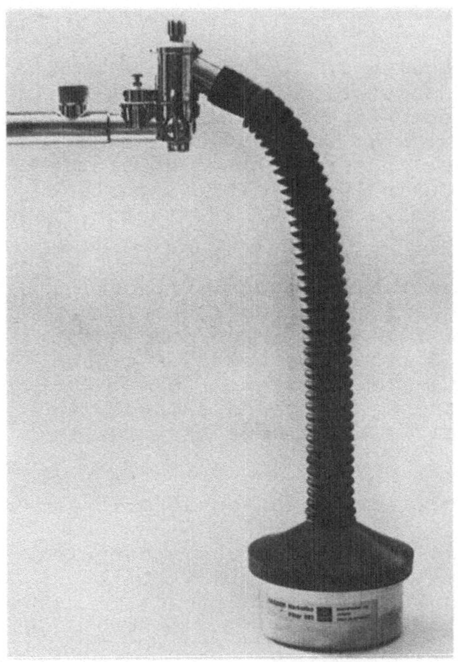

Abb. 6. Überdruckventil mit aufgesetzter Clauberg-Tülle und aufgestecktem Abgasfilter (Dräger)

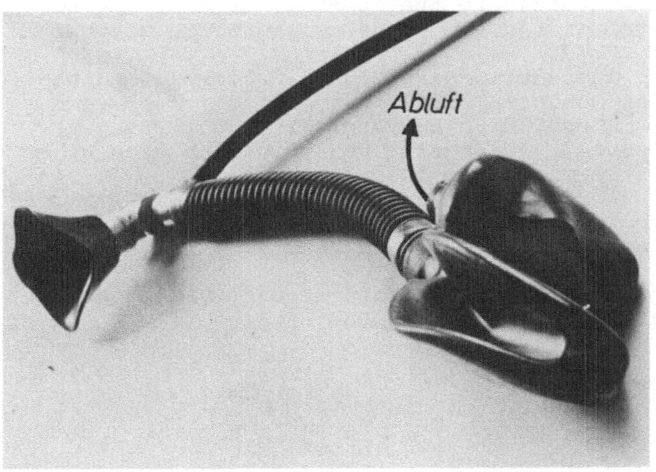

Abb. 7. Atembeutel des Kuhn'schen Systems mit aufvulkanisierter Absaughaube und großem Loch für Daumen

Summary

During anesthesia with volatile agents it is inevitable that
anesthetic gases escape from the anesthesia system. Even during
the filling of vaporizers high concentrations of anesthetic gases
can be found close to the filling port; unintentional spilling
of these liquid agents may further increase the concentration
of gases in the operating room. During preanesthetic testing
of anesthesia machines large concentrations of anesthetic gases
can also escape into the room.

The commonly used technique by anesthesiologists of checking
the function of a vaporizer by inhaling the gases should be
avoided. During anesthesia with a face mask large concentrations
of gases can leak between face and mask. The anesthetic gas
concentration is highest if a semi-open system is used. During
the use of a semi-closed system anesthetic gases escape with
every breath at the exhalation valve, the amount of which depends on the gas flow.

Recommendations to reduce the concentration of anesthetic gases
in the operating room:
1. Use of a semi-closed anesthesia system with CO_2 absorption.
   The gas flow should be kept as low as possible.
2. Collection of anesthetic gases at the exhalation valve using
   Clauberg's method and exhaustion of these gases to the open
   air.
3. Exhaustion of gases can be accomplished as follows:
   a) Using the central vacuum system (this involves a constant
      additional "leak" in the vacuum system).
   b) Using a jet stream pump.
   c) Using a noiseless electric suction system.
4. The gases can be exhausted to the open air or into the air
   conditioning system if the air conditioning works without
   circulation.
5. The exhaustion of anesthetic gases can be accomplished easily
   by means of a "Gas-Schutz-Filter" (gas collection system
   using Clauberg's method, Circle-System II Model, Draeger).
   This method, however, is expensive but should be used where
   an exhaustion system cannot be installed.
6. Anesthetic gases should be actively exhausted if a semi-open
   anesthesia system is used, e.g. an exhalation valve at the
   side of a face mask, Ayre's T-piece, Kuhn's system, Ruben
   valve, Resuscitator valve.
7. Anesthetic agents should not be administered by the open
   drop technique using, e.g. Schimmelbusch's mask.

3. System zur Ableitung der Narkosegase beim Kuhn-Besteck

Von W. Alsweiler

Sicher haben schon viele Anaesthesisten während ihrer Tätigkeit
an sich selbst die Beobachtung gemacht, daß sie nach einem Vor-
mittag im kinderchirurgischen Operationssaal, an dem man mehrere Narkosen mit dem Kuhn'schen Besteck durchführte, abge-
spannt und schläfrig waren. Dies ist zweifellos eine Folge der
Narkosegase, die durch die zwangsläufige räumliche Nähe der
Öffnung am Kuhn'schen Beutel und durch den in einem Spülsystem
notwendigen hohen Flow in der Einatemluft des Narkotiseurs besonders intensiv sind.

Diese Tatsache brachte mich schon vor einigen Jahren auf den
Gedanken, das am Kuhn'schen System ausströmende Gas aufzufangen und abzuleiten. Ich klebte einen 3-l-Atembeutel über den
Kuhn'schen Beutel und leitete das Gas mit einem Faltenschlauch
auf den Fußboden ab.

Veröffentlichungen in der Fachliteratur, auch über den Versuch,
Narkosegase aus dem Kuhn'schen Besteck abzuleiten, haben mir
das allgemeine Interesse an einem solchen System verdeutlicht.
In Zusammenarbeit mit der Firma Dräger verfolgte ich den Gedanken weiter und entwickelte das System, das ich Ihnen hier
vorstelle.

Im Gegensatz zum ersten Modell wurde jetzt ein transparenter
Außenbeutel - auf eine Felge gezogen, also abnehmbar - über
den Kuhn'schen Beutel montiert. An der Handhabung des Beat-
mungssystems hat sich dadurch prinzipiell nichts geändert. Lediglich die Öffnung des Kuhn'schen Beutels kann nun nicht mehr
direkt mit dem Daumen, sondern dadurch, daß man den Außenbeutel
gegen das Loch drückt, verschlossen werden. Um die Öffnung am
kleinen Kuhn'schen Beutel besser zu markieren, wurde der ver-
stärkte und durch den dünnen Latexgummi des Außenbeutels gut
tastbare Rand durch eine Weißfärbung sichtbar gemacht.

Bedenken, daß dieses System wegen des daranhängenden Filters
in der Praxis etwas umständlich sei, kann ich zerstreuen. Wir
haben in unserer Abteilung mit dem modifizierten Kuhnbesteck
bei annähernd 1.000 Narkosen an Säuglingen und Kleinkindern
gute Erfahrungen gesammelt und festgestellt, daß man sich sehr
rasch an die Handhabung des Modells gewöhnt. Daß eine Gewöhnung
- wie bei jedem neuen System - notwendig ist, ist allerdings
nicht in Abrede zu stellen.

Um das Gewicht abzufangen, haben wir eine kleine Halteschlaufe
am Schlauch befestigt, die wir mit Hilfe eines Armbandes am
Unterarm tragen. Damit ist die Hand zur Beatmung frei und un-
belastet (Abb. 1).

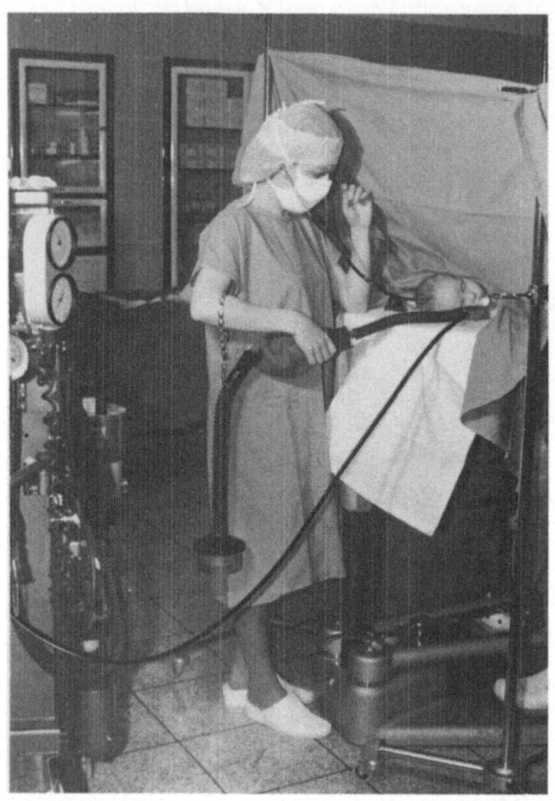

Abb. 1. Modifiziertes Kuhn-Besteck zur Ableitung von Narkosegasen nach ALSWEILER

Eine andere Möglichkeit bietet sich, indem man das System am
Operationstisch oder am Kreislaufteil des Narkosegerätes befestigt. Damit ist ebenfalls eine erleichterte Handhabung möglich.

Der Latexbeutel des Prototyps hat sich seit über einem Jahr
bewährt. Obwohl er regelmäßig sterilisiert wurde, scheint er den
mechanischen Strapazen eines Atembeutels durchaus gewachsen zu
sein.

Die Ableitung der Narkosegase in einen Filter ist mit Sicherheit eine nur bedingt taugliche Methode und ist mit einem relativ hohen Kostenaufwand verbunden. Dazu kommt, daß das u.U.
unregelmäßige Wechseln des Filters keine ausreichende Sicherheit
bietet.

Wir warten deshalb auf eine Möglichkeit, die Narkosegase entweder durch eine eigene Abgasleitung oder durch Absaugen über
das zentrale Vakuum aus dem Operationssaal eliminieren zu können.

Abschließend darf ich sagen, daß es erfreulich wäre, wenn wir bald über weitere modifizierte Kuhnbestecke und ein entsprechendes Abgassystem verfügen könnten.

Zusammenfassung

Der Verfasser berichtet über ein in Zusammenarbeit mit der Firma Dräger entwickeltes Modell zur Ableitung der Narkosegase bei Betäubungen mit dem Kuhn-System, die ohne diese Vorrichtung eine hohe Konzentration an Narkosegasen in der Einatemluft des Anaesthesisten verursachen.

Es wird ein transparenter Latexgummibeutel mit Faltenschlauch und Filter über dem Beutel des Kuhn-Bestecks befestigt. Die Narkosegase werden aus dem Außenbeutel über Faltenschlauch und Filter auf den Fußboden geleitet. Halterungen am Arm des Anaesthesisten, am Operationstisch oder am Narkosegerät, die das Gewicht des Faltenschlauchs und des Filters abfangen, erleichtern die Handhabung.

In Bezug auf die Sterilisierbarkeit und Haltbarkeit des Latexgummis liegen gute Erfahrungen vor.

Summary

The Kuhn system developed for pediatric anesthesia, leads to a high concentration of anesthetic gases in the inhaled air of the anesthesiologist. Therefore in cooperation with the Draeger company the author developed a special device to exhaust excess anesthetic gases from this system. For this purpose a transparent latex bag is placed over the bag of the Kuhn system. The latex bag is connected by a piece of corrugated tubing to an anesthesia filter at the other end. A special holding device for the arm of the anesthesiologist or the operating table reduces the weight of the system. This newly developed exhaustion system can be easily sterilized.

4. Technische Möglichkeiten der Beseitigung von Narkoseüberschussgasen aus dem Operationssaal

Von H. Strecker

Erläuterung der Problemstellung aus der Sicht des Drägerwerkes

Seit der Ankündigung des Merkblattes M 638 der BGW sind fast drei Jahre vergangen. Während die Absauganlagen - wie wir es nennen - ursprünglich nur dem "Giftschutz" dienen sollten, wissen wir seit Januar 1973, daß sie in Zukunft auch die Explosionssicherheit garantieren müssen.

In den nun zu erwartenden Ex-RL[+] ist folgendes festgelegt:
E 2. Maßnahmen, welche die Entzündung explosibler Atmosphäre verhindern.
   3. An der Ausatemseite aller Anaesthesiesysteme entsteht keine "medizinische Umgebung", da die ausgeatmeten Inhalations-Anaesthesiemittel-Gemische mit Rücksicht auf Gesundheits-, Brand- und Explosionsgefahren aufgefangen und ins Freie abgeleitet werden müssen. Das Gleiche gilt mit Rücksicht auf Gesundheits- und Brandgefahren durch Sauerstoff-Lachgas-Gemische.

Somit sind an die technische Lösung des Absaugeproblems höhere Maßstäbe anzulegen, als sie für "Giftschutzmaßnahmen" allein erforderlich gewesen wären.

Beispiel

Während beim Versagen der Absauganlage mit Sicherheit niemand lebensgefährlich bedroht wird, weil - eventuell während mehrerer Stunden - Atmosphäre solcher Zusammensetzung geatmet werden muß, wie es vor Installation der Anlage jahrelang üblich war, können dagegen durch mögliche Explosionen größere Schäden entstehen, weil die im Einsatz befindlichen Geräte aufgrund obiger Bestimmungen nicht einmal die "Anaesthesiemittel-Prüfung" Klasse M aufweisen.[+]

Nach dem heutigen Stand der Erkenntnisse und Meinungen kann die - bei funktionierender Absauganlage - zu befürchtende Explosionsgefahr - wie folgt - definiert werden:
Sofern mit brennbaren Anaesthetika gearbeitet wird, ist das Innere der Kreissysteme und der Atmungsorgane immer explosionsgefährdeter Bereich. Im Innern der Absaugesysteme ist, wenn sie kontinuierlich auf den Spitzenausstoß der Narkoseüberschußgase abgestimmte Zuluftmengen aus dem Raum ansaugen, kaum mit explosiblen Konzentrationen zu rechnen. Nur bei hohen Narkosegasmengen kann die untere Zündgrenze erreicht werden.

[+] Merkblatt der BGW M 639: "Gesundheits-, Brand- und Explosionsschutz in Operationseinrichtungen"

Ebenso ist in Vakuumnetzen voraussichtlich nicht mit explo-
sionsfähigen Gemischen zu rechnen, da erwartet werden kann, daß
die Zündgrenzen (in Vol.-%) im Vakuum infolge einer Verdünnung
durch kontinuierliche Beiluftmengen stark ansteigen. In Vakuum-
anlagen könnte bei Verdichtung auf den Barometerstand und in
den Leitungen in und hinter der Pumpe explosionsfähiges Gemisch entstehen, wenn die Beiluftmengen gering und die Narkosegasmengen groß sind.

Wenn die Überschußgase mit eigenem Systemdruck, also ohne zusätzliche Saugenergie, oder mit zu geringem Sog abgeführt werden, findet in der Absaugleitung keine Verdünnung statt. Damit
herrschen dort die gleichen Verhältnisse wie im Narkosekreis-
system selbst.

Anforderungen an Sauganlagen

1. Die Saugmenge muß so groß sein, daß auch der Spitzenausstoß
   mit Sicherheit abgezogen wird. Unter der vereinfachten Annahme, daß es sich bei einem Atemzyklus um einen sinusförmi-
   gen Ablauf handelt, wäre die Spitzenströmung $\sim \pi \cdot$ Narkose-
   gasmenge, im Kreissystem bei 4 l/min Narkosegaszufuhr also
   ca. 12 bis 15 l/min und im offenen System bei 10 l/min 30
   bis 35 l/min. Wie im nächsten Abschnitt gezeigt wird, hängt
   die notwendige Saugleistung jedoch noch von weiteren Faktoren ab.
2. Die Betriebssicherheit ist so weit zu steigern, daß vor allem
   im Routinebetrieb keine komplizierten Überwachungsfunktio-
   nen gefordert werden müssen. Zum Beispiel stellt die Aus-
   übung von zwei Tätigkeiten vor Inbetriebnahme der Anlage -
   etwa das Anschließen des Schlauches oder das Einschalten des
   Gebläses - schon eine riskante Überforderung dar.
3. Alle Absaugmethoden an ein- und derselben Saugquelle sollten
   sicher funktionieren.
4. Die Anlagenelemente selbst dürfen keine Zündquellen darstellen.
Aus diesen Forderungen resultiert die Qualität und letztlich
auch der Preis solcher Anlagen (Abb. 1).

Einsatzbereiche

1. In Kleinkrankenhäusern und größeren Arztpraxen sind vorwiegend ein bis zwei Anaesthesie-Arbeitsplätze auszurüsten.

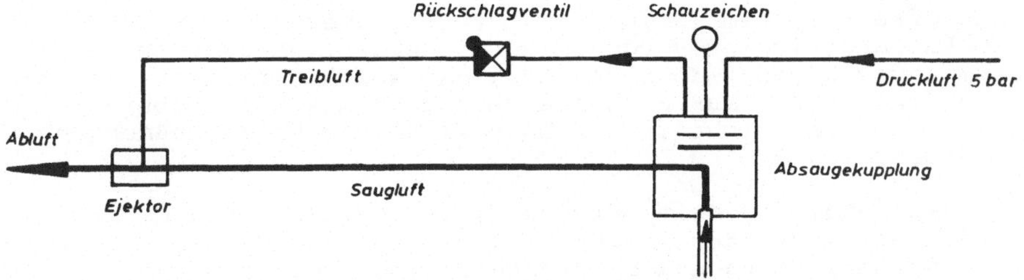

Abb. 1. Schematische Darstellung einer Ejektorsauganlage

An Voraussetzungen ist allenfalls Netzstrom 220 V vorhanden.
Abluftschächte, Klimaanlagen, Druckluft und Vakuum fehlen.
2. In großen Altbauten liegen die Verhältnisse wie bei 1.,
   es sind lediglich mehr Anaesthesieplätze auszurüsten.
3. In modernen Häusern, die innerhalb der letzten zehn Jahre
   gebaut wurden, werden außer Netzstrom auch Druckluft, Vakuum,
   Klimaanlage und Abluftkamine zu finden sein.
4. In Neubauten ist man bemüht, die notwendigen Voraussetzungen
   rechtzeitig einzuplanen. Nur stehen alle Beteiligten unter
   starkem Termindruck. Zur Zeit herrscht weitgehend Unklarheit,
   weil eindeutige Vorschriften nicht vorliegen und über Über-
   gangsfristen nichts bekannt ist. - Bei Neubauten, die heute
   in der Planung sind, dürften keine Probleme auftreten.

Absaugsysteme

Die Anlage besteht aus
1. Einer Auffangvorrichtung für das Überschußgas
2. Einem Überschußgasschlauch
3. Einer Anschlußvorrichtung zur Verbindung des Überschußgasschlauches mit der Sauganlage
4. Einer Saugleitung bzw. einem Leitungsnetz und
5. Einer Saugquelle.

1. Auffangvorrichtung (Abb. 2)

Diese Vorrichtung muß zum jeweiligen Narkosesystem passen. Bei
Kreissystemen wird über die Auslaßöffnung des Überdruckventils
ein Sammelgehäuse geschoben und das Gas durch eine Schlauch-
tülle abgeführt. Arbeiten die Sauganlagen mit Sog, also Unterdruck, wird in einer den Sauganlagen angepaßten Mischkammer
Raumluft beigemischt. Diese Kammern, z.B. perforierte Tüllen
(Abb. 3) oder Rohre, sind so ausgelegt, daß auf das Überdruckventil ein maximaler Unterdruck von 1 mm WS übertragen wird.

Wie bereits gesagt, muß bei Kreissystemen mit Mengen von 12 -
15 l Narkosegas gerechnet werden. Bei relativ hohem Narkosegas-
flow von 8 l/min ergäben sich etwa 25 l/min. Um eine gewisse
Sicherheit zu gewährleisten, haben wir die Saugmenge deshalb
auf ca. 40 bis 50 l/min eingestellt und das Sammelgefäß entsprechend groß gestaltet. (Bei der Verwendung von Äther in
10 %igem Gemisch ist z.B. zu bedenken, daß bei 8 l/min Narkosegas und einer Absaugleistung von nur 25 l/min die untere Zündgrenze bereits erreicht wird.)

Für das offene System (Digby-Leigh-Ventil) werden im Merkblatt
der BG Auffangtrichter vorgeschlagen (Abb. 4). Messungen in
unserem Hause haben jedoch gezeigt, daß solche Trichter, sofern
sie ein brauchbares Maß an Größe und Saugmenge nicht über-
schreiten sollen, nicht in der Lage sind, die Überschußmengen
aufzunehmen.

Davon ausgehend, daß beim offenen System ca. 10 l/min Narkosegas anfallen, müßte der Trichter in der Spitze 30 l/min aufnehmen. Ausströmrichtung und Spitzengeschwindigkeit aus dem Digby-
Leigh-Ventil verlangen einen Sog von nahezu 10 m^3/min, um 100 %

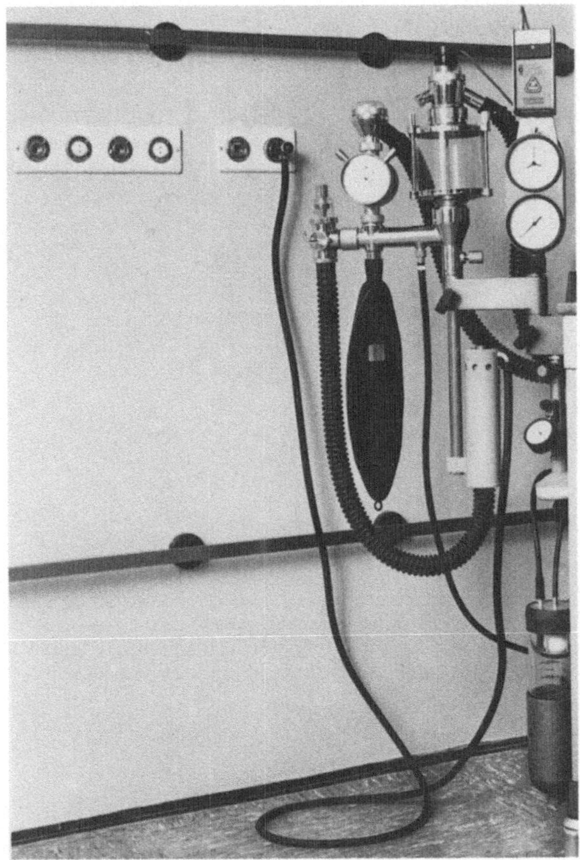

Abb. 2. Kreissystem mit Auffangvorrichtung für Narkoseüberschußgase

des Überschußgases aufzufangen. In der Praxis ist dies nicht
möglich. Abb. 5 zeigt, daß das Gas von den Trichterwänden ab-
prallt und zum größten Teil in den Raum geschleudert wird. Die
Versuche wurden mit einem Sog von 100 l/min durchgeführt.

2. Überschußgasschlauch

Bei unseren Überlegungen gingen wir davon aus, daß ein solcher
Schlauch beweglich und möglichst dünn sein sollte. Die obere
Grenze dürfte die Dimension eines Atemschlauches sein. Ein
Schlauch mit LW 18 hat bei einer Strömung von 50 l/min pro m
Länge ca. 7 mm WS Strömungswiderstand. Steigt die Gasmenge, so
steigt der Widerstand mit dem Quadrat der Geschwindigkeit

$$p = C \cdot w^2.$$

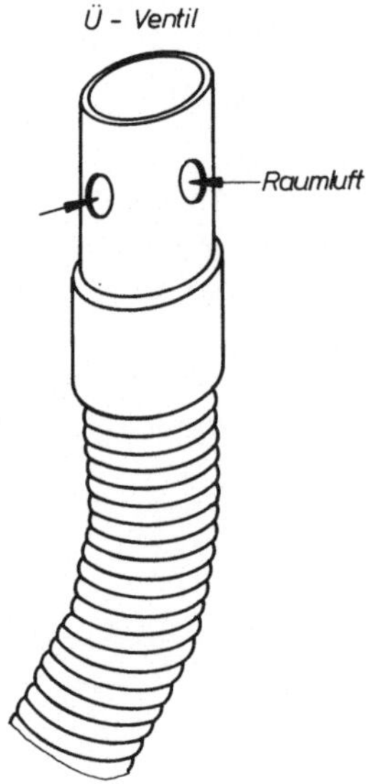

Abb. 3. Mischtülle

Die Leistung der Sauganlage muß sicherstellen, daß die geforderte Menge abgesaugt wird. Unter Berücksichtigung einiger
Widerstände an Tüllen und Kupplungen muß bei 3 m Schlauchlänge
an der Anschlußvorrichtung ein Unterdruck von min. 25 mm WS
bestehen.

3. Anschlußvorrichtung

Das Drägerwerk hat eine Steckkupplung anzubieten, die zusätzlich die Einschaltfunktion der Saugquellen übernimmt (Abb. 6).
Bei Einkupplung des Überschußgasschlauches also werden Pumpe,
Gebläse oder Ejektor eingeschaltet und arbeiten so lange, bis
der Schlauch wieder ausgekuppelt wird (Abb. 7). Der Schaltzu-
stand des Aggregates wird durch ein Schauzeichen gemeldet. Die
primitivste Art wäre eine einfache Tülle, in die ständig Luft
eingesaugt wird. Solche Anlagen sind unseres Wissens geplant.
Wir haben gegen eine solche Konstruktion Bedenken, weil die
Saugleistung an jeder Entnahmestelle - gleichgültig, ob ein
Absaugschlauch eingekuppelt wurde - vorhanden sein muß.

4. Saugleitung

Vor allem in älteren Häusern wird es notwendig sein, längere
Leitungen zu verlegen. Damit solche Anlagen nicht zu kostspielig werden, sollte man auch hier einen relativ geringen Quer-
schnitt anstreben. Eine Leitung von 30 m Länge mit LW 20 be-
nötigt bei einem Flow von 50 l/min an ihrer Mündung in die
Saugquelle einen Sog von ca. 150 mm WS.

5. Saugquelle

Von verschiedener Seite wurde die Klimaanlage als einfachste
Gegebenheit vorgeschlagen. Im allgemeinen liegen die am Abluft-

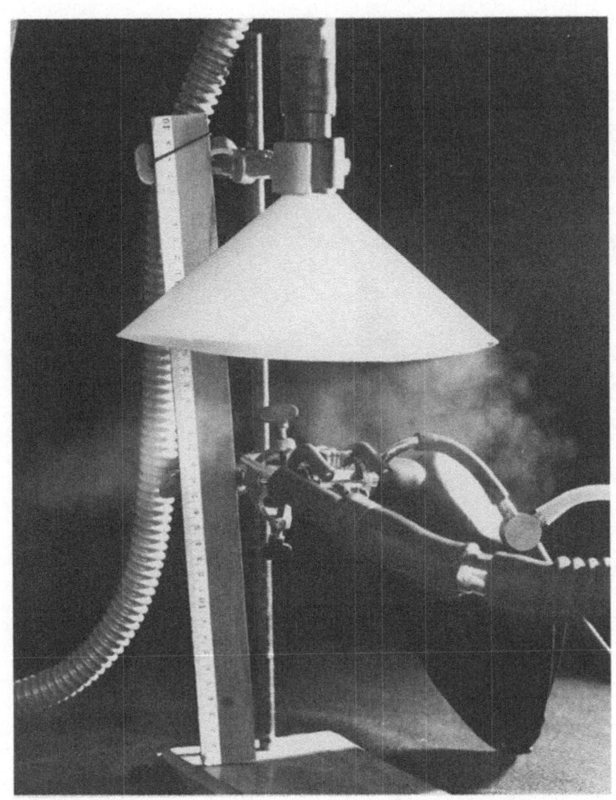

Abb. 4. Digby-Leigh-Ventil mit Auffangtrichter

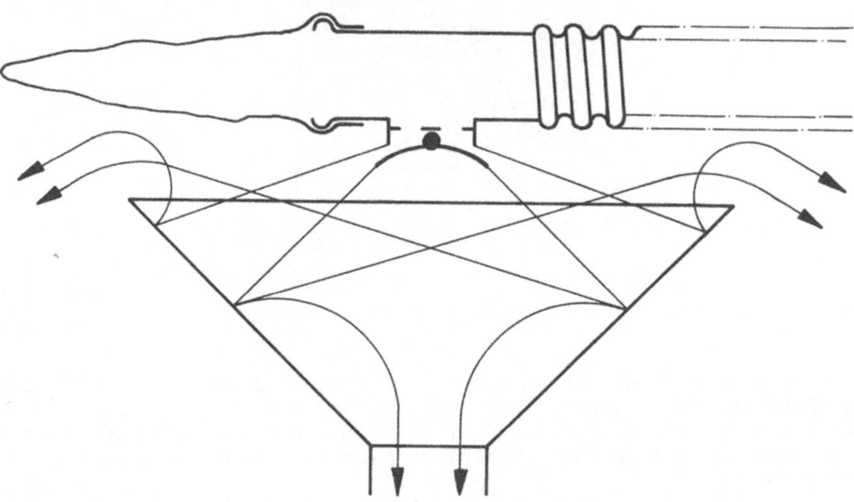

Abb. 5. Ausbreitung der Überschußgaswolke unter dem Auffangtrichter

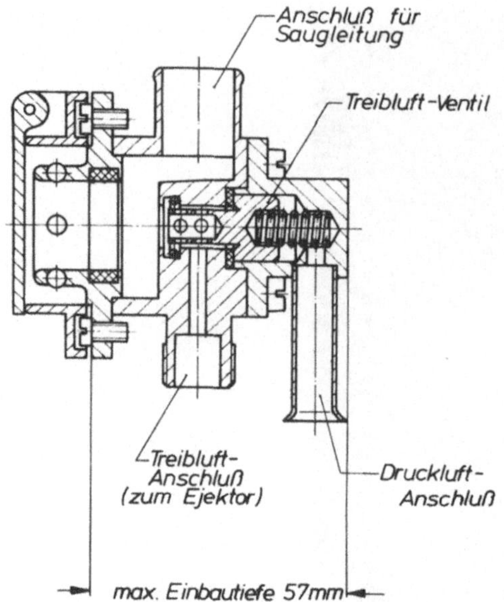

Abb. 6. Kupplung mit geschlossenem Klappdeckel

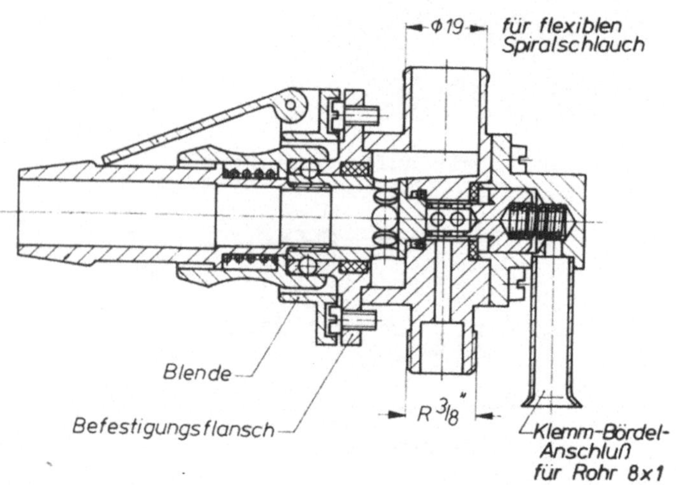

Abb. 7. Kupplung mit eingekuppeltem Stecker

gitter zur Verfügung stehenden Unterdrucke unter 5 mm WS. Deshalb dürften Klimaanlage und Trichter nahezu wirkungslos sein. Unsere bis jetzt durchgeführten Messungen haben ebenfalls gezeigt, daß an den Abluftschächten kaum meßbarer Unterdruck vorhanden ist.

Ganz bewußt werden die Klimaanlagen so ausgelegt, daß ca. 10 bis 15 % mehr Luft zugeführt als abgeführt werden, um im

Operationssaal einen geringen Überdruck zu erzeugen. Die Regelung der Mengen erfolgt so, daß die Abluft durch Regelklappen gestaut wird. Die überschüssige Luft strömt durch Tür- und Fensterritzen ab. Vor den Abluftgittern entsteht ein Stau, d.h. die Druckdifferenz zwischen Raum und Abluftgitter ist praktisch O. In diesem Fall ist das Einleiten der Überschußgase unmöglich.

An dieser Stelle könnte die Möglichkeit diskutiert werden, ohne Sog zu arbeiten, also die Überschußgase durch eigene Kraft abzutransportieren. Sobald die Leitungen aber länger als 3 m werden, ist bei Spontanatmung mit einer untragbaren Widerstandserhöhung zu rechnen. Es wäre also immer eine "Zwangsbeatmung" - etwa mit dem Dräger-Spiromat - erforderlich. In diesem Fall herrscht im Schlauch und in der Leitung die gleiche Atmosphäre wie im Kreissystem bzw. in den Atmungsorganen, da eine Verdünnung nicht stattfindet.

Für Einzelanaesthesieplätze hat das Drägerwerk eine Gasstrahlpumpe (Ejektor) (Abb. 8) entwickelt, die in der Lage ist, bei 30 m Leitungslänge 50 l/min abzusaugen. Diese Methode hat den Vorteil, daß die Gemische in jedem Falle verdünnt werden und die Anlage absolut zündsicher arbeitet. Das Treibgas ist Luft. Wenn im Haus also Druckluft vorhanden ist, kann die Anlage damit betrieben werden. Es ist aber auch möglich, die Luft über einen kleinen Kompressor zu erzeugen, der beim Einkuppeln des Überschußgasschlauches eingeschaltet wird.

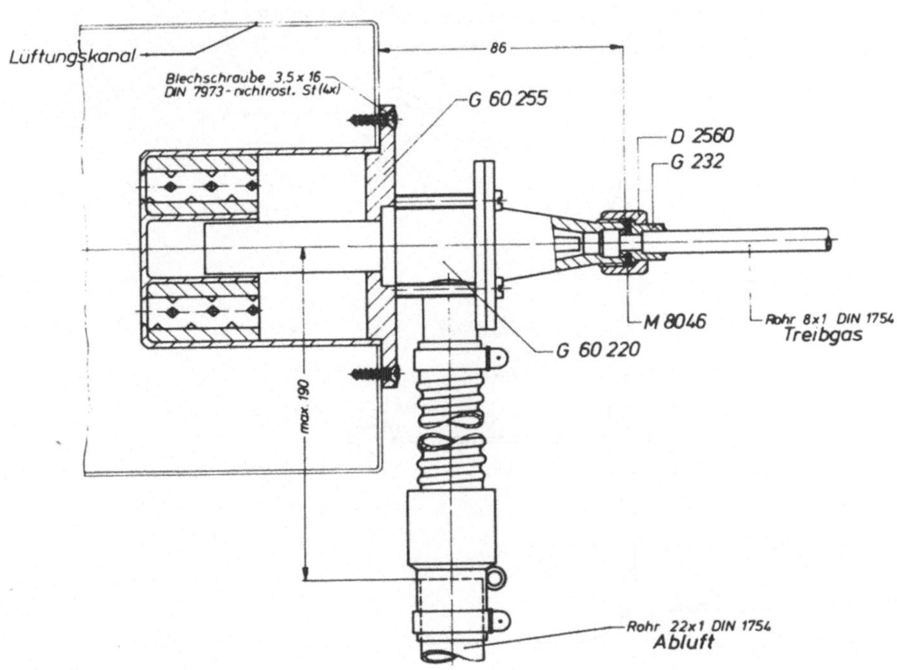

Abb. 8. Ejektor

Es werden sowohl Niederdruckgebläse als auch Kleinkompressoren
verwendet (Abb. 9). In der Beurteilung ihrer Eignung sollte man
jedoch bedenken, daß vor allem bei Axial-Gebläsen die Unter-

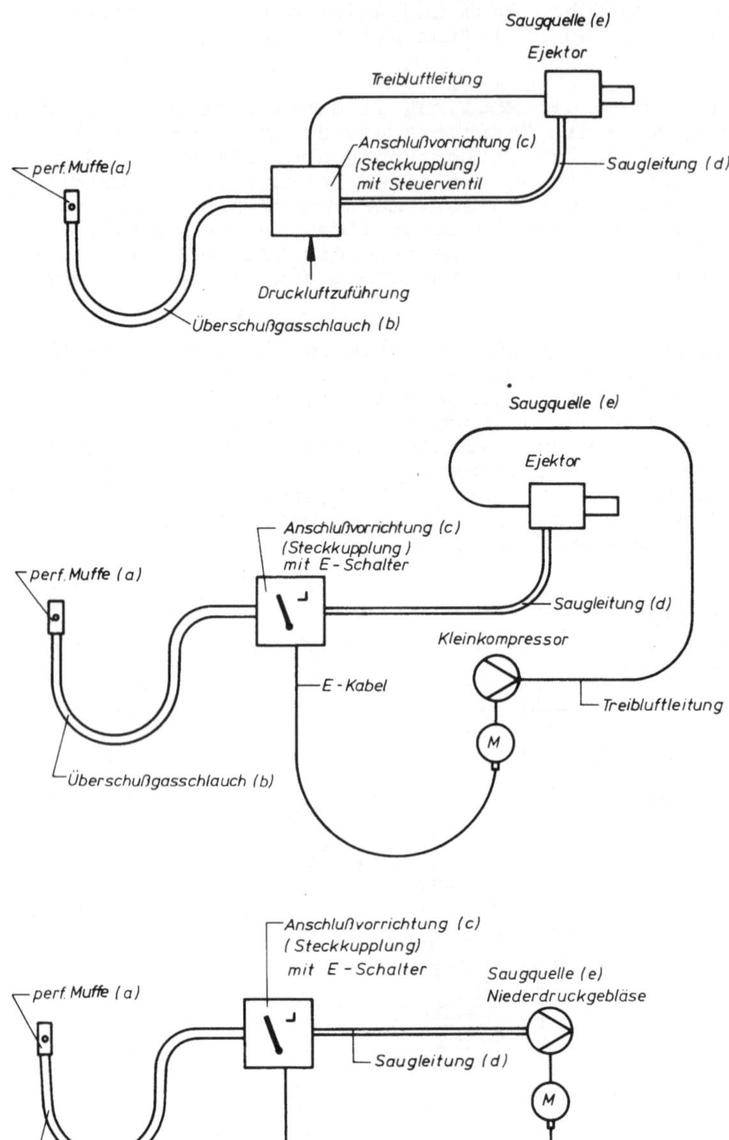

Abb. 9. Drei Sauganlagen, schematisch dargestellt mit den Anla-
genteilen a-e

drucke im Bereich von unter 10 bis 15 mm WS liegen. Das heißt also, sie lassen nur kurze Leitungen und Schläuche zu oder erfordern entsprechend große Querschnitte.

Für Neubauten sind Vakuumnetze das Mittel der Wahl. In einem Rohrnetz wird von entsprechend groß dimensionierten Pumpen ein Vakuum von etwa 4 m erzeugt. An den Anschlußvorrichtungen garantieren Dosiermöglichkeiten die gewünschte Saugmenge. Solche Anlagen haben den Vorteil, daß die Sammeleinrichtungen den unterschiedlichsten Narkosesystemen angeschlossen werden könnten. Es sollte jedoch beachtet werden, daß beim Verdichten in den Pumpen - wie eingangs schon erwähnt - atmosphärische Bedingungen entstehen können und unter Umständen Explosionsgefahr besteht. Daher sind für diesen Zweck Wasserringpumpen zu empfehlen.

Grundsätzlich sollten für die Narkosegasabsaugung getrennte Anlagen benutzt werden, um eine Beeinflussung der allgemeinen Vakuumversorgung auszuschließen.

Zusammenfassung

Erläuterung der Problemstellung aus der Sicht des Drägerwerkes. Vorstellungen über technische Anforderungen an eine Narkosegasabsauganlage unter Berücksichtigung der behördlichen Forderungen, inbesondere der neuen Explosions-Schutzbestimmungen für Operationssaal-Einrichtungen. Aus der Wartung möglicher Gefahren resultieren technisch-konstruktive Forderungen, deren Erfüllung die Sicherheit der Anlagen bestimmt.

Einsatzbereich und vorhandene Voraussetzungen. Die zwingende Vorschrift der BG läßt einen entsprechenden Nachholbedarf vor allem in alten Häusern erwarten. Es ergibt sich die Notwendigkeit, mehrere Absaugsysteme zu entwickeln, um den unterschiedlichen Voraussetzungen gerecht werden zu können.

Absaugsysteme und Gas-Auffangmethoden. Die zu entwickelnden Systeme sind in folgende Kategorien zu unterteilen:
1. Anlagen für Einzelanaesthesieplätze
2. Anlagen als Absaugnetze

Als Sogerzeuger kommen Strahlpumpen, Vakuumpumpen oder Klimaanlagen und Niederdruckgebläse infrage. Auch Kombinationen sind denkbar.

Es werden Zahlenwerte über erforderliche Leistungen und Dimensionen genannt. Bei der Diskussion über mögliche Gassammeleinrichtungen werden die Funktionen, die die Soganlagen bei den jeweils angewandten Sammelvorrichtungen erfüllen müssen, in Form von Meßwerten dargestellt.

Summary

The problems are discussed from the view point of the Draeger Company. Development of systems to remove anesthetic gases is treated with special emphasis on governmental regulations. Attention to the possible danger of anesthetic gases will help to develop new and safe systems.

Use of a system to remove excess anesthetic gases and present possibilities. Because of strict regulations by the occupational associations there will be a great demand for such systems especially in older hospitals. There is a need to develop several systems to accomodate different types of operating rooms.

Different systems for removal of excess anesthetic gases. These systems can be divided as follows:
1. System for removal of gases from a single anesthesia machine
2. A combined network system for the whole hospital

A vacuum for gas removal can be produced by means of jet-stream water pumps, vacuum pumps, the air conditioning and low-pressure blast engines. A combination of these systems may also be feasible. Figures on output and dimensions of such systems are discussed.

DISKUSSION

<u>HENSCHEL</u>: Das Programm unseres Workshops stellte uns drei Fragen, auf die wir entsprechende Antworten bekamen. Vielleicht sollten wir schon um des einfacheren Memorierens willen diese drei Komplexe in der gleichen Reihenfolge abhandeln.

Wir hörten gestern zunächst über Messungen, die aussagen sollten, ob und in welcher Konzentration sich Narkosegase und Narkosedämpfe, mit denen das Personal konfrontiert wird, in der Luft der Operationssäle befinden. Wir fragten uns, ob und wieviel davon vom Personal der Operationssäle aufgenommen wird. Diese Messungen riefen Widerspruch hervor, weil behauptet wurde, daß man sie lediglich als Stichproben werten könne. Exakte Untersuchungen, sagte Herr HENSCHLER sehr richtig, benötigen ein Profil, das den ganzen Tag umfaßt. Wir werden nachher hoffentlich hören, wie diese Forderungen ermöglicht werden können.

Ich möchte daher zunächst Herrn HENSCHLER Gelegenheit geben, seine Ausführungen, die er gestern im Anschluß an die ersten drei Vorträge über die Messungen machte, zu ergänzen und aus der Sicht des Toxikologen zu unserem Problem Stellung zu nehmen. Es gelingt ihm damit sicher, die Diskussion voranzutreiben und zu stimulieren.

<u>HENSCHLER</u>: Ich danke Ihnen, daß Sie mir die Möglichkeit geben, meine gestrige Stellungnahme ausführlicher zu erläutern.

Zu den ersten drei Referaten von Herrn GIEBEL, Frau KRAUSE und Herrn EICHLER: Es wurden Messungen der am Arbeitsplatz auftretenden Halothankonzentrationen vorgenommen, und zwar an verschiedenen, festgelegten Orten. Dies geschah offenbar zu dem Zweck, eine Korrelation zwischen diesen Meßwerten und den von exponierten Personen tatsächlich aufgenommenen Halothanmengen zu finden. In allen drei Fällen sind die Einzelmeßwerte angegeben worden. Es fehlte die Erklärung, in welchem zeitlichen Zusammenhang die Einzelmessungen zur Arbeitszeit der den Dämpfen ausgesetzten Personen standen. Gerade die zeitliche Sequenz der Messung ist aber wichtig und wird seit vielen Jahren in der Arbeitsmedizin als Prinzip anerkannt und gefordert. Man ist bestrebt, ein für die gesamte Arbeitszeit repräsentatives Einwirkungsprofil zu erstellen. Wenn ich hier ein Versäumnis kritisiere, möchte ich zugleich anbieten, allen denen, die sich künftig mit solchen Problemen der Anaesthesie befassen, zu helfen.

Die "Kommission zur Prüfung gesundheitsschädlicher Arbeitsstoffe" der Deutschen Forschungsgemeinschaft, der ich vorsitze und die MAK-Werte erarbeitet, gibt die grundsätzliche Empfehlung, gesundheitsschädliche Arbeitsstoffe registrierend zu messen, d.h. Monitoren zu verwenden, die die aktuelle Konzentration permanent erfassen und aufzeichnen. Wir hörten gestern von Herrn STRUNIN, daß dies prinzipiell möglich ist. Im Laboratorium wie bei der Messung im Felde kann man mit einer 50 cm-Küvette im UV-Bereich Halothankonzentrationen bis auf 2-3 ppm erfassen.

Im praktischen Fall schwankt die aktuelle Halothankonzentration stark. Das tatsächliche Einwirkungsprofil ist durch das Auftreten mehr oder weniger hoher, mit unterschiedlicher Frequenz auftretender Spitzenkonzentrationen gekennzeichnet.

Es hat sich nun gezeigt, daß bei der über mehrere Stunden anhaltenden, fortlaufenden Einatmung vergleichsweise geringer Konzentrationen halogenierter Kohlenwasserstoffe - wie Halothan am Arbeitsplatz - der langfristige analytische Durchschnittswert für ein sich aus der Gesamtbelastung ergebendes gesundheitliches Risiko repräsentativ ist. Voraussetzung dafür ist, daß die Wirkung nicht vom inhalierten Stoff selbst sondern von Metaboliten getragen wird und daß diese Metaboliten sehr viel länger im Organismus verweilen als die Muttersubstanz. Diese Voraussetzungen sind beim Halothan gegeben, weil es in relativ hohem Anteil metabolisiert wird. Das Endprodukt ist die Trifluoressigsäure, die eine vergleichsweise lange Verweilzeit im Organismus aufweist.

Am Beispiel des Trichloräthylens, das zu einem ähnlichen Endprodukt wie Halothan, nämlich zu Trichloressigsäure führt, haben wir die Richtigkeit dieser Voraussetzung bewiesen: Werden gesunde männliche Probanden an fünf aufeinanderfolgenden Tagen sechs Stunden täglich Trichloräthylen ausgesetzt, und zwar einmal einer gleichbleibenden Konzentration von 50 ppm, im Vergleichsversuch aber von 250 ppm für die jeweils ersten 12 Min. einer Versuchsstunde (in beiden Fällen ist der analytische Durchschnitt über die Sechstundenperiode gleich), so ergeben sich gleiche Konzentrationen der Metaboliten Trichloräthanol und Trichloressigsäure im Blut. Die Belastung mit hohen Spitzen kann also der Einwirkung einer gleichbleibenden Konzentration gleichgesetzt werden, sofern die aufgenommene Gesamtmasse identisch ist.

Die pro Arbeitsschicht aufgenommene Gesamtmenge kann man heute sehr gut bei jedem Individuum bestimmen, und zwar mit dem sogenannten "Personal Air Sampler". Solche Geräte sind in Forschungsprogrammen der Arbeitsstoffkommission der DFG entwickelt worden und im Handel zu haben. Im Prinzip handelt es sich um die permanente Adsorption des zu prüfenden Fremdgases über eine Saugpumpe an ein Adsorptionsmittel. Die Probennahme erfolgt in Mund- und Nasenhöhle. Im Falle von halogenierten Kohlenwasserstoffen, also auch von Halothan, hat sich Aktivkohle als Adsorbans bewährt. In vorgegebenen Zeitintervallen wird das Halothan von der Kohle mit einem geeigneten Lösungsmittel desorbiert und unmittelbar gaschromatographisch analysiert. Ein solches Verfahren bietet die besten Voraussetzungen einer quantitativen Risikoermittlung durch Narkosegase am Arbeitsplatz. Es sollte unbedingt eingesetzt werden und die unzuverlässigen, punktuellen Messungen, wie sie bisher durchgeführt wurden, ersetzen.

Nun zu den Themen des gestrigen Tages: Herr GOSTOMZYK: Jeder Wissenschaftler freut sich, wenn sein Werk beachtet und nutzbringend angewendet wird. Sie haben in Ihren Ausführungen meinen vor 1 1/2 Jahren in München vor der Gesellschaft Deutscher Naturforscher und Ärzte gehaltenen Vortrag nachvollzogen, in wesentlichen Teilen wörtlich, ohne mich zu zitieren. Zuweilen sind Sie weiter gegangen als ich, etwa darin, daß Sie den von mir benutzten, bekannten Stich von HIRSCHVOGEL aus Nürnberg, der Paracelsus' Profil so bresthaft offen zeigt, durch ein wunderschönes farbiges Gemälde aus der Jugendzeit des großen Mannes ersetzt haben. Das überlassen Sie mir bitte gelegentlich, ich möchte es auch benutzen.

Im Weiteren ist Ihnen aber ein kapitaler Irrtum unterlaufen. Meine Deduktionen über Dosis und Wirkung und insbesondere über die Möglichkeiten des Zugangs zum Grenzwert bei der Extrapolation nach Null beschränken sich streng auf sogenannte irreversible Wirkungen. Nur dabei existiert das angesprochene Problem, keinesfalls bei reversiblen Effekten. Gerade bei der Abhandlung dieses Wirkungstyps habe ich - wie Sie sich erinnern - ein prominentes Beispiel angeführt.

Ich freute mich auch, daß Sie bei Ihren Ausführungen - mir folgend - meinen wissenschaftlichen Großvater Ferdinand FLURY zitierten, der diese Zusammenhänge zusammen mit Wolfgang HEUBNER als Erster nachgewiesen hat. Im übrigen müssen wir bei der Betrachtung solcher Zusammenhänge streng zwischen einer biologischen und einer toxischen Wirkung unterscheiden. Unter der ersteren verstehen wir meßbare Veränderungen von Funktionen und/oder Strukturen im Hinblick auf den Normalzustand. Toxische Wirkungen dagegen sind biologische Wirkungen mit Krankheitswert. Ihre weitere Ableitung, das von mir zitierte Modell von DINMAN, basierend auf einer Betrachtung von Miss HUTCHINSON, über Minimalwirkspiegel essentieller Moleküle oder Elemente in der Zelle - in diesem Fall der Leberzelle - als Analogon für Grenzdosen toxischer Stoffe zu nehmen, ist nicht angängig. Es handelt sich dort um eine Hypothese, keinesfalls um einen Beweis. In meinem Referat habe ich an diesem Sachverhalt keinen Zweifel gelassen. Wir sind deshalb nicht berechtigt - wie Sie es getan haben - im Organismus auftretende Halothan-Konzentrationen unmittelbar mit diesen hypothetischen Grenzkonzentrationen von essentiellen Elementen oder Molekülen in rechnerische Beziehung zu setzen.

Zu einer gestrigen Bemerkung von Herrn EICHLER, die Geruchsschwellen von Halothan betreffend, möchte ich folgendes sagen: Herr STRUNIN hat eine ausgezeichnete Erhebung über die an seinem zahnärztlichen Arbeitsplatz auftretenden Halothan-Konzentrationen durchgeführt. Hier lag der Sonderfall vor, daß die Konzentration über die vorgegebene Zeit der Anwendung praktisch gleich blieb. Trotzdem ist man nicht berechtigt, solche Konzentrationswerte mit Geruchsschwellen und deren Warnwirkung in Beziehung zu setzen. Geruchsschwellen lassen sich experimentell ermitteln. Die Resultate sind außerordentlich unterschiedlich. Sie hängen in ungewöhnlichem Maße von den äußeren Bedingungen ab: Es gibt Gewöhnungen, die von Stoff zu Stoff außerordentlich ausgebildet werden. Die Rückbildung der Gewöhnung kann ebenfalls einmal rasch, einmal langsamer erfolgen. Es ist auf diese Weise möglich, bei langsam anschwellender Konzentration die Geruchsschwelle bis zu Werten zu unterlaufen,

die um ein vielfaches, ja um ein mehrhundertfaches über der für
die einmalige plötzliche Einwirkung geltende Geruchsschwelle
liegen.

Zum Vortrag von Herrn ALTER darf ich sagen, daß man den Rück-
schluß von Trifluoressigsäure zur Monofluoressigsäure noch
einmal sorgfältig überdenken sollte. Bei Halothan tritt Trifluoressigsäure auf. Das Auftreten von Monofluoressigsäure ist
nicht erwiesen und aus rein chemischen Gründen heraus höchst
unwahrscheinlich. Monofluoressigsäure ist zwar als chemischer
Kampfstoff, kaum aber als Psychokampfstoff in Betracht gezogen
worden. Es mag sein, daß eine solche Information im "New Yorker",
niemals aber im "Scientific American" zu finden ist.

Zum Vortrag von Herrn DOENICKE: Der prädiktive Wert teratolo-
gischer, tierexperimenteller Daten ist nicht so, wie Sie ihn
dargestellt haben. Man muß hier grundsätzlich zwischen dem positiven Wirkungsnachweis und dem Ausschluß einer Wirkung unterscheiden. Den Ausschluß fordert man bei der toxikologischen
Prüfung neuer Stoffe. Er bereitet zur Zeit außerordentliche
Schwierigkeiten. Man denke nur daran, daß die meisten teratogenen Veränderungen, die man mit chemischen Stoffen bei Mäusen,
Ratten, Kaninchen und anderen Tierarten antrifft, beim Menschen in aller Regel überhaupt nicht vorkommen. Mit den heute
bei der tierexperimentellen Vorprüfung von Arzneimitteln ge-
forderten Teratogenprüfungen an Ratten und Kaninchen würde man
mit hoher Wahrscheinlichkeit die teratogene Potenz von Thali-
domid beim Menschen übersehen. Andererseits wäre eine so bril-
lante Entwicklung wie das Furosemid in den USA beinahe an einer
Vorschrift zur Durchführung von Teratogenversuchen an Kaninchen
gescheitert. Diese Vorschrift war lebensfern und forderte sofort bei der Geburt die Entfernung der Feten von der Mutter.
Dadurch ergaben sich Harnverhaltungen mit starker, als "tera-
togener Effekt" gedeuteter Hydronephrose. An Ihren Untersuchungen und vor allem der Deutung der Befunde ist auszusetzen, daß
von der Anwendung außerordentlich hoher Halothan-Konzentrationen (1 oder 0,7 Vol.-%) an bei Änderung der Einwirkungszeit in
jene Konzentrationsbereiche hineinextrapoliert wird, die an
Arbeitsplätzen im Operationssaal relevant sind. Das ist nicht
zulässig. Auch bei Teratogenversuchen wird heute generell gefordert, daß man die Prüfdosen an praktisch relevanten Bedingungen orientiert. Für das Abort- und Teratogenrisiko weiblicher Mitglieder der Heilberufe im Operationssaal sind Konzentrationen bedeutsam, die um das Mehrtausendfache unter denen
liegen, die Sie in Ihren Tierversuchen angewendet haben.

Zu Herrn BELLWINKEL: Ich bin von der Brillanz seines Vortrages
noch immer außerordentlich beeindruckt. Doch habe ich schwere
Bedenken gegen die Folgerungen, die er darin gezogen hat. Herr
BELLWINKEL sagte, die Summation möglicher Gesundheitsschäden
durch wiederholte Einwirkung eines einzelnen und durch kumu-
lierte Einwirkung vieler Fremdstoffe sei nicht feststellbar.
Es mag sein, daß wir sie nicht 100%ig feststellen können, um
hier weiterzukommen: Wir müssen die Stoffe von Fall zu Fall
einzeln und auch in bestimmten Kombinationen prüfen. Ohne
systematische Durchmusterung bleiben alle solche Behauptungen
Spekulation.

Sie haben Ozon und Kohlenoxyd als gefährliche Stoffe genannt.
Das sind sie auch in gewissen Dosen. Andererseits sind es aber
natürliche Umweltstoffe nichtanthropogenen Ursprungs. Das meiste
Kohlenoxyd auf unserer Erdoberfläche entstammt der Natur. Wir
selbst produzieren auf einem Nebenweg des Pyrrolstoffwechsels
Kohlenoxyd und haben deshalb permanent geringe Spuren von Koh-
lenoxydhämoglobin in unseren Erythrocyten. Ozon produzieren
die ultravioletten Strahlen. Wir werden in unseren Straßen und
Räumen ständig damit konfrontiert. Es handelt sich also um ganz
natürliche Umweltbestandteile. Was soll dann das Postulat,
Giftstoffe aus unserer Umwelt zu entfernen, ohne daß wir wissen,
in welchem Umfang dies erforderlich und möglich ist? Mit irgendeinem Rest müssen wir immer leben.

Die Aufgabe lautet, das Risiko zu qualifizieren, dann zu quanti-
fizieren und schließlich ein gesundheitlich tragbares und ein
sozioökonomisch zumutbares Risiko zu formulieren.

Sie haben gesagt, es sei zu früh, MAK-Werte aufzustellen. Ich
bin völlig anderer Ansicht. MAK-Werte existieren seit 3 1/2
Jahrzehnten. In dieser Zeit wurden sie selber zumeist fortlaufend reduziert, die Zahl der Stoffe dagegen ist ständig er-
weitert worden. Sie haben eigentlich nur Gutes gestiftet, weil
man die Schutzbedingungen am Arbeitsplatz anhand dieser Werte
ständig verbesserte. Ohne den Ansatz derartiger Toleranzwerte
ist kein vernünftiger Zugang zu solchen Problemen möglich.

Ich möchte jetzt denjenigen Kollegen, die das Problem der Halo-
thanschäden beim Anaesthesiepersonal analytisch und tierexperi-
mentell weiterverfolgen wollen, aus der Sicht meines Faches
einige positive Vorschläge zur Optimierung von Versuchsansätzen
und Versuchstechniken geben:

Die Versuchsbedingungen sollen immer den tatsächlichen Expo-
sitionsbedingungen adäquat sein, also von realistischen Konzentrationen ausgehen. So können Stoffwechseluntersuchungen an
narkotisierten Patienten bestenfalls einen ersten Hinweis auf
das Schicksal von Halothan im Organismus geben. Sie sind aber
nicht geeignet,unmittelbare Schlüsse auf die Verhältnisse bei
chronischer Exponierung gegenüber sehr geringen Konzentrationen
zu liefern. In Tierversuchen sollten also Konzentrationen von
wenigen ppm bis zu wenigen 100 ppm erzeugt und angewendet werden. Die Dosierung solcher Fremdgase bereitet offenbar selbst
in Pharmakologischen Instituten noch Schwierigkeiten. Tatsächlich aber stellt es heute kein Problem mehr dar, Konzentrationen von 0,5 oder auch nur 0,1 ppm Halothan über beliebige Zeit-
räume exakt zu dosieren und zu analysieren. Wer solche Konzentrationen anwendet, sollte sie immer korrekt bestimmen.

Es ist ferner vor der Anwendung geringer Halothan-Konzentrationen in reinem Sauerstoff zu warnen, insbesondere bei der Durchführung chronischer Expositionsversuche. Der Einsatz von reinem
Sauerstoff ist lediglich eine Bequemlichkeit, die bei Anaesthesisten wegen des leichten Zugangs zu handelsüblichen Narkose-
geräten naheliegt. Hohe Sauerstoffdrucke schädigen bei lang-
fristiger Einwirkung nicht nur Lungenstrukturen, sondern auch
die Leber und andere parenchymatöse Organe. Es ist also die exakte Dosierung von Halothan in normaler Luft erforderlich.

Für Messungen von Halothan am Arbeitsplatz im Operationssaal sollte man diejenigen Meßstrategien zugrundelegen, die sich in der Arbeitsmedizin bereits seit längerem durchgesetzt haben. Es geht nicht an - wie in gestrigen Referaten dargestellt wurde - daß man aus einer Hand voll Einzelmessungen Durchschnittswerte bildet, ohne sich über die Verlässlichkeit dieses Durchschnitts zu orientieren. Schon gar nicht darf ein Mittelwert "bereinigt" werden, indem man extreme Abweichungen nach oben und unten einfach wegstreicht. Diese extremen Abweichungen können gerade die interessanten Einzelwerte sein! Je nach Art, Höhe und Häufigkeit von Konzentrationsschwankungen erfordert die Meßstrategie ein mit Methoden der Wahrscheinlichkeitsrechnung zu ermittelndes Minimum an Einzelmessungen, um ein repräsentatives Konzentrationsprofil für die Arbeitszeit zu erhalten.

Die repräsentative Arbeitsplatzmessung ist eine der Voraussetzungen zur Formulierung von Toleranzgrenzen. Für den Arbeitsplatz gibt es die MAK-Werte. Die Arbeitsstoffkommission der DFG wurde von der Berufsgenossenschaft kritisiert, weil sie noch keine MAK-Werte für Halothan, Methoxyfluran und Penthrane aufgestellt hat. Diese Kritik erschien in einer Schrift mit reißerischen und unhaltbaren Argumenten: Man hat dort Tetrabromäthan - einen der stärkstwirksamen halogenierten Kohlenwasserstoffe mit karzinogenen und mutagenen Eigenschaften - mit Halothan und Dichlordiäthyläther, einen hochkarzinogenen Stoff - noch dazu mit falscher Formel - mit Penthrane verglichen.

Mit solch primitiver Deduktion lassen sich gesundheitlich unbedenkliche Grenzwerte nicht gewinnen. MAK-Werte gelten als analytische Durchschnittswerte für acht Stunden täglicher Einwirkung. Sie sind so angesetzt, daß sie die menschliche Gesundheit im allgemeinen nicht beeinträchtigen. Überempfindlichkeiten durch seltene, persönliche, besondere Veranlagungen werden also nicht berücksichtigt. MAK-Werte sind keine chemischen Konstanten, Umrechnungen auf andere Einwirkungszeiten oder -Konzentrationen sind nicht zulässig. Auch darf von einem Wert für einen Stoff nicht auf andere Stoffe mit ähnlicher chemischer Struktur rückgeschlossen werden.

Bei der Aufstellung von MAK-Werten richtet man sich nach dem führenden toxikologischen Symptom. Ist dieses nicht genau bekannt, kann auch die Konzentration des Arbeitsstoffes oder die seiner Metaboliten im Blut, in der Ausatmungsluft oder im Harn als Kriterium herangezogen werden. Im Falle des Halothans kann die Arbeitsstoffkommission der DFG auf Trichloräthylen als bewährtes Modell zurückgreifen. Wie Halothan wird es in der Leber in erheblichen Anteilen metabolisiert. Als Endprodukt entsteht Trichloressigsäure (TCA = acid). In systematischen Untersuchungen mit mehrtägiger Exposition von Versuchspersonen in 50 ppm oder 100 ppm Trichloräthylen hatte sich überraschend gezeigt, daß Trichloressigsäure sehr langsam ausgeschieden wird, viel langsamer als das erste Oxydationsprodukt, das Trichloräthanol (TCE = ethanol). Der Grund für diese langsame Ausscheidung ist eine außerordentlich starke Bindung von TCA an Plasmaeiweißkörper. Infolgedessen neigt TCA zu starker Kumulation im Organismus.

Wir haben eine Mikromethode ausgearbeitet, die es gestattet, jederzeit in kleinen Blutvolumina (Ohrläppchen) TCA und TCE gaschromatographisch genau zu bestimmen. Es stellte sich heraus, daß die Bestimmung von TCA ein verläßliches Kriterium für vorausgegangene Aufnahme von Trichloräthylen darstellt, viel verläßlicher und aussagekräftiger als die Bestimmung von Trichloräthylen in der Atemluft oder der Metaboliten im Harn. Damit ist ein sehr leicht auszuführender Expositionstest geschaffen worden.

Trifluoressigsäure (TFA = acid), das Stoffwechselendprodukt von Halothan, verhält sich ganz ähnlich wie TCA. Seine Kumulationstendenz im Organismus ist vergleichsweise noch größer. Auch für seine Bestimmung ist eine gaschromatographische Mikromethode ausgearbeitet worden. Damit haben wir jetzt für das Anaesthesiepersonal ebenfalls einen gut brauchbaren Expositionstest an der Hand.

Weitere Untersuchungen zeigten, daß sowohl TCA wie auch TFA schon in relativ geringen Konzentrationen gleichzeitig eingenommene Pharmaka aus deren Plasmaeiweißbindung verdrängen können. Nachgewiesen wurde das bis jetzt für Sulfonylharnstoffe, Hydantoine und Antikoagulantien. Gleichermaßen können körpereigene Wirkstoffe, vor allem Hormone, aus ihren Trägerproteinen verdrängt werden. Diese Wirkungen stellen sehr sensible Kriterien für eine Risikobeurteilung von Halothan auch in quantitativer Hinsicht dar.

Weitere quantitative Untersuchungen über die Beziehungen zwischen Dosis und Wirkung beim Halothan sollen verläßliche Urteilskriterien darüber liefern, welche Konzentrationen an im Organismus gebildeter TFA noch toleriert werden können oder nicht. Dies kann dann zur Aufstellung eines MAK-Wertes für Halothan dienen.

HENSCHEL: Vielen Dank, Herr HENSCHLER, ich bin beeindruckt von dem, was Sie gesagt haben, allerdings auch - das gebe ich offen zu - von Ihrer spezifischen Art, uns diese Fakten zu unterbreiten.

Wir sind natürlich außerordentlich daran interessiert, diese Profile zu bekommen. Sie sagen, es sei technisch möglich, es gäbe solche Geräte. Wie kommt der Anaesthesist, nicht so sehr der - wie Sie es nannten - "Forscher aus anaesthesiologischen Kreisen", sondern der Kliniker an eine solche Apparatur, was kostet sie, welcher personelle Aufwand ist erforderlich, wie läßt sich die zusätzliche Arbeit bewältigen? Wir können schließlich nicht nur Untersuchungen durchführen, wir müssen auch Patienten versorgen. Da das Thema aber von größter Aktualität ist und so rasch als möglich bearbeitet werden sollte, appelliere ich hiermit an Sie und Ihre Kollegen der Toxikologie und der Pharmakologie, sich mit den Anaesthesisten ihrer Fakultät zusammenzutun und mit ihnen gemeinsame Untersuchungen unter Operationssaalbedingungen durchzuführen, weil mit Sicherheit Unterschiede zwischen Theorie und Praxis bestehen.

Die durch das Thema ausgelöste Unruhe unter den Anaesthesisten fordert eine rasche Aussage oder eine Empfehlung. Auch die

mittlerweile konstruierten Wechselbeziehungen zwischen Halothan
und Rauchen bzw. Alkohol verlangen eine endgültige Klärung.

Meines Erachtens ist es unbedingt erforderlich, die überschüssigen Narkose-Gase oder -Dämpfe so schnell als möglich aus den
Operationssälen zu eliminieren oder ihren Anteil in der Einatemluft des Personals weitestgehend zu reduzieren. Wenn wir
keine allgemeinpraktikable Lösung finden, wird man uns den Vor-
wurf der Fahrlässigkeit machen. Also müssen wir so schnell als
möglich zu etwas überall Machbarem, Realisierbarem kommen.

Darf ich jetzt Herrn EICHLER bitten.

EICHLER: Herr HENSCHLER, offenbar habe ich mich nicht ganz
deutlich ausgedrückt. Sie sagten, daß wir bei unseren Untersuchungen keinerlei Zeiten und Dosen angegeben hätten. Uns
fehlt zwar das Tagesprofil, wir haben aber die Expositions-
zeiten für die einzelnen Anaesthesisten, den Flow und die mittlere Halothan-Konzentration angegeben. Damit bieten wir immerhin einige vergleichbare Werte.

Weiterhin sprachen Sie davon, daß ich die Geruchsschwelle erwähnte - sie ist in meinem Manuskript nicht enthalten. Ich
habe diese Bemerkung lediglich während einer Vortragspause
und zwar in Bezug auf die Untersuchungen von SCHULZ gemacht,
der angab, daß er am Arbeitsplatz des Anaesthesisten 1.680 ppm
gefunden habe. Uns erscheint ein solcher Wert einfach zu hoch.

HENSCHLER: Diese hohen Zahlen sind in der Tat richtig. Nur gelten
sie ausschließlich für jene Bedingungen, die ich vorhin im
Hinblick auf die Einschleich-Charakteristik erwähnte.

EICHLER: Waren Sie einmal in einem Operationssaal, in dem
Halothan in so hohen Konzentrationen verwendet wird? Das wirft
Sie zurück! Wenn ich drei Narkosen im offenen - nicht im Rück-
atmungssystem - gemacht habe, merkt es meine Frau am Abend noch.

Als wir diese hohen Konzentrationen anläßlich der Testung der
Filter prüften, stellten wir fest, daß Geruchsempfindliche
50 ppm und darunter riechen. Von 80 ppm ab wird Halothan von
jedem wahrgenommen. 1.680 ppm vermitteln einen so intensiven
Geruch, daß man ihn als lästig empfinden muß.

HENSCHLER: Ich bin eben mißverstanden worden. In meiner Kritik
stützte ich mich auf eine gestern im Vortrag geäußerte Meinung,
die besagte, daß man, wenn man den Geruch wahrnehme, auf die
Gegenwart von Halothan schließen könne. Dies gelte auch umge-
kehrt.

EICHLER: Das habe ich nicht gesagt.

HENSCHLER: Dann ist diese Meinung von jemand anderem geäußert
worden.

EICHLER: Wir haben im Gegenteil in unserer Arbeit über Halothan-Filter davor gewarnt, danach zu gehen.

HENSCHEL: Herr GOSTOMZYK, bitte.

GOSTOMZYK: Zu Herrn HENSCHLER: Zuerst möchte ich Ihnen für Ihre konstruktive Kritik danken und Ihnen als Ausdruck meines Dankes das Diapositiv schenken. Es handelt sich um eine zeitgenössische Darstellung des großen Forschers und Arztes Paracelsus.

Die Frage, ob uns MAK-Werte weiterhelfen, ist für meine Begriffe nicht eindeutig zu beantworten. Sie erhöhen die Sicherheit am Arbeitsplatz. Man kann daraus aber nicht auf die Narkosegasbelastung der einzelnen Anaesthesiologen schließen. Der Betrieb im Operationssaal ist nicht ohne weiteres mit der Tätigkeit in anderen Bereichen gleichzusetzen, der Arzt befindet sich nicht immer an der gleichen Stelle usw.

Es ist gefragt worden, warum bei gaschromatographischen Arbeiten der FID bei Halothanbestimmungen nicht durch einen EDC ersetzt wird. Aufgrund eigener Erfahrungen mit der Gaschromatographie bin ich der Ansicht, daß sich beide Detektoren einander nicht ausschließen, sondern ihre Anwendung vom Konzentrationsbereich abhängig ist. Man kann in Konzentrationsbereichen, wie sie beim Patienten vorliegen, mit dem FID durchaus gute Ergebnisse erzielen.

Ein anderer Hinweis betraf die Wechselwirkung im Stoffwechsel zwischen Alkohol und Halothan. Zusammen mit Herrn DICK haben wir dazu in Mainz einige Untersuchungen durchgeführt: Vor einer Halothan-Narkose wurde jeweils eine bestimmte Alkoholmenge intravenös verabfolgt und der Abfall der Blutalkoholkonzentration während der Narkose bestimmt. Bei 5 Probanden betrug der stündliche Abfall der Blutalkoholkonzentration im Mittel 0,13 % mit sehr geringer Streuung. Diese Abbauwerte können durchaus noch als Normalwerte gelten, auch wenn man im allgemeinen mit Abbauwerten von 0,15 - 0,17 % rechnen kann. Eine geringe Minderung der Abbauleistung der Leber könnte man bereits durch einen Blutdruckabfall im Leberkreislauf während der Narkose erklären. Aber auch eine Verschiebung im NAD/NADH-Potential kann als Ursache in Frage kommen.

Gestatten Sie mir noch, eine Anregung für eine nichtgaschromatographische Nachweismethode für Trichloressigsäure zu geben. Herr BALSCHMITTER, analytischer Chemiker in Ulm, benutzt dazu Chelatbildner, die er mit Hilfe der Hochdruckchromatographie bei kurzen Analysezeiten mit gutem Ergebnis verwendet.

CASCORBI: Eine Frage an Herrn ALTER: Gestern wurde auf die ungeheure Giftigkeit der Trifluoressigsäure hingewiesen. Mir sind keine toxikologischen Studien bekannt, die "ungeheure Giftigkeit" - durch Trifluoressigsäure erzeugt - nachweisen. Unsere eigenen Untersuchungen zeigen, daß sie genauso giftig oder ungiftig wie eine gleichwertige, gleichmolare illusorische Säure ist.

ALTER: Trifluoressigsäure in freier Form ist ein stark ätzendes Gift.

HENSCHLER: Bromid eignet sich meiner Erfahrung nach nicht, um eine chronische Exponierung gegenüber geringen Halothan-Konzentrationen quantitativ zu kennzeichnen. Ebensowenig ist Fluorid im Plasma geeignet, denn Fluorid wird einerseits mit verschiedener Nahrung unkontrolliert aufgenommen (hohe Gehalte in Tee, Fisch und anderen Nahrungsmitteln), andererseits kann bei körperlicher Anstrengung viel Fluorid aus dem Skelett freigesetzt werden. Weder Bestimmungen im Blut noch im Harn scheinen geeignet, als Expositionstest gegenüber Halothan eingesetzt zu werden.

Herrn CASCORBI möchte ich antworten, daß die Plasmaeiweißbindung von Trifluoressigsäure außer Zweifel steht. Bekannt ist, daß es Speziesunterschiede gibt. Die Bindung dieser organischen Säuren ist von anderem Typ als die der meisten Pharmaka. Es hat sich gezeigt, daß sowohl TCA als auch TFA ebenso stark an bestimmte Gewebsproteine gebunden werden.

HENSCHEL: Herr DOENICKE möchte sich zu den Bemerkungen Herrn HENSCHLERS äußern.

DOENICKE: Wir bemühten uns, die Untersuchungen von BASFORD und FINK nachzuvollziehen, weil sie behaupten, daß Halothan in einem so hohen Prozentsatz teratogene Wirkungen zeige und konnten nachweisen, daß es sicherlich an der Versuchsanordnung lag. Unsere Prozentzahlen lagen viel tiefer. Vor allen Dingen stellten auch andere Stoffe - und Herr HENSCHLER hatte ganz recht - auch reiner Sauerstoff - eine Gefährdung dar.

Die Abortrate steht nicht in Beziehung zu subnarkotischen Dosen. Schließlich geben wir aber in der 8. bis 12. Woche einer Schwangerschaft eventuell eine Halothannarkose, die in diesen Fällen gefährlich ist. Deshalb erwähnte ich die Abortrate der Ratte am 8. Tage, um zu verdeutlichen, daß in diesem Zeitpunkt eine Halothan-Narkose, also eine einmalige, hohe Dosis, Gefahren mit sich bringt. Auf subklinische Dosen wollte ich die Untersuchungen nicht beziehen.

HENSCHEL: Vielen Dank, Herr DOENICKE. Herr BELLWINKEL, ich bitte um Ihre Stellungnahmen.

BELLWINKEL: Ich habe Verständnis für die Beanstandungen Herrn HENSCHLERS und möchte zu meiner Entschuldigung sagen, daß ich kein Chemiker bin. Das, was wir darstellten, sollte lediglich dazu auffordern, nachzudenken.

HENSCHEL: Meine Damen und Herren, Herr Professor ASCHENBRENNER ist in Zeitdruck und sollte als Präsident der Deutschen Arzneimittelkommission noch vor seinem Weggehen zu unserem Problem aussagen.

ASCHENBRENNER: Vielen Dank. Ich will es kurz machen, meine Damen und Herren, und auf die bescheidenen Gefilde der Praxis zurückführen.

Ich hoffe, daß Sie alle Herrn HENSCHLERS physikalische Therapie in Form einer kalten Morgendusche genauso kreislaufaktiv empfanden wie ich. Wir wollen ihm dafür dankbar sein.

Der Berufsverband Deutscher Anaesthesisten hat sich auch auf unsere Bitte hin sehr bereitwillig der Klärung der Frage angenommen, welche Risiken sich aus der Konfrontation von gesunden und kranken Menschen mit dem Narkosegas Halothan ergeben können. Ich bin Ihnen dankbar, daß Sie dieses Gespräch einberufen haben und möchte im Namen der Arzneimittelkommission den Herren HENSCHEL und HUTSCHENREUTER und vor allem auch unserer Organisatorin, Frau LEHMANN, sehr herzlich danken.

Meine Damen und Herren, nach dem Arzneimittelgesetz § 1 ist Halothan ein Arzneimittel. Die Endverbraucher sind also die Patienten. Die von mir besonders geschätzten Anaesthesisten nebst einigen Nebenfiguren wie Chirurgen, Gynäkologen und anderen Operateuren gehören eigentlich nur zu den Nebenverbrauchern. Es wäre sicher falsch, sie auch als Nutznießer zu bezeichnen. Diese Leute wollen ja nicht narkotisiert werden, sondern ihrem Beruf nachgehen. Dabei muß man sie, wie besprochen wurde, natürlich vor Schaden bewahren. Ich hoffe, daß uns die Anwendung quantitativer Untersuchungsmethoden in Zukunft leichter gemacht wird.

Bitte seien Sie mir nicht böse, wenn ich mich als Vertreter der Arzneimittelkommission trotz des fest umrissenen Themas auch zum Anwalt der Patienten mache. Die Patienten sind schließlich das eigentliche Objekt Ihrer Bemühungen. Für sie besteht ebenfalls ein Risiko, wenn auch kein permanentes. Niemand weiß exakt, wir groß dieses Risiko ist - ich denke jetzt an die Halothan-Hepatitis - 1 : 10.000 oder 1 : 100.000. Aber das wissen wir ja bei vielen anderen Medikamenten auch nicht, ich erinnere Sie an das Chloramphenicol und an die Appetitzügler. Diese Stoffe machen selten Nebenwirkungen. Wo diese Nebenwirkungen für den Betreffenden gesundheitlich relevant sind, sind sie am allerschwierigsten in den Griff zu bekommen.

Wenn Sie sich über den Standpunkt der Hepatologen zu diesem Problem und über die schon zahlreichen retrospektiven Studien informieren wollen, kann ich Ihnen das Übersichtsreferat von Frau SHEILA SHAROW, London, angelegentlich empfehlen.

Nach Ansicht der Hepatologen, auch der von Frau SHAROW, gehört diese sogenannte Halothan-Hepatitis zu den nicht vorhersehbaren Arzneimittelschäden der Leber.

Gemeldet wurden bis jetzt offenbar nur die schweren Fälle, bei denen die Letalität anscheinend hoch ist und etwa 50 % beträgt. Das geht auch aus dem letzten Bericht von IMLAN, London (Commission Safety of Medicals) vom Januar 1974 hervor. Für den Patienten müssen wir uns also überlegen, wie es mit der oft zitierten Relation von Nutzen zu Risiko bestellt ist. Nach den bisherigen Erfahrungen scheint festzustehen, daß dieses Risiko

nicht dosisabhängig ist. Diese Feststellung bedarf jedoch der
Korrektur dahingehend, daß es nur für bestimmte Menschen besteht, aus welchen Gründen, wissen wir noch nicht genau. Daß
es bei mehrfach Exponierten aber deutlich zunimmt, ergibt
auch die letzte englische Studie. Dieser Gesichtspunkt ist für
das praktische Vorgehen ganz besonders wichtig.

Die Arzneimittelkommission hat sich in den letzten Jahren sehr
darum bemüht, das Risiko hochwirksamer Medikamente für den Patienten durch eine gut informierende und verständliche Verbrau-
cherinformation als Packungsbeilage zu verringern. Diese mit
dem Bundesverband der pharmazeutischen Industrie abgesprochene
Regelung wird jetzt auch als § 10 in das neue Arzneimittelgesetz aufgenommen.

Bei den Narkosemitteln liegen die Dinge etwas komplizierter.
Ich möchte Sie um Ihren Rat bitten, weil es hier ja einen ge-
teilten Verbraucherweg gibt, einerseits den Narkotiseur als
Anwender und andererseits den Patienten als passiven Inhalie-
rer. Von der Herstellerseite sollte also nicht der Verbraucher,
der ja meist nichts davon versteht, sondern der Anwender informiert werden.

Ich darf Ihnen also drei ganz banale praktische Fragen vorlegen:
Wie verhalten Sie sich in Ihren Anaesthesieabteilungen? Wer
von Ihnen liest eine Packungsbeilage für Halothan? Das ist bei
solchen Mitteln doch ganz anders, als bei der üblichen Ausgabe
von Medikamenten. Dazu kommt, daß nicht nur erfahrene Anaesthesisten mit den Präparaten umgehen. Auch in Ihrem Fach ist das
Gefälle des Sachverstandes sicher sehr unterschiedlich. Wer von
Ihren Mitarbeitern, die mit dem Narkosemittel zu tun haben,
die es z.B. umfüllen oder einfüllen, weiß eigentlich von den
Risiken des Umganges mit Halothan? Das sollten Sie und die Her-
stellerfirmen vielleicht noch einmal überlegen. Herstellerfir-
men sind für eine gute Information des Verbrauchers, wer immer
es sei, nach dem Gesetz verantwortlich; denken Sie in diesem
Zusammenhange zum Beispiel an die Begründung zum Estil-Urteil.

Das Zweite, das sicher auch in der Praxis mitunter Schwierigkeiten macht, ist die Beobachtung des postoperativen Verlaufes.
Wer achtet in den ersten 8-10 Tagen mit geschultem Blick auf
unerwartete Nebenwirkungen, also auf Spätfieber, das meist erst
am 8. bis 10. Tag auftritt, Übelkeit, Leberschwellung und Ikterus? Die operierten Patienten durchwandern heutzutage viele
Stationen, gelangen in die Hände verschiedenster Ärzte und
Schwestern, meist auch mehrerer Disziplinen, sind also schwer
zu verfolgen. Es wäre eine dankbare Aufgabe für die Anaesthesisten, wenn sie sich nicht nur an Superabteilungen, sondern
ganz generell, also an allen Krankenhäusern, an denen Anaesthesie betrieben wird, überlegten, wie man den postoperativen In-
formationsfluß verbessern könnte, indem man etwa ein Halothan-
kennzeichen, einen Laufzettel oder dergleichen einführte, damit,
wenn der Patient in einer anderen Abteilung liegt, auch auf
diese Dinge geachtet wird. Nur so können wir die Nebenwirkungen,
über die wir prospektiv noch wenig wissen, quantitativ in etwa
erfassen.

Und das Letzte: Für die Aufklärung unerwünschter Arzneimittel-
nebenwirkungen spielt bei uns Internisten die gute Medikamenten-

anamnese eine große Rolle, besonders z.B. bei alten Menschen
mit ihrer Multimorbidität und der Einnahme vieler verschiedener
Mittel, zum Teil im Sinne einer Langzeitbehandlung. Wie steht
es in dieser Hinsicht mit Ihren Narkoseanamnesen? Wer macht
sie, wie werden sie dokumentiert? Glauben Sie, daß vorangegan-
gene Halothan-Narkosen bei allen Fachdisziplinen anamnestisch
mit einiger Sicherheit erfaßt werden? Wissen die Patienten
darüber Bescheid? Die Anaesthesisten müßten sich einmal überlegen, ob man nicht eine Art Narkoseausweis oder Narkosepaß
entwerfen könnte, damit man später weiß, wer wann was und wieviel davon bekommen hat. Das wäre - glaube ich - ein guter Si-
cherheitsfaktor.

Ich fasse zusammen. Die drei Fragen, bzw. Anliegen der Arzneimittelkommission an Sie und an Ihren Arbeitsbereich sind folgende:
1. Wie wird bei der bekannten Mobilität des Personals über das
   Risiko der Narkose im klinischen Betrieb informiert? Wer
   übernimmt die Ausklärung, wie oft wird sie wiederholt? Es wechseln schließlich nicht nur die Assistenten, sondern auch
   Schwestern und Pfleger, man muß also immer wieder darauf hinweisen.
2. Was kann man tun, um latente und manifeste Leberschäden im
   postoperativen Verlauf, etwa über einen Zeitraum von 14 Tagen,
   besser und sicherer zu erfassen? Das wäre die interdiszipli-
   näre Information.
3. Die Vermeidung unnötiger Mehrfachexpositionen. Sie müßten
   sich überlegen, welchen Zeitraum man hier ansetzen sollte.
   Es wird in vielen Fällen von drei Wochen gesprochen. Dies ist
   ein freibleibender Begriff, den Sie erarbeiten müssen. Sie
   sollten sich zusätzlich darüber klar werden, ob z.B. alte
   Menschen, die ja häufig unter anderen Therapien stehen, besonders gefährdet sind. Bei ihnen ist die Leber schließlich
   nicht nur durch die Narkose, sondern auch durch vorausgegangene medikamentöse Behandlung belastet.

Wir - die Arzneimittelkommission - würden es sehr begrüßen,
wenn wir mit Ihnen zusammen zu einem kurzen Statement kämen,
damit man - wie der Herr Vorsitzende sagte, jetzt schon etwas
Praktikables in den Händen hätte, bevor man die quantitative
Feststellung des Risikos für das Anaesthesiepersonal genauer
beantworten kann. Zusätzlich wäre eine gewisse Risikovermin-
derung durch bessere Aufklärung des Patienten - glaube ich -
ein sehr wichtiger Faktor.

<u>HENSCHEL</u>: Vielen Dank, Herr ASCHENBRENNER, für diese Anregun-
gen. Die von Ihnen angeführten Fakten beschäftigen uns schon
seit längerer Zeit. Die Überprüfungen, die an manchen Abteilungen schon realisiert werden, sollten, wenn irgend möglich,
in allen Krankenhäusern anlaufen. Die Aufklärung des Personals
erfolgt mit Sicherheit überall in permanenten Unterweisungen
der Anaesthesie-Ärzte und -Schwestern.

Die Beobachtung des postoperativen Verlaufs während eines Zeit-
raumes von 14 Tagen ist - wenn auch unter Schwierigkeiten -
technisch durchführbar. Man müßte dann natürlich auch die am-
bulanten Patienten erfassen, die ja ebenfalls mit Halothan
anaesthesiert werden.

Die Medikamentenanamnese ist sehr wichtig, aber außerordentlich
schwierig. Wenn man dem Patienten erklärt "du hast eine Halothannarkose gehabt, denke daran" und ihn nach zwei Jahren, wenn
er zu einer anderen Operation zurückkehrt, fragt, welche Betäubung er damals hatte, sagt er meistens "eine Spritze, mehr
weiß ich nicht". In vielen Fällen kann er gar keine Angaben
machen.

Diese Dinge ließen sich also nur über einen Narkosepaß oder -
wie Herr HUTSCHENREUTER sagte - einen Gesundheitspaß mit einer
Rubrik für Narkose erfassen, über den immer wieder diskutiert
wird. Wenn man das Vorhaben folgerichtig fortsetzt und alle
Bereiche einbezieht, trägt jeder einen Paß in Form einer Bibel
mit sich herum, der dann ein Problem des Schneiders wird.
Solche Betrachtungen stehen im Augenblick im Hintergrund. Wir
wollen und müssen uns heute über die chronische Exposition des
Anaesthesiepersonals klar werden. Dazu brauchen wir die Hilfe
der Arzneimittelkommission.

Ganz sicher ist, daß sich Narkosegase und Narkosedämpfe im Operationssaal befinden und aufgenommen werden. Wir wollen jetzt
nicht streiten, wie bisher gemessen wurde und wie besser gemessen werden könnte. Wir sind uns klar darüber, daß die Lösung
des Problems noch viel Arbeit erfordert.

Ich erwarte mir in dieser Hinsicht Hilfe von Herrn HENSCHLER,
der uns sagen kann, wo man die erforderlichen Geräte bekommt,
was sie kosten, welchen personellen Aufwand sie benötigen und
ob sie unter den Arbeitsbedingungen, die sich bei uns ergeben,
einsetzbar sind. Wir müssen immer wieder betonen, daß zwischen
dem Laborversuch und zwischen dem, was tagtäglich passiert, ein
großer Unterschied besteht. Dies wird von mancher Seite, mitunter auch von unserer, von anderer wohl öfter, verkannt. Sind
die von Ihnen genannten Geräte unter normalen Operationssaalbedingungen, also in einer regulär besetzten Anaesthesieabteilung von den Anaesthesisten ohne zusätzliche Techniker, Bio-
chemiker etc. einzusetzen, oder müssen wir Sie bitten, uns Ihre
Mitarbeiter zur Verfügung zu stellen, um die Untersuchungen gemeinsam durchzuführen? Schließlich sollten wir versuchen, nicht
wieder nur in einer Richtung zu prüfen, sondern möglichst gestreut zu arbeiten.

Wie leicht oder wie schwer ist es also zu realisieren, solche
kontinuierlichen Untersuchungen durchzuführen?

HENSCHLER: Vielen Dank für diese positive Reaktion, die ich sehr
begrüße. Man sollte möglichst viele Messungen durchführen, weil
sie repräsentativ sein müssen. Es gilt zu ermitteln, wieviel
Anaesthetikum unter praktisch relevanten Bedingungen tatsächlich
einwirkt. Solche Untersuchungen können nicht auf breiter Basis
an vielen Orten gleichzeitig durchgeführt werden, weil sie ap-
parativ zu aufwendig sind. Vielmehr sollte man in wenigen Abteilungen mit guten Operations- oder Anaesthesistenteams und
einer hinreichenden Zahl von Probanden und Einzelanalysen arbeiten. Das Verfahren erfordert einen guten analytischen Chemiker mit Erfahrung in der Gaschromatographie. Die erforderliche apparative Ausrüstung ist mit etwa 50.000 DM anzusetzen,
die laufenden Materialkosten betragen bei hoher Auslastung

etwa 1.OOO DM pro Monat. Ich selbst kann mich wegen starker Beanspruchung der eigenen Laboratorien leider nicht an solchen Feldmessungen beteiligen. Wir sind aber selbstverständlich bereit, unser "know how" jedem Interessenten zur Verfügung zu stellen. Der "Personal Air Sampler", den ich vorhin ansprach, ist bereits im Handel, er kann über Casella/ England bezogen werden.

HENSCHEL: Vielen Dank.

RÜGHEIMER: Ich möchte den Vorschlag aufgreifen, den Herr HENSCHEL gemacht hat. Es ist sicher viel besser, wenn wir uns auf Institute beziehen, die solche Apparaturen besitzen, weil sie zu teuer sind, um sie selbst anzuschaffen. Hinzu kommt, daß wir - wenn wir mit Experten zusammenarbeiten - nicht kritisiert werden können, weil wir entsprechende Arbeitsanweisungen erhalten. Es wäre am besten, wenn diejenigen, die mit der Apparatur umgehen können, zu uns kämen. Unsere Türen stehen immer offen.

Die Schwierigkeit, die Sie, Herr HENSCHLER, eben andeuteten, Sie seien überbeansprucht, Sie könnten keinen neuen Auftrag annehmen, besteht wahrscheinlich überall. Trotzdem müssen wir Ihre Entscheidung akzeptieren. Es wäre uns aber schon geholfen, wenn Sie uns, der Sie die deutsche Situation sehr viel besser kennen als wir, verrieten, wer auf diesem Gebiet arbeitet und wo man freie Valenzen finden könnte. Wir zum Beispiel haben in Erlangen ein Arbeitsmedizinisches Institut; ist dieses in der Lage dazu? Ich las neulich eine Habilitationsarbeit über die Verwendung irgendeines Reinigungsmittels und dessen Einwirkungen auf das Personal. Darf ich daraus schließen, daß die von Ihnen genannten Geräte dort vorhanden sind und daß ich mich an das Institut wenden kann, damit auch bei uns solche Untersuchungen durchgeführt werden?

HENSCHLER: Das Arbeitsmedizinische Institut in Erlangen von Herrn VALENTIN besitzt Gaschromatographen und gewisse Erfahrungen in der Analytik von halogenierten Kohlenwasserstoffen mit der Gaschromatographie. Einige andere Arbeitsmedizinische Institute in der Bundesrepublik könnten ebenfalls einbezogen werden. Zur weiteren Klärung schlage ich vor, einen Arbeitsausschuß mit wenigen Mitgliedern zu gründen, der entsprechende Vorschläge für Meßprogramme und Möglichkeiten der personellen Besetzung ausarbeitet.

HENSCHEL: Dafür wären wir Ihnen außerordentlich dankbar. Wir werden uns mit viel Initiative und Aktivität bemühen, diese Untersuchungen so schnell als möglich zu starten, weil es ein Unding ist, mit nicht vorhandenem Sachverstand und insuffizienten Geräten zu untersuchen und Ergebnisse, die zwar mit viel Mühe und gutem Willen ermittelt wurden, später als unverwertbar erkennen zu müssen. Das ist vertane Arbeitskraft, Zeit, Energie, Lust und Laune.

HARDER: Ich möchte vorschlagen, heute zu beschließen, daß jede größere Anaesthesieabteilung einen Patienten-Paß auszustellen hat, der in das Krankenhaus mitgebracht wird und in den Eintragungen gemacht werden. Unsere Stadtdruckereien sind sicher bereit, uns ein paar tausend solcher Ausweise zur Verfügung zu stellen. Sie sollten Laborwerte und die Art der Narkose enthalten, also Unterlagen für die nächste Betäubung bieten.

Es sollte schon heute, und das ist eine Sache von 10 Minuten, erarbeitet werden, welche Leberfunktionsteste durchzuführen sind und wie die Rubrik für Narkose zu gestalten ist. Das Ganze wird in unseren Mitteilungen veröffentlicht, um andere Anaesthesieabteilungen zu animieren, sich anzuschließen.

Die theoretischen Diskussionen sind zwar hochinteressant, geben uns aber nichts mit. Wir müssen Aktivität an den Tag legen, damit uns die Verwaltung pekuniär unterstützt.

Zusätzlich sollte in einer Zusammenfassung festgelegt werden, was heute erarbeitet wurde und was in Zukunft zu tun ist.

HENSCHEL: Vielen Dank, ich stimme Ihnen im Hinblick auf Punkt 2, also die Zusammenfassung absolut zu. Dies ist auch mein Ziel. Zu Punkt 1: Habe ich Sie richtig verstanden? Sie wollen einen Paß für Patienten ausgeben?

HARDER: Ja, in halbem DIN-Format und mit einer Rubrik für Leberwerte. Der Patient nimmt ihn, wenn er in das Krankenhaus kommt, mit. Der Anaesthesist macht während der Narkose seine Eintragungen, die er aus dem Krankenblatt entnimmt. Zusätzlich trägt er ein, welche Narkose durchgeführt wurde. Dies wäre vor allem für eine Generalauswertung eine große Erleichterung.

HENSCHEL: Im Prinzip haben Sie recht. Ich muß Sie allerdings an den Sinn der jetzigen Zusammenkunft erinnern. Wir beschäftigen uns hier nicht mit den Patienten, so wichtig dies ist, sondern mit den Schädigungen des Anaesthesiepersonals und sollten uns heute auf den Punkt 2 beschränken. Ich bin sicher, daß der Präsident der DGAW das Thema des Punktes 1 aufgreift, diese Initiative also die Gesellschaft übernimmt.
Wenn wir eine Arbeitstagung über die permanente Konfrontation des Personals veranstalten, dann aber einen Gesundheitspaß für Patienten kreieren, verfehlen wir das Thema.

OEHMIG: Die Frage der Meßtechnik wurde nicht ausgiebig genug behandelt, Herr HENSCHLER. Sie haben gestern gefordert, Profile zu schreiben, während Sie heute die Gaschromatographie empfehlen, die wieder punktuell arbeitet.

HENSCHLER: Man kann auch mit dem Gaschromatographen weitgehend repräsentative Konzentrationsprofile ermitteln, und zwar unter Benutzung von Gasschleifen, die alternierend gefüllt und der Auftrennung zugeführt werden. Herr STRUNIN hat in seinem ausgezeichneten Vortrag ein praktisches Beispiel eines solchen analytischen Vorgehens vorgestellt.

OEHMIG: Sie jedenfalls haben die kontinuierliche Meßmethode besonders empfohlen, für die sich meines Erachtens infrarote oder ultraviolette Absorption anbietet. Man könnte auf diese Weise arbeiten und schließlich und endlich zur Massenspektrometrie gelangen. Einige wenige Geräte dieser Art in der Bundesrepublik einzusetzen, um ein größeres Zahlenmaterial sammeln zu können, wäre wahrscheinlich sinnvoll. Denken Sie an die heute in Tiefgaragen und wo auch immer angewendeten CO-Analysatoren. Nach dem gleichen Prinzip kann man genauso gut alle möglichen halogenierten Kohlenwasserstoffe nachweisen. Diese verhältnismäßig primitiven Geräte sind speziell für den Zweck konstruiert worden und kosten etwa 10.000 bis 12.000 DM. Wenn Sie zusätzlich einen Schreiber kaufen, können Sie für 15.000 DM fortlaufend echte Profile schreiben.

HENSCHLER: Nicht, wenn verschiedene halogenierte Kohlenwasserstoffe im Operationssaal benutzt werden, und das ist ja wohl der Fall. Man weiß z.B., daß Halothan in bestimmten Kunststoffen gelöst wird, also zu Zeiten, in denen es für Narkosezwecke selbst keine Verwendung findet, doch freigesetzt und in den Raum emittiert wird, so daß der Anzeigewert eines Halidometers verfälscht werden kann.

Grundsätzlich können alle drei von Ihnen genannten Möglichkeiten genutzt werden. Wichtig ist, daß dies jeweils in einer vernünftigen Meßstrategie so geschieht, daß man verläßliche Auskunft über das Auf und Ab der praktisch relevanten Konzentrationen in einer Arbeitsschicht erhält. Ein weiterer wichtiger Gesichtspunkt ist, wieviel man an Geräten und an "man power" einsetzen kann und will.

HENSCHEL: Vielen Dank. Herr HAUPT, bitte.

HAUPT: Ich muß darauf hinweisen, daß man diese Methoden nicht überbewerten darf. Wir erhalten das Profil ja immer nur für den einzelnen Fall und für den einzelnen Tag, können daraus also nur eine Übersicht gewinnen. Generelle Ableitungen davon zu treffen, wäre falsch.

AHNEFELD: Meines Erachtens könnten wir so vorgehen: Es sollte - wie Herr HENSCHLER völlig richtig vorgeschlagen hat - eine kleine Arbeitsgruppe gebildet und von ihr festgelegt werden, wie, unter welchen Bedingungen und wo Messungen durchgeführt werden. Das Thema hier weiter zu erörtern, scheint mir unsinnig, weil die meisten von uns nichts dazu sagen können.

Wir wissen unabhängig von den besprochenen Messungen, daß im Operationssaal Gase und Dämpfe enthalten sind. Die einzige Konsequenz, die es im Augenblick gibt, um die bestehende Situation zu beheben, ist, sie so schnell als möglich zu beseitigen. Und zwar vollständig, denn wir haben im Lande Baden-Württemberg ja schon seit Herbst vergangenen Jahres die Verordnung, die Ihnen allen bekannt ist. Bei uns begann vor einem Vierteljahr die Unruhe zunächst im Operationssaal und zwar nicht nur unter dem Anaesthesiepersonal. Inzwischen wurde sie auch auf die Stationen getragen. Wenn wir uns also nicht beeilen, bekommen wir größte Schwierigkeiten. Wir hatten bereits Besuch vom Gewerbeaufsichtsamt, das wissen wollte, womit wir arbeiten. Ich habe zunächst auf diese Veranstaltung hingewiesen und gebeten, die Ergebnisse abzuwarten.

Zu Patient und Gesundheitspaß: Ich persönlich möchte vor diesem Gesundheitspaß warnen, weil derartige Einführungen auch verwirren. Wir selbst wissen schließlich, daß das Halothan unter bestimmten Bedingungen schädlich wirken kann. Diese Schädigung ist aber ganz sicher wesentlich geringer und weniger häufig, als die durch andere Dinge, mit denen wir täglich umgehen, angefangen von der Bluttransfusion. Wenn wir solch einen Paß anbieten, wird die Gefährlichkeit der Narkosemittel sowohl dem Personal als auch den Patienten gegenüber viel zu stark unterstrichen. Schließlich sollte man auch an das Schicksal solcher Notfall-Pässe denken. Es ist bekannt, daß sich keiner von ihnen durchsetzte, weil er in dem Augenblick, in dem er gebraucht wird, nie zur Hand ist, oder aber die Angaben, die Sie tatsächlich benötigen, fehlen, weil er nicht vervollständigt wurde.

Ich bin der Ansicht, daß wir uns darauf beschränken sollten, Herrn HENSCHLER zu bitten, gemeinsam mit dem Berufsverband und der DGAW grundlegende Erkenntnisse zu erarbeiten. Weiterhin sollte noch heute eine Resolution gefaßt werden, die die Abgasbeseitigung aus den Operationssälen betrifft. Letzten Endes ist zwischen DGAW und Arzneimittelkommission zu beraten, was wir für den Schutz des Patienten tun können. Diese Entschliessung sollte nicht überstürzt erarbeitet, sondern wohl überlegt werden.

HENSCHEL: Vielen Dank, Herr AHNEFELD, ich stimme Ihnen zu. Hinsichtlich der Schädigungen stehen zwei Dinge im Vordergrund, einmal mögliche Leberschäden, zweitens Aborte, die Anaesthesieschwestern und Anaesthesistinnen betreffen.

Zur Frage der Leberveränderungen und insbesondere zu den Ausführungen von Frau RIETBROCK möchte ich Herrn HENSCHLER um Stellungnahme bitten.

HENSCHLER: Ihr Versuchsmodell, Frau RIETBROCK, berührt Fragestellungen der biochemischen Pharmakologie, bei denen man auf induzierende Eigenschaften von Stoffen prüft, deren Metabolismus nicht zu reaktiven Metaboliten führt. Im Falle des Halothans aber haben wir es mit stärker reaktiven Metaboliten zu tun. Es muß deshalb schon vom gedanklichen Ansatz her der Versuch anders durchgeführt werden. Man darf sich nicht - wie hier geschehen - auf die punktuelle Bestimmung des Cytochrom P450-Gehaltes der Leber oder der NADPH-Cytochrom-c-Reduktase beschränken. Diese Messungen müssen vielmehr über längere Zeitpunkte kontinuierlich verfolgt werden. Wir haben im Zusammenhang mit Trichloressigsäure gefunden, daß es eine Kompetition zwischen Induktion und Hemmung durch den reaktiven Metaboliten gibt. Ohne kinetische Messungen im angedeuteten Sinne kann man die Frage einer Induktion also in solchen Fällen nicht gültig beantworten.

<u>RIETBROCK</u>: Wir haben eine solche Kinetik über die Zeit durchgeführt. Dazu setzten wir Ratten einer Halothan-Konzentration von 2 Vol-% tgl. 1 Std. einmal, oder an 3 und an 5 aufeinanderfolgenden Tagen aus und verfolgten jeweils nach der letzten Exposition die Hexobarbitalschlafzeit und das relative Lebergewicht. Es zeigte sich nur nach wiederholter Halothanapplikation eine Zunahme des Lebergewichtes und eine Schlafzeitverkürzung. Bereits 12 Stunden nach der letzten Exposition ist die Hexobarbitalschlafzeitverkürzung erkennbar, erreicht ihr Maximum jeweils am 3. Tag und erfährt durch Exposition der Tiere mit 2 Vol-% Halothan über 5 Tage tgl. 2 Stunden keine weitere Steigerung. Sie beruht auf einem isolierten Anstieg der NADPH-Cytochrom c-Reduktase, während der Gehalt an Cytochrom P_{450} unbeeinflußt bleibt. Über diese Befunde habe ich bereits in Mainz 1972 auf dem Pharmakologen-Kongreß berichtet.

Ob Trifluoressigsäure das toxische Agens darstellt, konnte bis heute nicht entschieden werden. Wir haben Ratten mit Trifluoressigsäure allein oder in Kombination mit Halothan vorbehandelt. Es zeigte sich, daß Trifluoressigsäure allein zwar zu einer Lebervergrößerung, jedoch nicht zu einer Beeinflussung des mikrosomalen Enzymsystems führt. Auffallend war jedoch, daß die vorherige Gabe von Trifluoressigsäure einen hemmenden Einfluß auf den induktiven Halothaneffekt ausübte. Ich selbst bin nicht der Meinung, daß Trifluoressigsäure als ein echtes Hepatotoxin betrachtet werden kann. STIER konnte bereits 1965 im akuten Versuch zeigen, daß die LD_{50} von Kochsalz höher ist als diejenige von Trifluoressigsäure.

Im chronischen Versuch mit subnarkotisch wirksamen Konzentrationen konnten wir ebenfalls zeigen, daß geringe Konzentrationen von Halothan induzierend wirken. Hier wurden die Enzyme nach einer 4-wöchigen Einwirkungszeit jeweils am 2. Tag nach der letzten Exposition untersucht. Im Vergleich zu den kurzfristigen, akuten Versuchen mit narkotisch wirksamen Konzentrationen ist der induzierende Effekt subnarkotischer Konzentrationen, über einen längeren Zeitraum appliziert, wesentlich stärker. Ich glaube, daß dieses Phänomen hinsichtlich der Bedeutung für den Anaesthesisten wesentlich ist. Wir können bei dieser Versuchungsanordnung allerdings nicht sagen, ab welcher Einwirkungszeit, ob nach 1, 2 oder erst nach 3 Wochen eine Induktion eintritt. Im Vergleich zu der Expositionszeit des Anaesthesisten selbst jedoch, der über Jahrzehnte subnarkotisch wirksamen Konzentrationen ausgesetzt wird, erschien uns die Frage unwesentlich. Vielmehr kam es uns darauf an, den induktiven Effekt hinsichtlich des Arzneimittelumsatzes aufzuzeigen, der sich jedoch von dem sonst gewohnten Bild nach anderen induzierenden Substanzen wesentlich unterscheidet.

<u>HENSCHLER</u>: Ich habe auch nie behauptet, Frau RIETBROCK, daß Trifluoressigsäure das schädigende Agens sei. Hemmung einer Induktion kann noch nicht als schädigendes Prinzip bezeichnet werden. Ich benutze in meinem Modell Trifluoressigsäure als Monitor für die Metabolisierung des Halothans - nicht mehr. Man kann jedoch aus jener Kurve, die Sie in Mainz, aber nicht heute zeigten, ablesen, daß sich am Anfang ein beträchtlicher induktiver Effekt abhebt, im Zuge der weiteren Exposition der Tiere aber gebremst wird. Setzt die Exponierung aus, steigt

die Aktivität von Cytochrom P450 plötzlich wieder stark an, und zwar als Folge der abnehmenden TFA-Konzentration.

RIETBROCK: Ich habe in Mainz wie hier die gleichen Diapositive gezeigt. Offensichtlich ist es Ihnen entgangen, daß wir nach Halothan keinen Anstieg des Cytochrom P450 pro g Leber gemessen haben.

SPIERDIJK: Mir als Ausländer ist nicht ganz klar, welche Funktion die Berufsgenossenschaft für Gesundheitsdienst und Wohlfahrtspflege hat.

BELLWINKEL: Diese Berufsgenossenschaft ist eine Körperschaft öffentlichen Rechts, d.h. vom Staat institutioniert, deren Aufgabe es ist, unfallverhütende Vorschriften zu erlassen und Berufskrankheiten innerhalb des Gesundheitsdienstes und der Wohlfahrtspflege nach Möglichkeit zu verhindern. Wo eine Verhinderung nicht möglich ist, sind die Erkrankten zu entschädigen.

HENSCHEL: Herr SPIERDIJK, ich möchte Sie nun bitten, uns die Situation der holländischen Anaesthesisten zu schildern. Haben Sie schon etwas unternommen, um Narkosegase aus der Luft der Operationssäle zu eliminieren oder existiert das Problem bei Ihnen nicht?

SPIERDIJK: Wir haben dasselbe Problem und lösen es auf die gleiche Weise wie Sie. Unsere Gesellschaft für Anaesthesie ist zahlenmäßig natürlich kleiner, wir haben nur 400 Mitglieder. Unsere Regierung erteilte einen Forschungsauftrag. Leider verfügen aber auch wir noch nicht über exakte Messungen und sind vor allem nicht einmal sicher, ob Schädigungen ausschließlich auf Halothan zurückzuführen sind. Warum sollte es zum Beispiel nicht auch das Lachgas sein?

HENSCHEL: Hier stimme ich Ihnen durchaus zu. Deshalb gaben wir unserer Tagung ja auch das Ihnen allen bekannte Thema. Daß Halothan unter den verdampfenden Narkosemitteln die dominierende Rolle spielt, weil es am meisten benutzt wird und schon deshalb die beträchtlichsten toxischen Eigenschaften aufweist, steht allerdings auch außer Zweifel.

SPIERDIJK: Was aber, Herr Vorsitzender, tun wir, wenn wir alle Narkosegase aus den Operationssälen eliminiert haben und noch immer dieselbe Abortrate feststellen? Es könnte schließlich durchaus sein, daß wir auf dem falschen Wege sind.

HENSCHEL: Da haben Sie völlig recht. Die Narkosemittel sind jedoch sicher eine der möglichen Ursachen. Daß mehrere Komponenten in Frage kommen, ist ebenso denkbar. Herr HENSCHLER und ich waren uns gestern schon darüber einig, daß bei den Frühgeburten vielleicht auch die ständige Streßsituation eine Rolle

spielt. Der Ärger über einen Nichtkavalier unter den Chirurgen,
der ständig über den Vorhang mault, führt zu Katecholaminaus-
schüttungen, die - wenn sie permanent sind - allein schon das
ihre tun. Diese mögliche Ursache, die nicht wegzudiskutieren
ist, kann allerdings nicht einmal durch Vorschriften der Berufsgenossenschaften beseitigt werden, obwohl es wunderbar wäre,
nicht wahr? Man muß also da anfangen, wo etwas machbar ist und
das ist zunächst einmal eine suffiziente Absaugung.

Wir haben also festgestellt, daß Narkose-Gase oder -Dämpfe -
wir reden nicht nur von einem Dampf oder Gas - in die Operationssaalluft gelangen und - von vielen Faktoren abhängig -
in verschiedenen Konzentrationen aufgenommen werden. Wir können
sagen, daß es nicht ausgeschlossen, sondern sehr gut möglich
ist, daß die chronische Anreicherung Reaktionen in Richtung
Leber, Fehlgeburt und Mißbildung verursacht.

Dies hat überall zu großer Unruhe geführt. Hinsichtlich des
zweiten und dritten Faktors wäre das Problem nur dann zu lösen,
wenn alle schwangeren Anaesthesieschwestern, Operationsschwestern und Anaesthesistinnen vom ersten Tag der Gravidität an
bis zum Ende der Stillzeit aus dem Operationssaal entfernt
würden. Dies hätte eine enorme Bedeutung für alle Anaesthesieabteilungen, weil damit jede einwandfreie Funktion zum Erliegen
kommen kann.

Wir müssen uns beeilen, zu einer befriedigenden Lösung zu gelangen, die im übrigen auch schon von anderer Seite angestrebt
wird. Die Deutsche Angestellten-Gewerkschaft zum Beispiel wurde
ersucht, die völlige Eliminierung der Narkosegase aus den Operationssälen und eine strenge Überwachung der Arbeitsbedingungen zu fordern. Es wurde unter anderem ein genaues Protokoll der
jeweiligen Anaesthesie-Abteilung verlangt, dem zu entnehmen sein
soll, wann und wie lange was gegeben wird.

Ich möchte jetzt Herrn WEISSAUER, dem Juristen, eine Frage stellen: Wir wissen, daß die Operationssaalluft Dämpfe und Gase
enthält, die von den Beschäftigten aufgenommen werden und schädlich wirken. Wir wissen darüber hinaus, daß es Möglichkeiten
gibt, Narkose-Dampf oder -Gas abzuleiten. Wenn wir nichts dagegen tun, weil wir uns darauf berufen, daß die einzelnen Fakten noch nicht zur Genüge geklärt sind, wird uns eines Tages
irgend jemand vorwerfen, daß wir fahrlässig gehandelt haben.
Teilen Sie diese Auffassung?

WEISSAUER: Ich kann zu diesem Thema nicht allzuviel sagen.Wir
haben für längere Erörterungen auch keine Zeit mehr. Daß Vor-
würfe zu erwarten sind, wenn nichts geschieht, ist mit Sicherheit anzunehmen. Wir ersehen aus dem uns vorliegenden Merkblatt
der Berufsgenossenschaft für Gesundheitsdienst und Wohlfahrtspflege, daß auch die Berufsgenossenschaften schon gewisse Sorgen haben. Wir können es allerdings nicht dabei bewenden lassen,
ein solches Merkblatt kursieren zu lassen, sondern müssen zu
weiteren Konsequenzen kommen. Ich möchte mich deshalb als
"Nagelschmied" verdingen - denn Nägel mit Köpfen müssen wir
machen - und versuchen, zu irgenwelchen Formulierungen zu kommen.

Ich bin der Ansicht, daß Ihr Workshop hinreichend legitimiert
ist, eine Empfehlung zu beschließen, eine Empfehlung, die an
die Berufsgenossenschaften, vielleicht auch an die zuständigen
Gesundheitsminister und die sonst in dieser Frage befaßten Behörden zu adressieren wäre und die gewisse Maßnahmen fordert.

Auch wenn wir heute und in den nächsten Jahren vieles nicht
sicher wissen - soviel habe ich verstanden - beweist uns die
Statistik die große Wahrscheinlichkeit verschiedener Gesundheitsschäden, die uns zum Handeln verpflichten.

Die wichtigsten Adressaten sind - hier wird mir Herr BELLWINKEL
rechtgeben - die Berufsgenossenschaften, weil sie die Möglichkeit haben, durch Unfallverhütungsvorschriften alles das, was
das Merkblatt enthält, in harte Weisungen umzusetzen. Unfallverhütungsvorschriften sind Normen, die von jedem zu befolgen
sind und gegenüber dem Arbeitgeber durch Ordnungsstrafen durchgesetzt und erzwungen werden können. Das ist also der richtige
und schnellste Weg.

Selbstverständlich haben Sie vorher noch andere Möglichkeiten,
weil solche berufsgenossenschaftlichen Normen der staatlichen
Genehmigung bedürfen und dies eine gewisse Zeit dauert. Sie
haben die Möglichkeit, durch Weisungen auf dem Aufsichtswege
zu handeln. Ihre Aussage sollte umfassen,
1. daß Narkosegase bei jeder Inhalationsnarkose in die Operationssaalluft abgegeben werden,
2. daß diese Gase ohne Rücksicht darauf, welche Narkotika verwendet werden, gefährlich, toxische Schädigungen also nicht
   auszuschließen sind und
3. daß es technische Möglichkeiten gibt, um diese Narkosegase
   abzuleiten.

Wir sollten darüber hinaus eine Empfehlung zum Erlaß entspre-
chender Unfallverhütungsvorschriften erarbeiten. DGAW und Berufsverband müssen also eine Kommission einsetzen, die sich
kontinuierlich mit diesen Problemen befaßt. Darüber hinaus wäre
die Schaffung einer interdisziplinären Arbeitsgruppe zu erwägen,
die suffiziente Meßmethoden erarbeitet. Diese sind offenbar eine
wichtige Voraussetzung, um die vorhandenen Konzentrationen zu
erfassen.

Wollen wir versuchen, eine derartige Empfehlung zu formulieren?
Wir sollten m. E. zumindest einen Vorschlag erarbeiten, der
später von einer Redaktionskommission durch einwandfreie technische und medizinische Daten ergänzt wird.

HENSCHEL: Vielen Dank. Die Punkte, die Sie formulieren, sind
die wesentlichen Fakten einer abzugebenden Empfehlung. Bevor
wir uns über die Details einigen, möchte ich jedoch Herrn HAUF
in seiner Eigenschaft als Arbeitsmediziner bitten, zum Inhalt
der Vorträge, vor allem aber auch zu den Darlegungen Herrn
WEISSAUERS, Stellung zu nehmen.

HAUF: Herr Vorsitzender, meine Damen und Herren, ich bin froh,
daß Sie mich zu diesem Workshop eingeladen haben. Ich habe
mir im übrigen überlegt, was der Begriff "Workshop" eigentlich

bedeutet. Work ist klar und shop, shopping hat etwas mit kaufen oder mitnehmen zu tun. Ich bin überzeugt, sehr viel Anregungen aus dieser Arbeitssitzung mit nach Hause nehmen zu können.

Eigentlich war ich auf die Tatsache gefaßt, daß ich mich hier meiner Haut wehren müßte. Die Ergebnisse haben jedoch gezeigt, daß die Argumente, mit denen ich entgegnen wollte, im wesentlichen schon von Ihnen dargelegt wurden.

Wir können von bestimmten Tatsachen ausgehen, wenn wir die entsprechenden Maßnahmen bzw. Reaktionen von seiten der Gewerbeaufsicht betrachten. Wir können davon ausgehen, daß unter den derzeitigen Gegebenheiten für die im Operationssaal beschäftigten Personen, insbesondere die Anaesthesisten, die Möglichkeit einer gesundheitlichen Gefährdung nicht auszuschließen ist. Diese ist unter anderem durch die Narkosemittel gegeben. Von der Sache her sollte man zwischen halogenierten Kohlenwasserstoffen und anderen Narkosemitteln unterscheiden. Zusätzlich kommen der Streß, die Überbeanspruchung und die sehr unterschiedlichen Verhältnisse in den einzelnen Häusern in Betracht. Wir sollten zugrundelegen, daß wir nicht von optimalen Bedingungen ausgehen können, sondern durchschnittliche als die Regel sehen und versuchen müssen, die schlechten in den Griff zu bekommen. Die fraglichen Noxen will ich hier gar nicht berühren. Diskutierte Gesundheitsstörungen sind vermehrte Abortrate, Leberschäden (mit Fragezeichen versehen) und allgemeine Symptome.

Bevor ich den Gesundheitsschutz behandle, möchte ich zwei Dinge, die - glaube ich - für Sie wesentlich sind, vorwegnehmen: Einmal das Mutterschutzgesetz und zweitens die Berufskrankheitenverordnung.

Nach dem Mutterschutzgesetz genießt die werdende Mutter einen besonderen gesundheitlichen Schutz, d.h. sie darf keinen Gefahren ausgesetzt werden, durch die die Gesundheit von Mutter und Kind in irgendeiner Weise gefährdet wird. Die staatlichen Gewerbeärzte haben sich eingehend mit der Frage der Einwirkung der Narkose-Gase und -Dämpfe auf das Personal im Operationssaal befaßt. Aufgrund der vorliegenden Ergebnisse, die die Einwirkungsmöglichkeit berücksichtigen, wurde in Baden-Württemberg ein Erlaß des zuständigen Ministeriums herausgegeben, der folgendes beinhaltet:

Werdende und stillende Mütter dürfen als Ärztinnen, Krankenschwestern und sonstiges weibliches Hilfspersonal, z.B. medizinisch-technische Assistentin, in Räumen, in denen mit halogenierten, kohlenwasserstoffhaltigen Narkosemitteln gearbeitet wird, aufgrund von § 4 Abs. 1 und 2 Nr. 6 und § 6 Abs. 3 des Mutterschutzgesetzes nicht beschäftigt werden, weil sie hierbei durch die Einwirkung schädlicher Gase und Dämpfe in besonderem Maße der Gefahr einer Berufskrankheit nach Nr. 9 der 7. Berufskrankheiten-Verordnung ausgesetzt sind.

Es wurde also in erster Linie auf die Berufskrankheitenverordnung abgestellt, weil diese Fakten juristisch am einwandfreiesten zu erfassen sind. Hinter allen anderen Schädigungsmöglichkeiten stehen noch immer große Fragezeichen. Hier eine entsprechende Grundlage zu finden, wäre wesentlich schwieriger.

Ziffer 9 der Berufskrankheitenverordnung umfaßt die halogenierten
Kohlenwasserstoffe. Worauf die einzelnen Schädigungen zurückzuführen sind, steht hier nur mittelbar zur Diskussion. Wir wissen, daß die Schädigungsmöglichkeit gegeben ist, mußten infolgedessen von seiten der Aufsichtsbehörde etwas unternehmen.
Wir kennen aber auch die bestehenden Schwierigkeiten für die
Leiter der Anaesthesieabteilungen. Es sind viele Frauen in der
Anaesthesie tätig. Durch werdende Mütter kommt es zu Ausfällen,
die zu erheblichen Störungen im Betrieb führen können. Wir
sind uns der Tatsache bewußt und müssen eine Handhabe finden,
um das Ganze in den Griff zu bekommen. Unter günstigen Voraussetzungen kann eine werdende Mutter in der Anaesthesie weiterbeschäftigt werden. In anderen Fällen müssen wir einschreiten,
weil wir nicht nur den Leitern der Anaesthesieabteilungen sondern auch dem Personal gegenüber verantwortlich sind. Deshalb
möchte ich empfehlen, daß in allen Fällen, in denen eine Schwangerschaft bekannt wird, interne Regelungen getroffen werden,
damit die Dinge nicht erst vor der Aufsichtsbehörde ausgetragen
werden müssen. Wichtig ist natürlich auch, den richtigen Zeitpunkt zu erfassen. Schwangerschaften werden meist nicht vor
dem dritten Monat bekanntgegeben, die Gefährdung besteht jedoch
schon vorher. Das Personal ist also ausreichend zu schulen. Es
muß wissen, daß - wenn der Verdacht auf Schwangerschaft besteht
- eine gewisse Gefährdung vorliegt, eine Schwangerschaftsmeldung
also rechtzeitig erstattet werden sollte.

Zur Frage der Berufskrankheitenverordnung: Schädigungen durch
halogenierte Kohlenwasserstoffe sind nach Ziff. 9 der Verordnung entschädigungspflichtige Berufskrankheiten. Die Frage der
Leberschädigung ist und bleibt auch nach dieser Sitzung prob-
lematisch. Wir wissen aber, daß Anaesthesisten Hepatitiden bekommen und dann natürlich zur Diskussion steht, ob es sich um
ein Infektion oder um eine Hepatitis, hervorgerufen durch die
Einatmung von Narkose-Gasen oder -Dämpfen handelt. Der Nachweis
eines ursächlichen Zusammenhanges mit der Einatmung von Narkose-
Gasen und -Dämpfen ist natürlich relativ schwierig. Versicherungsrechtlich gesehen ist der einfachere Weg im Hinblick auf
die wesentlich über das verkehrsübliche Maß hinausgehende Gefährdung des Anaesthesiepersonals durch Infektionen derjenige,
derartige Hepatitiden als entschädigungspflichtige Berufskrankheiten nach Ziff. 37 der 7. Berufskrankheitenverordnung als In-
fektionskrankheit anzuerkennen.

Für uns muß allerdings auch weiterhin die Frage offenbleiben,
ob bei Verwendung halogenierter Kohlenwasserstoffe Leberschäden
auftreten oder nicht und wie diese Leberschäden zu bewerten
sind, obwohl wir uns versicherungsrechtlich viel weniger auf
Glatteis begeben, wenn wir auf die Möglichkeit oder Wahrscheinlichkeit der Infektion hinweisen, anstatt mit aller Gewalt einen
Leberschaden durch Narkose-Gase oder -Dämpfe konstruieren zu
wollen.

Ich kann die Enttäuschung, die von verschiedener Seite besteht
und auch die Briefe, die in diesem Zusammenhang geschrieben
worden sind, nicht ganz verstehen, denn eine entschädigungspflichtige Berufskrankheit ist ja in jedem Falle anerkannt worden, die Entschädigung erfolgt also so oder so. Unter dem
Strich, im Hinblick auf das Versicherungsrecht gesehen, ist es
demnach gleichgültig, ob Infektion oder toxische Schädigung besteht.

Im übrigen wurde gestern auch der "Marktwert" von Sensibilisierungen angesprochen. Sensibilisierungen, d.h. Allergien, sind bislang nur dann entschädigungspflichtige Berufskrankheiten, wenn es zu einem berufsbedingten Asthma bronchiale kommt. Andere Organschäden durch Sensibilisierung fallen nicht unter die Berufskrankheitenverordnung. Es ist, wenn der Nachweis eines Zusammenhanges mit ausreichender Wahrscheinlichkeit erbracht werden kann, aber immer möglich, aufgrund neuer, gesicherter Erkenntnisse eine entschädigungspflichtige Berufskrankheit nach § 551 Abs. 2 anzuerkennen. Nach den bisherigen Diskussionen liegen solche gesicherten Erkenntnisse meines Erachtens jedoch noch nicht vor.

Nun zu den allgemeinen Verhältnissen. Wir dürfen eine Klimatisierung nicht überdimensionieren, weil dann Zug entsteht, der wiederum Anlaß zu Beschwerden gibt. Außerdem ist es technisch schwierig, einen Operationssaal so zu klimatisieren, daß die entsprechenden Narkosegase tatsächlich in kürzester Zeit abgesaugt werden. Wenn eine Absaugung erfolgt, ist sie nur an der Entstehungsstelle wirkungsvoll.

Die Personalfrage sollte in diesem Zusammenhang auch noch einmal angeschnitten werden. Der an und für sich günstigste Weg, entsprechende Forderungen, die den Arbeitsschutz betreffen, durchzusetzen, ist der, zu kooperieren und zu koordinieren, also gegenseitige und alle zufriedenstellende Absprachen zu treffen. Bezüglich einer Hilfe durch das Gewerbeaufsichtsamt muß ich Sie leider enttäuschen. Krankenhäuser sind nicht als gewerbliche Betriebe anerkannt, staatliche Anstalten unterstehen im Hinblick auf den Arbeitsschutz dem zuständigen Ministerium. Unsere Einwirkungsmöglichkeiten bestehen also nur im Sinne der Beratung über die Berufskrankheitenverordnung oder über das Mutterschutzgesetz. Die Handhabe über das Mutterschutzgesetz ist uns deshalb auch sehr wichtig. Wir haben damit die Möglichkeit, beides zu überprüfen und entsprechende Vorschläge zu unterbreiten. Auflagen können wir leider nicht erlassen. Die Einwirkungsmöglichkeit ist jedoch durch Empfehlungen im Zusammenhang mit der Frage, ob eine Schwangere unter bestimmten Voraussetzungen weiterbeschäftigt werden darf, gegeben.

Der Erlaß, den ich vorhin vortrug, läßt den Spielraum der Diskussion. Es ist also nicht so, daß seine Anweisungen unbedingt durchgeführt werden müssen, d.h., daß diese und jene Person aus dem Betrieb entfernt werden muß, sondern daß man sich im Hinblick auf die örtlichen Verhältnisse entscheiden kann. Trotzdem war dieser Erlaß notwendig, um uns im Einzelfall die Möglichkeit zu geben, entsprechende Schritte unternehmen zu können.

<u>HENSCHEL</u>: Herr HAUF, haben Sie vielen Dank. Ihre Ausführungen waren sehr interessant. Auch die Erklärungen, die Sie uns gegeben haben, stoßen durchaus auf unser Verständnis. Wir kommen wieder auf das, was wir vorhin schon sagten. Die Problematik, die uns die Graviden auferlegen, erfordert, die Arbeitsbereiche im Rahmen der Anaesthesie-Abteilung so zu trennen, daß sie keinen Intoxikationen ausgesetzt werden. Die Eliminierung der Gase und Dämpfe ist für sie genauso wichtig, wie für einen Ausschluß von Hepatitiden.

Ich darf Herrn BELLWINKEL in seiner Eigenschaft als Vertreter der Berufsgenossenschaft für Gesundheitsdienst und Wohlfahrtspflege bitten, zu den Worten Herrn WEISSAUERS Stellung zu nehmen.

BELLWINKEL: Es ist nur eines dazu zu bemerken. Es wird mit Recht gesagt, der ideale Weg sei eine Unfallverhütungsvorschrift. Die Laufzeit, ehe sie zum Tragen kommt beträgt jedoch 4 Jahre. Es ist also mit Sicherheit notwendig, Vorstufen einzuschalten, die durch das Gesetz über technische Arbeitsmittel bereits zwingenden Charakter haben können.

HENSCHEL: Dürfen wir Sie bitten, uns bei der Formulierung solcher Empfehlungen behilflich zu sein?

BELLWINKEL: Eine derartige Regelung wäre durchführbar, wenn es schon bald zu einer Einigung über das Gewollte kommt.

ALTER: Zur Frage des Mutterschutzgesetzes: Eine große Anaesthesie-Abteilung ist natürlich im Vorteil, weil sie immer über einige Operationssäle verfügt, in denen nicht mit halogeniertem Kohlenwasserstoff gearbeitet wird. Was passiert aber, wenn eine Kollegin sich trotzdem auf den Standpunkt stellt, ausscheiden zu wollen, um irgendwelche Störungen zu vermeiden? Das Referat von Herrn KLAN unterrichtete über extrem lange Ausatmungszeiten des Halothans, die eine Sensibilisierung auf solchem Wege durchaus möglich machen. Wer kommt, wenn diese Kollegin während der ganzen Zeit aussetzt, für die Kosten auf? Ist es zumutbar, sie auf eine andere Abteilung zu versetzen? Auch die Ausbildung wäre damit unterbrochen. Denken Sie zusätzlich an die Ausländerinnen. Nach dem neuen Gesetz des Innenministeriums dürfen sie nur während einer relativ kurzen Zeit hierbleiben. Wenn sie die Ausbildung unterbrechen, haben sie die Bundesrepublik zu verlassen. Wie soll denn das alles gehandhabt werden?

AHNEFELD: Mir geht es auch um die Problematik, die direkt damit zusammenhängt. Wir wurden von der Baden-Württembergischen Verordnung überrascht, vor allem deshalb, weil wir sie erst 5 Monate, nachdem sie erlassen wurde, zufällig im Ärzteblatt lasen. Die Regelung betrifft, wie Herr HAUF sagte - nicht nur die Anaesthesistinnen sondern alle weiblichen Personen, die in Räumen arbeiten, in denen Kohlenwasserstoffverbindungen verwendet werden.

Wir schrieben umgehend an das Sozialministerium und teilten mit, daß wir zum Zeitpunkt der Verordnung schon an allen Arbeitsplätzen Filter verwendet hätten. Eine zuständige Kommission bezweifelte, daß die Filter regelmäßig ausgewechselt würden. Wir wieder konnten nur damit argumentieren, daß wir, wenn wir unsere Absorber regelmäßig wechseln, selbstverständlich auch an einer einwandfreien Funktion der Filter interessiert sind.

Her HAUF ist der Ansicht, daß die Vorschrift relativ großzügig auszulegen sei. Meiner Erfahrung zufolge ist dies in der Praxis nicht so. Wenn mir heute eine Mitarbeiterin mitteilt, daß sie

schwanger ist, bin ich verpflichtet, sie sofort aus dem Operationssaal zu entlassen. Selbst im Vorraum darf sie nicht mehr
arbeiten, weil hier z.B. die Narkosegeräte aufgefüllt werden
und schon das ein Arbeiten in Räumen bedeutet, in denen halogenierte Kohlenwasserstoffe verwendet werden.

Wenn wir für Filter schon so enorme Summen aufwenden, müßte
zumindest eine Entscheidungsmöglichkeit gegeben sein, daß die
Verordnung dort, wo diese Filter ordnungsgemäß verwendet werden,
im strengen Sinne nicht angewendet zu werden braucht. Hier müssen Ausnahmebestimmungen geschaffen werden, wobei dem Gewerbeaufsichtsamt - oder wer immer es sei - Stichprobenkontrollen ein-
geräumt werden können.

Lieber Herr HAUF, wir alle wollen das Gleiche. Diese Verordnung
aber war, ohne daß irgendeiner vorgewarnt wurde, eine unange-
nehme Überraschung, weil das Personal solche Verlautbarungen
ja auch liest und leicht in Panik gerät. Im übrigen werden natürlich auch Überlegungen wach, ob unter Umständen nicht nur
die Schwangeren sondern auch die Nichtschwangeren betroffen
sind. Deswegen meine Frage - die ja für uns alle aktuell ist -
an Herrn HAUF: Die Entscheidung unseres zuständigen Aufsichts-
amtes wurde zurückgestellt, um die Ergebnisse dieser Tagung
abzuwarten. Bieten wir, wenn wir Filter verwenden, genügend Sicherheit? Sind dann alle Auflagen erfüllt, um wieder voll beschäftigen zu können, oder sind trotzdem noch Ausnahmen zu machen?

HENSCHEL: Eine wichtige Frage. Sollte Herr BELLWINKEL nicht
auch dazu Stellung nehmen?

BELLWINKEL: Ich bin der Ansicht, daß die Verwendung von Filtern
nur als Notmaßnahme gewertet werden kann, weil die korrekte
Wartung von einer ganzen Reihe von Imponderabilien abhängt,
die nicht übersehbar und nicht kontrollfähig sind.
Unabhängig davon möchte ich Ihr Augenmerk auf eine Entwicklung
richten, von der ich glaube, daß sie Ihnen nichts Gutes bringen
wird. Es zeichnet sich in letzter Zeit ein Trend ab, die Ausbildung von Anaesthesie- und Intensivschwestern zu trennen. Uns
als Berufsgenossenschaft geht es natürlich nichts an. Lassen
Sie es in Ihrem Interesse aber auf keinen Fall zu, weil Sie
die Anaesthesieschwester nicht in der gleichen Lohnstufe weiter-
beschäftigen dürfen und ein Austausch in der Schwangerschaft
u.U. Schwierigkeiten macht.

HENSCHEL: Herr BELLWINKEL, hier kann ich Sie beruhigen, diese
Lösung ist unser größtes Anliegen, Sie laufen also eine offene
Tür ein. Wir selber wehren uns aus vielen Gründen mit Händen
und Füßen gegen eine solche Trennung.

AHNEFELD: Darf ich an Herrn BELLWINKEL noch eine Frage stellen?
Herr BELLWINKEL, warum ist in einem geordneten Betrieb nicht
sicherzustellen, daß die Filter nach einem ganz bestimmten Plan
gewechselt werden? Wir müssen doch die gleiche Sicherheit, die

wir dem Patienten im Hinblick auf den Absorber angedeihen lassen,
auch für uns selber erreichen können. Das heißt also, wir müssen sicherstellen können, daß die Filter zu einem bestimmten
Zeitpunkt gewechselt werden. Bei uns bieten solche Regelungen
überhaupt kein Problem. Der Zeitpunkt des letzten Absorber-
Wechsels z.B. wird auf dem Gehäuse vermerkt und ergibt automa-
tisch den des neuen Austausches. Ich kann für meinen Betrieb
also garantieren, daß auch die Filter nach den Angaben des Her-
stellers und unter Umständen zusätzlich nach noch zu treffenden
Messungen und Gesichtspunkten staatlicher Institutionen gewechselt werden und übernehme selbstverständlich auch die Ver-
antwortung dafür.

Die Frage an Herrn HAUF aber ist noch immer, ob unter diesen
Gesichtspunkten die Verordnung nicht mehr gültig ist.

HAUF: Ich glaube, man muß die Entscheidung auf den Einzelfall
abstellen. Das ist nicht Sache der Leiter der Anaesthesie-
Abteilungen, sondern des zuständigen Gewerbeaufsichtsamtes.
Wir haben bei jedem Gewerbeaufsichtsamt eine Mutterschutz-Ab-
teilung, die jede Meldung einer Schwangerschaft registriert.
Es ist Pflicht der Aufsichtsbehörde, die Arbeitsplätze in den
Einzelfällen - so wird es auch in der Industrie gehandhabt -
zu überprüfen. Warum sollte diese Regelung nicht auch in der
Anaesthesie möglich sein. Man kann keine generellen Ausnahme-
genehmigungen erteilen, weil die Verhältnisse an jedem Platz
anders sind.

Und zur Frage des Filterwechsels: er mag in einem Fall gewährleistet
in einem anderen nicht gewährleistet sein. Man muß an und für
sich jedes Mal erneut und anhand der gegebenen Tatsachen entscheiden, wo eine werdende Mutter noch eingesetzt werden kann.

RÜGHEIMER: Für uns geht es letzten Endes immer wieder darum,
klarzustellen, wie Narkosegase und -Dämpfe aus dem Operationstrakt eliminiert werden können. Entfiele die Vorschrift, wie
sie derzeit für Baden-Württemberg gilt, wenn uns dies in voller
Gänze gelänge?

GIEBEL: Ich muß die hier geschilderten Schwierigkeiten bestätigen. Wir haben natürlich die Möglichkeit, die Mitarbeiter auf
den Arbeitsplätzen auszuwechseln. Das kann aber dazu führen,
daß letztlich alle in Räumen arbeiten wollen, in denen keine
Narkosegase vorhanden sind. Im Operationstrakt steht uns dann
überhaupt kein Personal mehr zur Verfügung.

Eine Tatsache, die nicht erwähnt wurde, ist die, daß das Personal des kieferchirurgischen Bereiches mit vielen verschiedenen
halogenierten Kohlenwasserstoffen in Berührung kommt, die bei
der Zahntechnik verwendet werden. Hier gibt es unverständlicher-
weise nicht die geringsten Bedenken.

CASCORBI: Darf ich als Außenstehender etwas dazu sagen: Ich
sehe mit Schrecken, daß Sie anscheinend schon in dem Sumpf

stecken, den wir zu umgehen versuchten. Im Jahre 1972 brodelte
es bei uns genauso. Für uns war es gerade noch möglich, zunächst einmal zu fordern, das Problem zu delegieren. Meine Frage
an die Anaesthesiegesellschaften ist die: Können Sie nicht den
gleichen Weg beschreiten? Das Bundesministerium für Jugend,
Familie und Gesundheit, das die abortive Wirkung von Halothan
bestätigte, könnte zum Beispiel damit befaßt werden. Kann man
nicht an diese Behörde herantreten und um Hilfe bezüglich einer
statistischen Erfassung ersuchen. Wir sahen diesen Schritt damals als die einzige Möglichkeit, uns - zumindest vorübergehend - die Rechtsanwälte vom Halse zu schaffen.

HENSCHEL: Herr CASCORBI hat recht, die Regelung Baden-Württemberg hat uns hart getroffen. Die anderen Bundesländer werden
bei allem Föderalismus schnell nachziehen, wenn es um solche
Dinge geht. Wir müssen uns jetzt klar werden, ob wir hier und
heute eine Empfehlung erarbeiten wollen. Wir haben nicht mehr
viel Zeit, sollten uns also kurz fassen und zu Herrn WEISSAUERS
Ausführungen Stellung nehmen.

HAUF: Der von Herrn AHNEFELD angedeutete Überfall war gar kein
Überfall, der besagte Erlaß stellt lediglich eine Präzisierung
des § 4 des Mutterschutzgesetzes dar. Die Anaesthesie ist ein
ganz kleiner Ausschnitt aus diesem Gebiet. In diesem Fachbe-
reich wird, wie in der Industrie, mit halogeniertem Kohlenwasserstoff gearbeitet. Es gab immer Bedenken, ob das Krankenhaus
auch darunterfällt oder ob dort die Bedingungen so sind, daß
eine Gefährdung nicht vorliegt. Nach dem aber, was wir heute
wissen, oder nach dem, was wir zu wissen glauben, können wir
eine Gefährdung nicht ausschließen. Deshalb müssen wir auch
bei der Durchführung des Mutterschutzgesetzes den § 4 anführen
und deshalb kam dazu noch der erwähnte Erlaß. Im übrigen ist
die Schwangerenquote nicht so groß, wie sie im Augenblick dargestellt wird. Es kann natürlich vorkommen, daß einige Fälle
zusammentreffen, im allgemeinen aber sind es etwa 2 bis 3 %.
Man soll sich - glaube ich - um dieses Punktes willen nicht so
sehr ereifern.

HENSCHEL: Lieber Herr HAUF, wir reden mit Recht von den ungün-
stigen Bedingungen, die uns betreffen. Wenn eine Anaesthesie-
abteilung 2 Anaesthesistinnen hat, von denen eine schwanger
wird, sind das nicht 2 sondern 50 %. Und damit erhält das Ganze
eine eminente Bedeutung. Man müßte erreichen, daß Krankenhäuser,
die eine suffiziente Eliminierung nachweisen können (wir wollen uns nicht so sehr auf Filter als auf eine ordnungsgemäße
Absaugung festlegen), von diesem Erlaß nicht betroffen werden.

BELLWINKEL: Darf ich dazu präzisieren? Wenn eine Verordnung im
Raum steht, gibt es keine generelle, sondern nur eine Einzel-
ausnahme. Eine andere Lösung ist rechtlich nicht möglich. Trotzdem besteht ein Weg, den ich Ihnen aufzeigen möchte. Wenn Sie
an die Möglichkeit der Filterung denken, muß ich Sie daran erinnern, daß mehrere Stoffe unter Anklage stehen, gesundheits-
schädigend zu sein, u.a. auch das Lachgas. Das Lachgas passiert
den Filter ohne

den Filter ohne jede Behinderung. Der Filter ist also allenfalls
eine Teillösung. Wenn Sie Apparaturen erhalten - ich möchte das
Ganze ins Apparative hineintragen -, die eine optimale Eliminierung der Stoffe aus dem Raum gewährleisten, gibt es den sehr
einfachen Weg, diese Apparaturen meßtechnisch auf ihre Wirksamkeit zu prüfen. In diesem Fall sind wir - die Berufsgenossenschaft - amtliche Prüfstelle. Wir können also einer solchen Apparatur - auch für die Gewerbeaufsicht bindend - attestieren, sie
sei so wirksam, daß die Gefahr damit zu eliminieren ist. Auf
einer solchen Basis kann sich jedes Gewerbeaufsichtsamt - ich
darf sehr vorsichtig formulieren -, auch wenn es über in diesen
Gedankengängen nicht erfahrenes Personal verfügt, dem Entscheid
anschließen. Es kann, es muß nicht.

RÜGHEIMER: Das war der Vorschlag, den ich auch gemacht hätte.
Wir kommen nur dann zu einem Ergebnis, wenn wir eine Anlage
aufweisen, die imstande ist, Narkosegase global aus dem Operationssaal zu entfernen. Wir machen einen, zwei oder drei Vorschläge über eine, zwei oder drei Möglichkeiten, die wir überprüfen lassen. Dann gehen wir den Weg, den Herr BELLWINKEL vor-
schlug.

Sie wissen, daß die Sicherheit des Systems ein Thema der Jahres-
tagung der DGAW in Erlangen ist. Man kann die Dinge dort also
schon vor einem großen Forum vortragen und sie auf diese Weise
schnell verbreiten.

AHNEFELD: Die Baden-Württembergische Verordnung betrifft nicht
alle, sondern nur die halogenierten Narkosegase. Hinsichtlich
der anderen bestehen im Augenblick schließlich nur Vermutungen.
Wenn ich meine Geräte also mit Filtern ausgerüstet habe, müßte
ich bei der zuständigen Behörde eine Ausnahmegenehmigung bean-
tragen können. Denn nur dieser Verordnung muß ich im Augenblick
gerecht werden. Wenn wir zunächst so vorgehen, hätten wir die
Möglichkeit, exakt und in Ruhe zu klären, welche anderen technischen Möglichkeiten es gibt. Wir wären in der Lage, auch die
anderen Bundesländer darauf hinzuweisen, daß die halogenierten
Kohlenwasserstoffe bereits eliminiert wurden, könnten dort also
ähnliche Verordnungen verhindern. Dann müssen wir uns Gedanken
darüber machen, wie der Gesamtkomplex zu lösen ist und die beste
Formulierung für eine entsprechende Empfehlung finden.

GOSTOMZYK: Es ist offenbar so, daß ein gewisses Mißtrauen von
seiten der Berufsgenossenschaft gegenüber den Maßnahmen vorliegt, die wir einzuführen bereit sind. Es gäbe hier eine zusätzliche Möglichkeit der Sicherung, wenn man den Schwangeren
zu irgendeinem Zeitpunkt, der möglicherweise ähnlich wie bei
der Drogenkontrolle vom Gesundheitsamt festgelegt wird, eine
Blutprobe entnähme. Wir wissen, daß halogenhaltige Kohlenwasserstoffe leicht nachzuweisen sind. Man könnte unter Umständen
eine Ausnahmeregelung für Baden-Württemberg erwirken, wenn wir
uns bereitfänden, im Laufe der Schwangerschaft zwei bis drei
Blutproben einzuschicken.

HENSCHEL: Ich danke Ihnen, Herr Gostomzyk, das wäre eine Möglichkeit, die überprüft werden sollte.

Meine Damen und Herren, ich fasse den Kern der Dinge noch einmal zusammen. Wir sind verpflichtet, etwas zu unternehmen, um eventuellen Schädigungen vorzubeugen. Warum lassen Sie uns in diesem Workshop, der sich intensivst mit der Materie befaßte, nicht das tun, was auch Herr WEISSAUER vom juristischen Standpunkt aus für am besten hielt, nämlich, eine Empfehlung zu erarbeiten, die den Ministerien und der Berufsgenossenschaft zugeleitet wird, die unsere Vorschläge zur Bereinigung der Operationssäle und dieses Themas enthält und die um entsprechende Mithilfe und Unterstützung ersucht.

HAUF: Wenn uns von technischer Seite bestätigt wird, daß mit ausreichender Wahrscheinlichkeit keine schädigenden Gase in den Operationsraum gelangen können, ist das Problem für uns Arbeitsmediziner, die letzlich bezüglich des Arbeitsplatzwechsels zu entscheiden haben, gelöst. Wir schließen uns dann dem technischen Gutachten an.

CLAUBERG: Wir brauchen zunächst einmal Sofortmaßnahmen im Sinne einer Empfehlung, damit wir, nachdem diese Gesetze in Baden-Württemberg erlassen wurden, in einer Übergangszeit ausreichende Möglichkeiten finden, wirklich effektive Absaugmaßnahmen zu installieren. Hier sollte nicht nur die gestern diskutierte Injektormethode, sondern auch die Abluft- und die Vakuumanlage in Erwägung gezogen werden. Im letzten Fall ist nach Möglichkeit eine Vakuumanlage anzustreben, die nur diesem Zweck dient. Selbst Klimaanlagen, die nach DIN-Vorschrift erstellt wurden, sind unter Umständen insuffizient, weil sie von Dritten zu jeder Zeit außer Betrieb gesetzt werden können, wenn andere Probleme als vorrangig erscheinen. Wenn wir eigene Anlagen besitzen, sind wir unabhängig. Das erfordert natürlich Mehrkosten und wird sich vielleicht erst im Laufe von Jahren durchführen lassen. Bei allen Neu- und Umbauten dagegen sollten die Bauträger jetzt schon gezwungen werden, entsprechende Maßnahmen zu ergreifen. Für die Übergangszeit wird man wahrscheinlich doch auf Filter zurückgreifen müssen. Vielleicht könnte man sie - das ist ein Anliegen an die Industrie und an die Chemiker - effektiver gestalten. Wahrscheinlich werden sie zu einem sehr naheliegenden Zeitpunkt Vorschrift.

HENSCHEL: Vielen Dank, das ist aber nur ein Teilabschnitt. Ich darf noch einmal an unsere Empfehlung erinnern, die mir unbedingt erforderlich erscheint.

RÜGHEIMER: Eine Frage an Herrn BELLWINKEL: Würden Sie diese Empfehlung ohne technisches Überwachungsgutachten, also ohne technische Nachprüfung dessen, was wir zu tun empfehlen, um die Narkosegase zu eliminieren, akzeptieren?

BELLWINKEL: Wahrscheinlich nicht.

RÜGHEIMER: Dann müssen wir uns im Grunde darauf beschränken, ein paar Vorschläge zu machen und jemanden zu finden zu versuchen, der ein entsprechendes Gutachten erstellt.

BELLWINKEL: Verzichten Sie bitte auf einen Wunsch, und zwar auf den, die Effektivität des Filters zu steigern. Es gibt derartige Methoden, die aber außerordentlich kostspielig sind. Solche Geräte würden Sie mit Sicherheit nicht mehr kaufen.

HAUPT: Der Filter, den wir jetzt produzieren, ist so effektiv, wie man ihn sich nur wünschen kann. Wenn er jeden oder jeden zweiten Tag gewechselt wird, ist nichts einzuwenden, soweit es sich um die Beseitigung von halogenierten Kohlenwasserstoffen handelt. Der Filter ist 5 Min. nach der Lieferung installiert. Jede andere Möglichkeit erfordert entweder den Umbau schon bestehender Anlagen, oder aber neue. Es dauert in jedem Fall - auch wenn die Mittel morgen zur Verfügung stehen - ein Vierteljahr, bis eine auch nur provisorische Anlage installiert ist. Wir können also, um Baden-Württembergs Gesetz entgegenzukommen, im Augenblick lediglich den Filter einsetzen und parallel dazu die Absauganlagen, die wir gestern in mehrfachen Varianten demonstrierten, sowohl in alten Häusern als auch in Neubauten einplanen. Der Filter ist eine Maßnahme, die in vielen Häusern schon mit Erfolg getroffen wird. Es ist jederzeit nachweisbar, daß er die halogenierten Kohlenwasserstoffe 100 %ig aufnimmt.

BELLWINKEL: Zusätzlich sollte erwähnt werden, daß der Filter auch Äther, Cyclopropan und ähnliche Dinge bindet, der Explosionsschutz also weitgehend gewährleistet ist.

HENSCHEL: Meine Damen und Herren, ich möchte zu einem Schluß kommen, bevor wir in einem allgemeinen Gespräch ausufern. Darf ich folgendes feststellen: Wir sind uns einig, daß unverzüglich geeignete, suffiziente Maßnahmen einzusetzen sind, damit eine Elimination der Narkose-Gase und -Dämpfe aus der Operationssaalluft gewährleistet ist.

Und nun nochmals meine Frage: Wer ist gemäß dem Vorschlag Herrn WEISSAUERS - diesen Workshop als Anlaß zu einer Empfehlung zu nehmen - damit einverstanden, daß zum Beispiel ich als Vorsitzender des Workshops, Herr HUTSCHENREUTER als Präsident des Berufsverbandes und Herr RÜGHEIMER als Präsident der DGAW eine Zusammenfassung dieser Tagung erarbeiten, die zum Abschluß eine Aufforderung enthält, umgehend suffiziente Maßnahmen zu ergreifen, um Narkose-Gase und -Dämpfe aus den Arbeitsräumen zu eliminieren.

Hier gemeinsam zu formulieren, ist offenbar nicht möglich. Die Formulierung sollte also von denen erarbeitet werden, die letzten Endes verantwortlich zeichnen, also vom Präsidenten des Berufsverbandes Deutscher Anaesthesisten, vom Präsidenten der Deutschen Gesellschaft für Anaesthesie und Wiederbelebung und vom wissenschaftlichen Leiter dieser Tagung. Darüber hinaus könnte man vielleicht die Herren WEISSAUER und AHNEFELD bitten, uns

bei der Darstellung behilflich zu sein. Wir werden uns - durch
Ihren Auftrag gebunden - einen kurzfristigen Termin setzen und
die Empfehlung innerhalb der nächsten Wochen an die Berufsgenossenschaft und die entsprechenden Ministerien der Länder
versenden. Sind Sie damit einverstanden? Nun, dann ist doch
etwas sehr Positives erarbeitet worden.

Jetzt, meine Damen und Herren, obliegt es mir, diesen Workshop
zu schließen. Er war nicht nur wichtig, sondern überfällig und
offensichtlich auch nützlich. Es ging sehr lebhaft zu - etwas
Besseres konnte ich mir als Initiator dieser Veranstaltung gar
nicht wünschen. Es wurde mit hohem Niveau und großem Engage-
ment diskutiert. Wir alle haben in diesen zwei Tagen eine ganze
Menge gehört und gelernt und sind ein Stück weitergekommen.
Deshalb darf ich, obwohl ich das Ganze leitete, behaupten, daß
es eine erfolgreiche Zusammenkunft war.

Ich möchte all denen danken, die sich an unserer Arbeitstagung
beteiligten. Es war schließlich fast jeder da, der zu diesem
Thema kompetent Stellung nehmen kann. Ich darf allen Vortragen-
den und Diskussionsrednern danken, in erster Linie natürlich
denen, die von so weit herkamen. Wenn wir daran denken, welchen
Weg Herr CASCORBI zurücklegte, müssen wir seine Bemühungen ganz
besonders anerkennen.

Wir müssen vor allen Dingen aber, meine Damen und Herren, dem
Organisator oder der Organisatorin dieser Tagung, Frau LEHMANN,
danken, die am Donnerstagabend dieses Treffen sozusagen mit
einem Paukenschlag in ihrem Hause eröffnete, in dem man sich
ja nur wohlfühlen kann und in dem immer eine herzliche Atmosphäre herrscht. Sie hat uns behutsam - manchmal ein bißchen
hinter der Tür und zu behutsam - durch diese Tage geführt. Für
all das gebührt ihr unser aller vorrangigster Dank.

Wir wollen das, was hier gesagt wurde, schnell zu Papier bringen, damit es jedem, der daran interessiert ist, in die Hand
gegeben werden kann und hoffen, daß es die entsprechenden Wirkungen hat und uns der Lösung dieser Problematik ein gutes
Stück näherbringt. Ich darf Ihnen eine gute Heimreise wünschen
und wünsche mir, daß wir uns bald und ohne eine Schädigung
durch Narkose-Gase oder -Dämpfe wiedersehen.

DEUTSCHE GESELLSCHAFT FÜR ANAESTHESIE UND WIEDERBELEBUNG

BERUFSVERBAND DEUTSCHER ANAESTHESISTEN

Empfehlung[+]

Die Deutsche Gesellschaft für Anaesthesie und Wiederbelebung
und der Berufsverband Deutscher Anaesthesisten haben aufgrund
eines unter Leitung von Dr. W.F. HENSCHEL, Bremen, am 26. und
27. April 1974 in München durchgeführten Workshops nach ein-
gehender Erörterung der neuesten Forschungsergebnisse folgende
Empfehlung beschlossen:

1. In der Anaesthesie spielt die Inhalationsnarkose, d.h. die
   Anwendung gas- oder dampfförmiger Narkotika, nach wie vor
   eine dominierende Rolle.

2. Auch bei der modernen Narkosetechnik unter Verwendung von
   Narkoseapparaten mit halboffenen und halbgeschlossenen Systemen gelangen überschüssige Narkose-Gase und -Dämpfe, die
   vom Patienten nicht aufgenommen werden, regelmäßg in die
   Luft der Operationsräume.

3. Aus der Anreicherung der Operationssaalluft mit Narkose-Gasen
   und -Dämpfen können sich - je nach der Art der verwendeten
   Narkotika und ihrer Konzentration im Operationssaal - Brand-
   und Explosionsgefahren sowie toxikologische Risiken für die
   im Operationssaal tätigen Ärzte und ihre Mitarbeiter, insbesondere für das Anaesthesiepersonal, ergeben.

   Statistisch ist nachgewiesen, daß die Zahl der Aborte bei
   Narkoseärztinnen und -Schwestern gegenüber dem Durchschnitt
   der Bevölkerung, aber auch gegenüber Ärztinnen und Schwestern, die nicht im Operationssaal tätig sind, deutlich erhöht ist.
   Es gibt ferner Anzeichen dafür, daß zumindest ein Teil der
   heute gebräuchlichen und im modernen Operationsbetrieb un-
   entbehrlichen Inhalationsnarkotika Schädigungen verursachen
   kann, wenn diese über längere Zeit vom Operations- und Anaesthesiepersonal eingeatmet werden.

4. In den letzten Jahren sind technische Einrichtungen entwik-
   kelt worden, die uns unter finanziell vertretbaren Aufwen-
   dungen ermöglichen, die nicht verbrauchten Inhalationsnarkotika aus der Luft der Operationssäle zu eliminieren. Derartige Einrichtungen sind in einzelnen Krankenhäusern bereits im Gebrauch.

[+] Mit Genehmigung der Präsidenten der Deutschen Gesellschaft
   für Anaesthesie und Wiederbelebung und des Berufsverbandes
   Deutscher Anaesthesisten aus Anaesth. Inform. 15, 292-294
   (1974) entnommen.

5. Die Deutsche Gesellschaft für Anaesthesie und Wiederbelebung
   und der Berufsverband Deutscher Anaesthesisten richten die
   dringende Empfehlung an die Berufsgenossenschaft für Gesundheitsdienst und Wohlfahrtspflege und an die für den Arbeitsschutz sowie die für das Gesundheitswesen zuständigen Mini-
   ster und Behörden, die Einrichtung leistungsfähiger Absaugvorrichtungen allen Krankenhausträgern zur Pflicht zu machen.
   Soweit die Einrichtung von Absaugvorrichtungen wegen der
   baulichen Gegebenheiten der Operationssäle - vor allem in
   Krankenhaus-Altbauten - auf Schwierigkeiten stößt, sollte
   als Zwischenlösung die Anwendung von Narkosefiltern vorge-
   schrieben werden.

6. Die Deutsche Gesellschaft für Anaesthesie und Wiederbelebung
   und der Berufsverband Deutscher Anaesthesisten werden eine
   ständige gemeinsame Kommission einsetzen, die sich mit diesem Problemkreis befaßt und mit Hilfe interdisziplinärer
   Arbeitsgruppen die Grundlagen einer einheitlichen Meßtechnik
   sowohl zur Bestimmung und Kontrolle der Konzentration der
   Inhalationsnarkotika im Operationssaal als auch zur Normie-
   rung der Leistungsfähigkeit von Absaugvorrichtungen erarbeitet.

Prof. Dr. K. HUTSCHENREUTER   Prof. Dr. E. RÜGHEIMER